M. M. Hadulla / O. Richter (Hrsg.)

Die homöopathischen Arzneien

Band I: **Wesen und Essenz**

M. M. Hadulla / O. Richter

Die homöopathischen Arzneien

Band I: **Wesen und Essenz**

MEDIZINISCH LITERARISCHE VERLAGSGESELLSCHAFT MBH · UELZEN

Die Deutsche Bibliothek – CIP-Einheitsaufnahme

Ein Titeldatensatz für diese Publikation ist bei der Deutschen Bibliothek erhältlich.

Postfach 11 51/11 52, D-29501 Uelzen

ISBN 3-88136-201-0

Satz: DMS GmbH, 21335 Lüneburg
Druck: Druckerei Wulf, 21320 Lüneburg

Gewidmet Herrn Prof. Dr. med. Dr. med. dent. Horst F. Herget
zum 70. Geburtstag

Zwar weiß ich viel, doch möcht´ ich alles wissen. (Goethe)

Das Leben ist ein immerwährender Lernprozeß, denn Lernen ist wie Schwimmen gegen den Strom: wer Halt macht, wird zurückgetrieben.

Herr Professor Herget versteht es wie kaum ein anderer, uns hierin ein Vorbild zu sein. Er ist ein Meister darin, altes Wissen und neue Erkenntnisse zu verbinden und in wissenschaftlichen Einklang zu bringen.

Nun ist er selbst ein Weiser, nimmermüde, seine Schüler mit großem Idealismus auf den Weg zu bringen, die Prinzipien der Natur zu begreifen, statt sich an Schemata zu klammern. Alle, die die Ehre haben, seine Schüler zu sein, danken ihm für seine freundliche und selbstlose Art, sein Wissen mit großer Tatkraft weiterzugeben.

Seine Erkenntnisse werden noch lange fortwirken und erst spätere Therapeutengenerationen werden ermessen können, wie weit er seiner Zeit voraus ist. Die Naturheilkunde wäre um ein Unendliches ärmer, wenn sie ihn nicht hätte.

Inhalt

Vorwort

Wozu eine neue Arzneimittellehre?

Wer sich mit Homöopathie beschäftigt, hat mindestens fünf davon im Bücherschrank. Es gibt ausführlichere, genauere, berühmtere, ...

Mit den Arzneimittellehren ist es wie mit einer Symphonie. Es wird immer neue Interpretationen geben. Keine ist endgültig, keine kann umfassend sein. Den homöopathischen Arzneien können wir uns auf sehr verschiedene Weise nähern. Je umfassender die Betrachtungsweise ist, desto vollständiger wird das Bild der Arznei.

Die hier vorliegende Interpretation der „Materia medica" ist originell und unkonventionell. Sie wird Ihnen einen völlig neuen Zugang zu unseren geliebten Arzneien schenken.

Dr. Sieghard Wilhelmer
Villach, im Juni 1999

Einleitung

Unser Buch entstand schon vor vielen Jahren, erst tastend in vielen Gesprächen, langen Diskussionen und in der täglichen Praxis in Behandlungen unserer Patienten, in Vorstellungen und Visionen und speist sich schließlich, ähnlich einem großen lebendigen Fluss, aus mehreren Quellen und Zuflüssen:

Erstens waren da die Anregungen aus dem großen Erfahrungsschatz unseres alten und verehrten Lehrers WILLIBALD GAWLIK, der uns mit seinem Buch „Arzneimittelbilder und Persönlichkeitsporträts", durch seine lebhaften, plastischen Vorlesungen und schließlich durch zahlreiche persönliche Kontakte inspirierte und uns etwas mitgegeben hat, was uns die Hochschulmedizin nicht vermitteln konnte. Insbesondere die Vorstellung, dass sich durch die Erscheinungsbilder der Arzneien so etwas wie eine „rote Linie" zieht, dass hinter den Erscheinungsbildern eine **Idee** steht.

So haben beispielsweise die vielfältigen Erfahrungen unzähliger Aconitum-, Nux-vomica-, Pulsatilla- und Ignatia-Fälle ohne Zweifel dazu beigetragen, das Wesen, die Essenz von Aconitum, Nux vomica, Pulsatilla und Ignatia erfassen zu können. Auf diesen Zusammenhang hat bereits in den fünfziger Jahren TOMÁS PABLO PASCHERO hingewiesen, und einen ähnlichen Gedanken verfolgte bereits S. HAHNEMANN im § 213 des Organon.

„So wird bei einem stillen, gleichförmig gelassenen Gemüthe, der Napell-Sturmhut selten oder nie eine, weder schnelle noch dauerhafte Heilung bewirken, eben so wenig, als die Krähenaugen bei einem milden, phlegmatischen, die Pulsatilla bei einem frohen, heiteren und hartnäckigen, oder die Ignazbohne bei einem unwandelbaren, weder zu Schreck, noch zu Aerger geneigten Gemüthszustande."

Dieses Zitat zeigt, dass auch HAHNEMANN schon von einem zugrunde liegenden Wesen, einer Essenz oder nennen wir es von einer „Hintergrundmelodie", aus der heraus alle Töne verstehbar und ableitbar sind, gesprochen hat.

Die „reinen Töne" bzw. „die reinen Symptome" als solche bloß gedankenlos zusammengereiht und addiert, haben an sich keinen Wert. Der Altmeister J. T. KENT formuliert das wie folgt:

„Sie haben gewiß eine große Menge an Symptomen registriert, aber sie haben keinen Fall."

Um einen „Fall" zu haben, muss die Gesamtheit der wahlanzeigenden Symptome die gleiche innere Dynamik wie das Arzneimittelbild besitzen.

Über diese **innere Dynamik** werden wir in unserem Buch viel zu reden haben.

Hier könnte ein scharfsichtiger Kritiker fragen: „Existiert das 'Wesen' einer Arznei wirklich so, wie wir uns das vorstellen, oder ist das, was uns als Wesen erscheint, ein anthropomorphes, d. h. ein von Menschen gemachtes Gebilde?" Aber selbst wenn dieser Einwand richtig ist, so dient unsere Arbeit über **das Wesen / die Essenz** dazu, die doch sehr trockenen Arzneimittelprüfsymptome mit Leben zu erfüllen. Hierdurch wird den Arzneien etwas abgerungen, was dazu dient, die Arzneimittelprüfsymptome leichter und weniger stur erfassen zu können.

Wer aber von unseren oben genannten Kritikern überhaupt genug hat von Wesen, Essenz, Geist und / oder Genius des Mittels, wer auch nichts hören möchte von Biographie, Dynamik und Entwicklung in Raum und Zeit, der möge unsere bildhaften Darstellungen als lerntechnische, didaktische Hilfe ansehen, um die Fülle des Auswendiglernens der Reinen Arzneimittellehre besser bewältigen zu können.

Neben dem Betrachten von Wesen und Essenz hat uns W. GAWLIK auch daran erinnert, auf die **Namen der Mittel** zu schauen. Sie sind wichtig! Das hat er natürlich von PLATO, und der hat es von seinem Lehrer KRATYLOS, und der hat es wiederum von den Heraklitern. So werden Sie beispielsweise in unserem Buch in der **Etymologie** von Pulsatilla eine Erklärung finden: Was heißt denn Pulsatilla, warum Pulsatilla pratensis oder Pulsatilla nigrans, wieso Küchenschelle, und was hat das alles mit Adonis, mit Werden und Vergehen, mit Tod und Wiedergeburt zu tun?

Oder warum man sich einen Großteil des Arzneimittelbildes von Lachesis aus den beiden hebräischen Bezeichnungen „Nachasch“ und „Saraph“, was soviel heißt wie „Feuer des Begehrens“ oder „Glut der Begierde“, herleiten kann.

Oder warum man sich aus der Dynamik von „gelöst und verhärtet“ das Arzneimittelbild von Natrium muriaticum erschließen kann und was das alles mit Lots Frau zu tun hat. Der Leser ist eingeladen, sich hierbei auf die Spurensuche zu begeben.

Zweitens wurden wir von EUGENIO F. CANDEGABE beeinflusst, der in seiner „Vergleichenden Arzneimittellehre das, was GEORGE VITHOULKAS *„Essenz“* und wir *„Wesen und Kern“* der Arznei nennen, mit dem *„grundlegenden, kleinsten charakteristischen Syndrom“* bezeichnet. Was ist das Charakteristische einer Arznei, was hat sie gemeinsam mit anderen, und wodurch unterscheidet sie sich aber, woran kann man sie schließlich untrüglich erkennen?

Es geht eigentlich immer um die gleiche Frage: „Was ist das für ein Mensch?“ (M. DORCSI) – **was ist das Auffallende, Sonderliche, Eigenheitliche (Charakteristische) und Ungewöhnliche an dieser Persönlichkeit und an ihrer Geschichte** (§ 153 Organon). Das Typische, das immer anwesend ist und hindurchscheint, egal ob die Persönlichkeit krank oder gesund ist. Das ist der wichtigste Aspekt in der täglichen homöopathischen Praxis, und er erfordert die Kunst der richtigen Befragung (Anamnese) – Organon §§ 82 bis 104 – und des sympathischen Zuhörens, um tatsächlich zu erkennen und zu erfahren, **was das für ein Mensch ist, welche Geschichte er hat und was sein Ge-schichtetes ist.**

Diese dynamische, biographische und individuelle Anamnese erschöpft sich eben **nicht** in einer aseptischen, klinischen Krankengeschichte, welche nur die objektiven Symptome einer organischen Funktionsstörung ausdrückt und deren physikalisch-chemische Veränderungen verhaftet bleiben. Vielmehr handelt es sich um eine sehr persönliche Biographie, welche die **Er-krankung** des Leidenden im Zusammenhang mit seiner ganzen Persönlichkeit und seiner ganzen Geschichte beschreibt.

Wir können einen Menschen nur verstehen, wenn wir versuchen, ihn in seiner Geschichte, seiner Beziehung zu sich selbst und anderen und in seinen ganzen materiellen wie immateriellen Wertvorstellungen zu begreifen.

Samuel HAHNEMANN, unser aller geistiger Vater, nannte das vor über 150 Jahren in seinem bahnbrechenden Werk „Organon“ (§§ 7, 8, 17, 18) die **Gesamtheit der Symptome,** das vollständige Symptom: das nach außen reflektierte Bild des inneren Wesens der Krankheit. Diese Gesamtheit des seelisch-geistigen, aber auch körperlichen Bereiches – die natürlich mehr ist als die Summe ihrer Teile – gilt es zu erfassen und in eine Ähnlichkeitsbeziehung zum Arzneimittelbild zu stellen.

Drittens hat uns GILBERT CHARETTE mit seiner „Homöopathischen Arzneimittellehre für die Praxis“, die schon in den 20er Jahren erschien, positiv beeinflusst. Es überrascht nicht, dass heute nunmehr die 6. Auflage seines Buches vorliegt, ein Gütezeichen per se. Zwar gibt es viele umfassende Arzneimittellehren, aber keine leistet für den Anfänger und Fortgeschrittenen eine so klare, systematische und einprägsame Darstellung wie CHARETTE.

Genau wie G. CHARETTE haben wir **hinter jedem besprochenen Arzneimittelbild lebendige Kasuistiken angeführt,** Fälle aus der Praxis – für die Praxis, mit den *unmissverständlichen, nämlichen* (S. HAHNEMANN, Organon § 84) Worten der Patienten.

Auf diesen Punkt haben wir besonderen Wert gelegt, und so haben wir die Anzahl der ausgewählten Kasuistiken gegenüber G. CHARETTE deutlich vermehrt. Der Grund dafür war zum einen, damit der Leser sich die Leitsymptome auf lebendige Weise einprägen kann und um auszudrücken, was wirklich wichtig ist: Organon § 1 – *„Des Arztes höchster und einziger Beruf ist, kranke Menschen gesund zu machen, was man Heilen nennt."*

Wir bemühen uns selbstverständlich auch um psychologische, philologische, psychotherapeutische, vielleicht auch kunsthistorische Aspekte, was aber nicht heißt, dass wir uns verirren und das Wichtige und Eigentliche aus den Augen verlieren. Es sollte und darf uns auch nicht verboten sein, diese Aspekte zu berücksichtigen, geben sie uns doch oft sehr konkrete bzw. bildhafte Verstehens- und Erklärungshilfen. SAMUEL HAHNEMANN kannte sich sehr wohl auch in diesen Bereichen aus.

Und schließlich waren es die **eigenen Erfahrungen** in unseren Familien, in unserem Freundeskreis, in unserem Beruf, über die vielen Jahre hin, das Auf und Ab in unserer eigenen Befindlichkeit, unser Glück und Unglück, unser Erfolg und Misserfolg, unser Hoffen und Verzagen, unser Mut und unsere Resignation, die uns zunehmend eine Ahnung und schließlich die Gewissheit gaben, dass wir einer intensiven „Lebensdynamik" unterworfen sind: dass **unsere Befindlichkeit** und unser Erscheinungsbild oszilliert, auf und nieder schwingt, sich wandelt, aber dennoch ein Wesen, eine Essenz, eben das Tiefe, Eigentliche unseres Seins, unverwechselbar, unteilbar, eben individuell bleibt.

Und so erscheint der gleiche Mensch, abhängig von seiner jeweiligen Lebenssituation, völlig unterschiedlich. Aber auch in dieser unterschiedlichen Erscheinung können wir das Typische, das Wesenhafte seiner Persönlichkeit erkennen.

Wir erleben es doch täglich, dass unsere Partner, unsere Kinder und Freunde mit Glück, Freude und Hoffnung, aber auch Leid, Pech, Angst etc. anders umgehen als wir es tun würden, eben weil es für sie typisch ist.

Müssen wir bei dieser Erfahrung und Erkenntnis dies nicht auch übertragen auf die Beurteilung und Beschreibung von Arzneimittelbildern? Sind sie denn nicht ebenso dieser **Lebensdynamik** unterworfen? Wir werden Natrium muriaticum im Glück völlig anders erleben als in Krankheit und werden es vielleicht gar nicht glauben wollen, wie liebenswürdig und sympathisch Natrium muriaticum erscheinen kann, wenn es zufrieden und erfüllt ist. Und dennoch werden wir auch in dieser Phase von Erfüllung und Zufriedenheit typische Wesenszüge von Natrium muriaticum finden können. Es gilt also nicht nur die Pathologie von Natrium muriaticum, die pathologische Symptomenreihe zu erfassen, sondern das Wesen, das Eigenheitliche der Arznei, so dass wir auch Natrium muriaticum im Glück, in der spezifischen Art Glück zu erleben, erkennen können.

All unsere Darstellungen, das Konkrete und Bildhafte, soll also dazu dienen, das Wesen, die Essenz eines Arzneimittelbildes zu erfassen.

Dieser ganzheitliche Ansatz bewährte sich während unserer **langjährigen Dozententätigkeit;** und immer dann bekamen wir das größte Lob, den größten Zuspruch und die lebendigste Rückmeldung (und Erfolg), wenn es uns gelang, unseren Studenten, Kollegen und Zuhörern eben das zu vermitteln.

Das Wesen, die Essenz des Arzneimittelbildes, der Arznei, ist dann mit dem Wesen – der Essenz des Leidenden / des Patienten in eine Ähnlichkeitsbeziehung zu bringen.

Die Frage also, was das für ein Mensch ist, muss durch eine weitere Frage ergänzt werden: Was ist das für eine Heilwirkung, die der Patient braucht? Und beide müssen in ein **Prinzip der Ähnlichkeit** gestellt werden. **Das Fehlende muss ergänzt werden, und der Patient findet dadurch seine Heilung.**

Diese Begegnung braucht neben **Wissen,** was dieses Buch vermitteln will, auch **Freundschaft** zu den homöopathischen Arzneimitteln, wozu dieses Buch anregen will. *„Arzneien sind Wesen, mit denen wir uns befreunden wollen",* sagt lakonisch MARTIN STÜBLER.

Während unserer Unterrichtstätigkeit legen wir immer großen Wert auf eine **vergleichende Gegenüberstellung** von differentialdiagnostischen und therapeutischen Erwägungen der einzelnen homöopathischen Mittel. Das sind sozusagen unsere Übungsbeispiele für die tägliche Praxis.

Vielleicht mag es den einen oder anderen hartleibigen Kritiker geben, der uns zurufen möchte: Ihr seid keine Psychologen, Psychotherapeuten, Philologen oder Kunsthistoriker, und uns herabstimmen will: „Schuster – bleib bei deinem Leisten."

Dem können wir lapidar entgegnen, dass wir doch Psychologen, Psychotherapeuten, Philologen und zum Teil auch Kunsthistoriker in unseren Reihen haben.

Selbst aber wenn wir das nicht hätten, bemühen wir uns mit aller Kraft um eine Vielschichtigkeit, damit diese gefährliche Einseitigkeit, die Froschaugen-Perspektive, die ja so sehr in der Schulmedizin praktiziert wird, überwunden wird.

Das Ganze ist immer mehr als die Summe seiner Teile, das vollständige Symptom beinhaltet immer die Gesamtheit der Symptome.

Der oben genannte scharfsichtige Kritiker könnte hier wiederum einwerfen: Es geht bei den Arzneimittelbildern nicht um ihre Schönheit, sondern um ihre leidverursachende Kraft. Symptome sind immer Leiden. Auch hier können wir entgegenhalten, dass, wenn man die Materia medica durchsieht, Symptome nicht immer nur Leiden sind. Wir finden z. B. Natrium muriaticum in den Spalten „Herzlich (2), liebevoll (2), zärtlich (2), hohe Moral (3) etc.".

Wir geben uns in unseren Kapiteln große Mühe, gerade diese **innere Ambivalenz der Polychreste** aufzuzeigen und haben hierzu dynamische Schaubilder entwickelt, z. B. bei Phosphor, Aurum, Natrium muriaticum. Wir möchten den Leser insbesondere zu den dynamischen Schaubildern einladen.

Lassen Sie uns das Buch lesen, auch wenn es schön ist, ja **gerade weil es schön ist,** in psychologischer, philologischer, psychotherapeutischer und kunsthistorischer Sicht.

Das Schöne ist und wird immer wichtig sein gegen den grauen Alltag, gegen all das Negative, was um uns herum ist, gegen all das, was uns herunterzieht.

Schönheit, Gelassenheit und Heiterkeit sind das, was im Leben zählt. Die alten Griechen bezeichneten diese Zeitqualität mit **„chairos".** Damit meinten sie die **sinnvolle, die wertvolle, die Energie bringende Zeit – den rechten, den schönen und heiteren Augenblick.** Also die Zeit, die zählt!

Im Gegensatz dazu bezeichneten sie die verrinnende, vergehende Zeitquantität mit „chronos". Das ist die mühsame, alltägliche, Besorgnis bringende Zeit, die durch die Hände rinnt.

Wir wünschen uns und dem Leser ein Mehr an „chairos" auf Kosten von „chronos".

Das Schöne als Antidot gegen die Krankheit!

Und wenn es uns dann auch noch hilft zu begreifen, wo und wie wir homöopathisch helfen können, im Alltag, in der Praxis und in der Klinik, dann hat es sich wirklich und im umfassenden Sinne gelohnt, dieses Buch gelesen zu haben.

1. KAPITEL

Phosphor: In der Ambivalenz von Licht und Schatten

Etymologie

Allein schon das Betrachten eines Namens, einer Bezeichnung, eines Begriffes, sagt sehr viel über das Dahinterstehende und führt uns häufig schon zum Wesen der Sache, zum eigentlichen Archetyp.

So heißt auch Phosphor wörtlich aus dem **Altgriechischen** übersetzt: Phos-pherrein (φῶς φέρειν) = „Licht tragen", Lichtträger und in der **latinisierten** Form dann Lux ferrein (Luzifer), ebenfalls „Licht tragen", **Lichtträger.**

Der Anfänger in der Homöopathie will dann auch meist gerne ein solcher Lichtträger sein oder zumindest viele Phosphorzüge in sich finden, zumal dann, wenn sie beispielsweise so schön beschrieben werden wie in dem folgenden Zitat von W. GAWLIK (7):

„Phosphor-Persönlichkeiten strahlen Liebenswürdigkeit und Liebe aus, suchen aber auch nach Liebe. Sie sind aufregend, haben ein anziehendes Wesen und fesseln ihre Umgebung. Man verfällt ihnen unter Umständen mit „Haut und Haaren". Sie sind sehr intelligent, sprühend, äußerst wach, sportlich.

Abends sind sie in der leicht abgedunkelten Bar zu finden, wo sie ihre langen blonden Haare im Takt der Musik wiegen und mittels eines oft sehr schönen Körpers Männer bzw. Frauen „angeln". Phosphor-Menschen in jungen Jahren scheinen manchmal „Angelhaken des Teufels" zu sein …

Phosphor-Persönlichkeiten sind äußerst sensibel und einfühlsam, können sich genau auf ihr Gegenüber einstellen und … sie verhalten sich rücksichtsvoll, überaus großzügig und sehr hilfsbereit … extrovertiert und haben aufgrund ihrer Unterhaltsamkeit, Fröhlichkeit und Hilfsbereitschaft sehr viele Freunde. Kritik äußern sie kaum. Kleine Schwächen sind für den Außenstehenden eher amüsant und werden durch die beständig gute Laune von Phosphorus akzeptiert …

Die natürliche Offenheit bereitet großes Vergnügen, und die ausgestrahlte Wärme wird an andere weitergegeben. Herzlichkeit, Sensibilität und das Talent, auch andere aufgrund ihrer so guten „Gottesgaben" zu loben, bringen den Phosphor-Menschen Dankbarkeit und Freude ein".

Sicherlich zeigt Phosphor die soeben schön beschriebenen Charakterzüge, jedoch kann eine Phosphor-Persönlichkeit auch das **Gegenteil** darstellen, geradezu verbrannt, furchtbar niedergeschlagen, depressiv, verhärmt und gleichsam ausgebrannt sein.

Auch hier wollen wir dem bekannten Homöopathen W. GAWLIK (7) folgen:

„Diese Trostlosigkeit, die sich bis zu einer Abscheu vor dem Leben steigern kann, führt zu tiefster Verzweiflung, die durch unaufhörliches Weinen und tiefe Depressionen geprägt ist. In diesen Phasen besteht auch Suizidgefahr … Zeigt sich die Schattenseite des Lebens nicht in jungen Jahren durch Enttäuschungen, erfährt Phosphorus sie sicher im Alter, wenn er der Jugend weichen muß."

Diese Ambivalenz zwischen **Licht** und **Schatten** tritt schon durch die Namensgebung in Erscheinung.

Chemie

Phosphor gehört neben Stickstoff, Arsen, Antimon und Wismut zur V. Gruppe des Periodensystems der Elemente.

Chemisches Zeichen: P. Atomgewicht 30,98. Drei- und fünfwertig.

Vorkommen

Der Phosphor kommt in der Natur nur gebunden in Form von phosphorsauren Salzen vor, meistens als Kalziumsalz, dem Hauptbestandteil der Mineralien: Apatit, Osteolith, Phosphorit. Auch die Knochen enthalten große Mengen von Kalziumphosphat. Organisch gebunden findet sich der Phosphor im Eigelb und in der Hirn- und Nervensubstanz als sogenannte Lezithine.

Außer dem gewöhnlichen Phosphor ist noch die rote Modifikation dieses Elementes als roter Phosphor von Bedeutung. Derselbe wird aus gewöhnlichem Phosphor hergestellt, wenn man diesen bei Luftabschluß oder in einem indifferenten Gas, wie Kohlendioxyd, auf etwa 250 Grad erhitzt. Er hat mikrokristalline Struktur, ist ungiftig, geruchlos, schwer entzündlich und in Schwefelkohlenstoff unlöslich. Er leuchtet nicht im Dunkeln.

Anwendung

Früher fand der gelbe Phosphor zur Herstellung von Zündhölzern Verwendung. Wegen seiner Giftigkeit wurde dies durch das Reichsgesetz im Jahre 1908 verboten. Auch bei den chemischen Kampfstoffen (Phosphor ist einer der besten Nebelbildner) fand er Anwendung sowie leider auch als Brandbomben.

Arzneimittelbild

Die oben genannte Herleitung aus der Etymologie zeigt schon die tiefe Doppelbödigkeit dieses großen Mittels: Auf der einen Seite das helle, wirklich reine Licht. Auf der anderen Seite das unreine, teuflische, gefährliche Licht, eben das Licht Luzifers.

Der berühmte amerikanische Homöopath und C. G. JUNG-Schüler E. C. WHITMONT (9) hat in diesem Zusammenhang den Geisteszustand von Phosphor mit einem inneren **„Zwielicht“** verglichen:

> *„Ein Wechsel zwischen hellem Bewußtsein und Strahlen (Licht) in Gesellschaft und zwischen Gedrücktheit und Erschöpfungen (Dunkel) bei Alleinsein.“*

Auch in unserer **grafischen Darstellung von Phosphor** (Abb.1) haben wir versucht, das Wesen herauszuarbeiten: „Im Zentrums-Kern der Phosphorpersönlichkeit stehen **Leben und Helligkeit** auf der einen Seite und auf der anderen Seite **Asche und Dunkelheit,** damit verbunden im **Positiven „Verlangen nach Gesellschaft und Liebe“ und im Negativen „Abhängigkeit von Gesellschaft und Liebe.“**

Im oberen Teil von Abb. 1 sind dann die für Phosphor **charakteristischen positiven Eigenschaften** angeführt wie:

Vitalität	–	Heiterkeit,
Lebensfreude	–	Überschwänglichkeit,
Offenheit	–	Hilfsbereitschaft,
Empfindsamkeit	–	Sensibilität,
Verstand	–	Klugheit,

wobei die Wertigkeiten aus dem Repertorium in Klammern gesetzt sind.

Im Sinne der allem Lebendigen innewohnenden Ambivalenz finden sich auch die passenden **negativen Entsprechungen:**

Vitalität, Ausgelassenheit	–	körperliche Erschöpfung,
Lebensfreude, Überschwänglichkeit	–	Angst, Furcht,
Offenheit, Hilfsbereitschaft	–	Egozentrik,
Eigenliebe; Empfindsamkeit, Sensibilität	–	Überempfindlichkeit,
Verstand, Klugheit	–	geistige Erschöpfung.

Versuchen Sie das eben Geschriebene in Abb. 1 auf sich wirken zu lassen:

Wenn Sie diese Abbildung länger betrachten, dann erkennen Sie noch mehr: Es ist eben ein Kreis, ein ursprünglich Ungesondertes, eine **Einheit** und erinnert uns daran, dass auch Luzifer zunächst ein Engel Gottes war und sogar als einer der mächtigsten Erzengel an seiner Seite stand. Vor seinem Fall befand sich Luzifer noch in einer Einheit mit Gott, und eine Aufspaltung zwischen Gut und Böse, zwischen Hell und Dunkel, war noch nicht eingetreten.

Positive Ausgestaltung von Phosphor

Was zeigt uns Phosphor nun weiter an Geistes-, Gemüts- und was an körperlichen Symptomen? Zunächst erscheint schon das Äußere der meisten Phosphor-Patienten fein. Sie haben klare, offene Gesichtszüge, sind meist von schlanker Gestalt (nicht zwingend), die Haare glänzen häufig weich und seidig, und die Bewegungen sind unverkrampft locker, zum Teil sogar von eleganter Art, insgesamt geht von ihnen eine sympathische Ausstrahlung aus; wenn man sie ansieht, erröten sie leicht.

Der große Altmeister und Begründer der Homöopathie S. HAHNEMANN (7) meint hierzu im Symptom 60 in seiner bildhaften Sprache:

„Wenn sie einen Gedanken recht lebhaft auffaßt, überfällt sie eine Hitze, als wäre sie mit heißem Wasser übergossen."

Am auffälligsten sind die Augen. Augen, die man schon bei kleineren Kindern findet und die zur sofortigen Sympathie zwingen. Darüber hinaus sind diese Kinder munter, anmutig, mit einem natürlichen Charme und Flair ausgestattet, der bei günstigen Lebensumständen selbst im Alter nicht verfliegt.

S. HAHNEMANN (7) beschreibt das wiederum im Symptom 75 wie folgt:

„Heiterkeit, Freiheit des Geistes, wohlgemuthet, mit angenehmer Wärme im ganzen Körper, besonders an den Händen, die ganz roth sind von Blut-Andrang; es ist ihm Alles heller."

Dieses schöne Äußere spiegelt ein angenehmes Inneres wider.

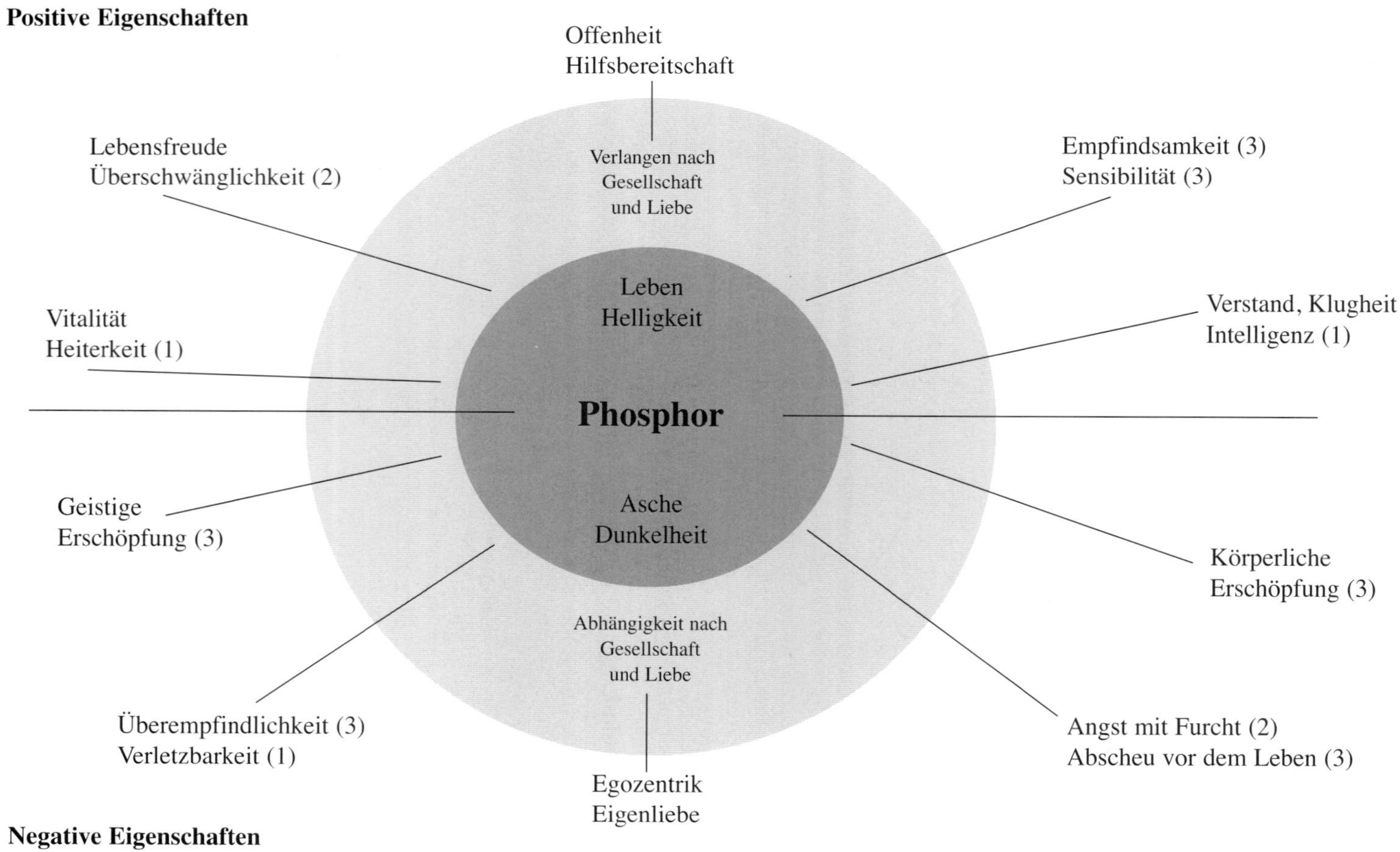

Abb. 1: Darstellung von Phosphor in der Ambivalenz von Licht und Schatten.

In diesem Zusammenhang ergänzt die amerikanische Homöopathin C. COULTER (4):

„Der Phosphoriker wirkt wie ein Blickfang. Er fesselt durch sein sprühendes, anziehendes Wesen und sein waches, intelligentes Gesicht ... es sind jedoch die Augen, die bei diesem Typ am meisten auffallen."

Doch nicht nur das Äußere dieser Patienten ist angenehm, die Phosphor-Menschen sind feinfühlig für die Empfindung anderer Menschen, sie sind gerne bereit, mit ihrem Gegenüber in lebhaften Kontakt zu treten, mit dem anderen in Freud und Leid mitzuschwingen; sie freuen sich mit dem, der sich freut, und leiden mit dem, der leidet.

Dabei ist der Phosphor-Mensch ein guter, wenn auch sprunghafter Unterhalter, ausgestattet mit guter Laune und Optimismus; wenn auch nicht mit den pointiertesten Witzen, so besticht er besonders durch sein humorvolles Wesen. Wir finden im Synthetischen Repertorium (1) hierzu folgende Rubriken:

Exhilaration; Sérénité, gaieté, Heiterkeit
acon., aether, **agar.,** agr-s., agn., alco., allox., alum., am-c., anag., ang., ant-c., arg.-m., ars-h., asar., bell., calc-f, camph., **CANN-I.,** canth., carb-ac., **carbn-s.,** chel., chin.-ar., chin.-s., cinnb., clem., cob., **coca,** cocc., cod., **COFF.,** colch., coll., cortico. cortiso., **croc.,** cupr., erio., eucal., eug., **fl-ac., form.,** gels., **graph.,** hydr., ign., iod., **kali-br.,** kali-n. **LACH.,** laur., lyss., mand., med., mez., myric., **OP., ox.-ac.,** phel., **phos., pip.-m.,** sulfa., sumb., tanac., **TARENT.,** teucr., thea, thuj., valer., visc., zinc., ziz.
SR I, Sp.: 462

evening/soir/abends: anac., chin., cycl., graph., med., **phos.,** teucr.
SR I, Sp.: 462

Humorvoll heißt in diesem Zusammenhang, dass man nicht nur über die anderen – das könnte ja Häme sein –, sondern auch über sich lachen kann.

Wo z. B. der Calcium-carbonicum- oder insbesondere der Natrium-muriaticum-Patient sich schon verletzt fühlt und gekränkt ist, empfindet sich der Phosphoriker auch noch im schärferen Witz beachtet, wertgeschätzt und lacht mit.

Dabei ist Phosphor keineswegs leicht und oberflächlich – was Phosphor auch sein kann –, sondern tröstet gerne andere, findet dabei die richtige Tonlage und Stimmungen in Worten und Gesten.

Er fasst sein Gegenüber gerne in der direkten Rede an, und sein Gegenüber lässt sich häufig auch gerne anfassen. So überrascht es dann auch nicht, wenn wir in der Materia medica finden: Fühlt sich besser, wenn er „gerieben, berührt, angefaßt und massiert" wird.

Selbst S. HAHNEMANN (7) führt gleich zu Beginn seiner Ausführungen zu Phosphor Folgendes aus:

„Phosphor, auf diese Weise gehörig potenziert, ist eine der unentbehrlichsten homöopathischen und vorzüglich antipsorischen Arzneien. Doch wird sie in Fällen chronischer (unvenerischer) Krankheiten, wo sich Mangel an Geschlechts-Trieben und Schwäche der Zeugungs-Theile kenntlich macht, oder die weibliche Periode allzu spät zurückkehrt, selten angemessen gefunden werden und ebenso wenig überhaupt bei allzu grosser Schwäche und Armuth an Lebens-Kräften. Sollte sie in letzterm Falle doch übrigens homöopathisch passen, so muss bei ihrer Anwendung, um die Kräfte möglichst aufrecht zu erhalten, die Einflössung der Lebenskraft von einem Gesunden (Mesmerism) mit zu Hülfe genommen werden, indem von Zeit zu Zeit eine gutmeinende, kräftige, gesunde Person mit ihren Händen die Hände des schwachen Kranken, mit auf ihn gerichtetem, mitleidigem und möglichst wohlwollendem Gemüthe,

ein Paar Minuten lang hält, oder sie auf den geschwächtesten, leidendsten Theil seines Körpers auflegt unter Entfernung alles, die Aufmerksamkeit des Kräfte-Mittheilers und des Kranken störenden Geräusches umher oder des Zudrängens Andrer."

Im Synthetischen Repertorium (1) finden wir hierzu Folgendes:

mesmerism am.; **mesmérisme** am.; **Mesmerismus** am.
acon., bar-c., **bell.**, chin., con., **CUPR.**, graph., ign., iod., nat-c., **nux-v.**, **PHOS.**, sabin., sep., **sil.**, sulph., **teucr.**, viol-o.
SR I, Sp.: 720

MAGNETIZED, desires to be
MAGNÉTISÉ, désire être
MAGNETISIERT werden, will: **CALC.**, lach., nat-c., **PHOS.**, **sil.**
SRI, Sp.: 720

Diese Stelle wird deshalb so ausführlich zitiert, da sie belegt, dass HAHNEMANN auch andere Heilmethoden außerhalb seiner Homöopathie anwandte bzw. wertschätzte. Ganz im Gegensatz zu vielen seiner modernen Nachfolger, die sich häufig päpstlicher als der Papst geben.

In gewisser Verbindung zu diesem Wunsch, magnetisiert zu werden, stehen bei Phosphor auch die übersinnlich-telepathischen Fähigkeiten, die zum Teil bemerkenswert gut ausgeprägt sind.

Wir finden hierzu im Synthetischen Repertorium (1) folgende Rubrik:

CLAIRVOYANCE; CLAIRVOYANCE; HELLSEHEN
acon., anac., **anh.**, arn., calc., cann-i., **crot-c.**, dat-a., hydroph-c., hyos., lach., **lyss.**, m-arct., med., nabal., **nux-m.**, op., **phos.**, pyrus, sil., stann., stram., tarent., valer., **verat-v.**
SR I, Sp.: 141

Negative Ausgestaltung von Phosphor

Es überrascht nicht, dass Phosphor-Menschen unbedingt geliebt werden wollen, es ist für sie das eigentliche innere Bedürfnis, und sie wissen meistens sehr genau, wie sie die Sympathie und Liebe ihrer Umgebung erreichen können (siehe hierzu Abb. 1; „Verlangen nach Gesellschaft und Liebe").Wenn sie bei diesem Bestreben erfolgreich sind, dann sind sie auch in der Lage, ihrem Partner bzw. ihren Mitmenschen viel zu geben. Scheitern aber diese Liebes- und Harmoniebedürfnisse trotz aufrichtiger Bemühung, dann werden sie verzagt, unglücklich und verlieren ihre innere Stabilität, sie verlieren im körperlichen und geistig-psychischen Bereich ihr Gleichgewicht (siehe auch hierzu Abb. 1; „Abhängigkeit von Gesellschaft und Liebe").

So zeigen sich dann als Folgen Überempfindlichkeit, Verletzbarkeit, Mißtrauen, des weiteren treten zahlreiche Ängste auf, die sich bis zur schweren Depression, ja bis zum Suizid steigern können (siehe hierzu Abb. 1; „Angst, Furcht").

Auch im körperlichen Bereich zeigen sich dann negative Eigenschaften: Einmal fällt auf, dass die Phosphor-Patienten bei zunehmender Belastung oder auch nur bei mehreren Anforderungen auf einmal unruhig, zunehmend hektisch, fahrig werden und parallel zu geistigen Erschöpfungen auch körperlich zusammenbrechen können. Ein Hinweis auf diese verminderte körperliche Belastung könnte schon sein, dass die Phosphor-Patienten, und auch hier schon Kinder, ihren „Mittagsschlaf" einfach brauchen, um danach gestärkt und neu erweckt weitermachen zu können. Der impulsive Phosphor-Patient wird dann – um nichts zu versäumen oder um allen zu gefallen und gefällig zu sein – fahrig, nervös und hektisch.

Parallel zu diesem Hektisch-Fahrigen, Nervösen, oder nennen wir es auch mit einem gewissen äußeren Zwang „Paroxystischen", zeigt sich eine auffallende Empfindlichkeit gegenüber lauten Geräuschen, strengen Gerüchen und hellen Lichtreizen. Umgangssprachlich könnte man sagen: alles geht unter die Haut, alles geht auf die „Nerven".

S. HAHNEMANN (7) benennt im Symptom 35:

„Überempfindlichkeit aller Sinne, besonders des Gehörs und Geruchs."

Im Synthetischen Repertorium (1) finden wir hierzu im einzelnen:

Sensitive, Empfindlich
external impressions, to all; **externes,** pour toutes impressions

äußeren Eindrücke, gegen alle
arn., caps., cham., clem., **cocc., colch.,** hep. **iod.,** lac-c., lach., **nit-ac., nux-v.,** ph-ac., **phos., staph.**
SR I, Sp.: 900

chill, during; **frissons,** pendant les; **Fieberfrost,** bei
bry., **caps.,** chin., colch., hep., nat-c., petr., **phos.,** verat.
SR I, Sp.: 899

crying of children, to; **cris** des enfants, pour les; **Geschrei** von Kindern, gegen das
caust., **phos.**
SR I, Sp.: 900

light, to; **lumière,** pour la; **Licht,** gegen
acon., ars., aur., **BELL.,** buth-a., **colch.,** con., **kali-p.,** lac-c., **NUX-V., PHOS.,** sang., stram.
SR I, Sp.: 900

impressions, to; **impressions** intellectuelles, pour les; **Eindrücke,** für geistige
am.-c., ars., aur., bar-c., calc., clem., croc., dig., graph., hep., iod., lyc., mag-c., nat-c., nit.-ac., phos., sep., sil., tarent., zinc.
SR I, Sp.: 901

music, to; **musique,** à la; **Musik,** gegen
acon., aloe, **ambr.,** anac., bry., bufo, cact., **calc.,** carb-an., **carc.,** caust., **cham.,** coff., cop., **croc.,** cupr., dig., **graph., ign., kreos., lyc.,** merc., **NAT-C., nat-m.,** nat-p., **nat-s., NUX-V.,** pall., **ph-ac.,** phos., puls., **sabin., SEP.,** stann., sulph., **tab., tarent.,** thuj., tub-k., viol-o., zinc., zinc-p.
SR I, Sp.: 901

noise, to; **bruits,** pour les; **Geräusche,** gegen
achy., **ACON.,** allox, aloe, alum., alum-p., alum-sil.1', am-c ambr., anac., **ang.,** anh., ant-c., ant-t., apis, aran-ix., **arg.-n., arn., ars., ars-i., ASAR., aur.,** aur-ar., aur-i., aur-m.,bapt., **bar-c.,** bar-i., **BELL., BOR., bry.,** bufo, buth-a., cact., **calad.,** calc., calc-f., calc-sil., camph., cann-i., cann-s caps., carb.-an., **carb-v., carbn-s.,** card-m., **caust., cham.,** chel., **CHIN.,** chin-ar., chin-b., chlol., cic., cimic., cinnb., **cocc., COFF.,** colch., **CON.,** convo-s., cop., crot-h., cyn-d., ferr., ferr-ar., ferr-p., **fl-ac.,** foll., gels., glon., **hell.,** hep., hura, hyos., **ign., iod. ip.,** kali-ar., **KALI-C.,** kali-i., **kali-p.,** kali-s., kali-sil., lac-ac., **lac-c., lach., lachn., lat-m.,** lept., **lyc.,** lycpr., **lyss.,** mag-c., **mag-m.,** manc., **mand.,** mang., **med., merc.,** mosch., **mur-ac.,** nat-ar., **nat-c., nat-m.,** nat-p., **nat-s.,** nat-sil., **NIT-AC., nux-m., NUX-V.,** onos., **OP.,** ox-ac., palo., ph-ac., phel., **phos.,** plan., **plat.,** ptel., **puls.,** rhus-t., sabad., sang., sec., seneg., **SEP., SIL., spig.,** stann., staph., stram., stry., sulfonam., sulph., syph., tanac., tarent., **THER., TUB.,** visc., yuc., **ZINC., ZINC-P.**
SR I, Sp.: 901+902

slightest, to; moindre **bruit,** pour le; geringste **Geräusch,** gegen das
acon., aloe, ant-c., arg-n., **ASAR.,** bar-c., **bell., bor.,** cinnb., **cocc. COFF., ferr., lyc.,** nat-c., nat-s., **NUX-V., OP., phos., sabin., sep., SIL., THER.**
SR I, Sp.: 904

odors, to; **odeurs,** aux; **Gerüche,** gegen
aran-ix., ars., aur., bell., calc-f., carb-ac., **caust.,** cham., coff., **colch.,** dros., eup-per., graph., ign., lach., lyc., mand., merc., **merc-i-f., nux-v.,** phos., sang., **SEP.,** stann., staph., sulph., ther., vario.
SR I, Sp.: 905

sensual impressions, to; **impressions des sens,** aux; **Sinneseindrücke,** gegen
am-c., ars., ars-i., **aur.,** bar-c., calc., cast., **chin.,** dig., **graph.,** hep., iod., **lyc.,** mag-c., **nat-c., nit-ac.,** nux-v., **phos., sep.,** sil., thuj., **zinc**
SR II, Sp.: 906

Der argentinische homöopathische Arzt E. F. CANDEGABE (2) ergänzt hierzu noch:

„Der Phosphor-Patient ist groß, schlank, asthenisch, überempfindlich, von großer nervöser Reizbarkeit und Übererregbarkeit aller Sinne. Er ist leidenschaftlich, ungestüm, mit plötzlichen Anfällen sowohl von Begeisterung als auch von Aggressivität oder Weinen. Nach PASCHERO ist das die paroxystische Reaktion, die dem paralytischen Verfall des Patienten vorausgeht."

Auch bei J. H. CLARKE (3) lässt sich Ähnliches ergänzen:

„The mind, like the special senses, is too excitable and impressionable. Easily angered he becomes vehement; actually gets beside himself with anger and suffers physically in consequence. At other times anxious and restless, especially in the dark and at twilight … Imagines he sees faces grinning at him from the corners of the room. Such conditions are found in cases resulting from losses of fluids; over-work of brain; sexual excesses and abuse, and take shape in general paralysis of the insane with mania of grandeur; and in apoplexy and its sequelae."

Neben dieser beschriebenen **Hyperästhesie, Exzitabilität und Impressionabilität** findet sich eine Reihe weiterer negativer Eigenschaften.

So führten wir an anderer Stelle (6) hierzu aus:

„Er möchte Einfluß nehmen auf die Art und Weise, wie man sie / ihn glücklich machen soll, und hat die Tendenz, andere Menschen zu beherrschen: zwar verbunden mit Zuneigung, Liebenswürdigkeit, Charme, Koketterie, aber auch mit großer „Power", Unbeirrbarkeit und Zielstrebigkeit. In diesem Dominanzverhalten ist Phosphor sehr dem homöopathischen Arzneimittel Lycopodium ähnlich, wobei jedoch u. a. Herrschsucht, Hochmut, Schroffheit, Reizbarkeit und die extreme Kränkbarkeit von Lycopodium fehlen. Auch bei den attraktiven, strahlenden Platin-Menschen ist eine solche Herrschsucht zu beobachten; sie sind aber kalt, hochmütig und abweisend, ihnen fehlt die Herzlichkeit und Wärme der Phosphor-Menschen. Weiterhin finden wir bei Phosphor-Menschen eine fast kindlich anmutende Eitelkeit, gepaart mit einem primär nicht bösartigen Egoismus."

Im körperlichen Bereich überrascht es nicht (Verbindung Ektoderm–Entoderm), dass Phosphor eines der großen Mittel verschiedener **Hautkrankheiten** ist. Patienten, die diese Hautkrankheiten entwickeln, müssen dann neben den charakteristischen Geistes- und Gemütssymptomen meist folgende für das Körperliche charakteristische Symptome aufweisen:

1. Die Hautkrankheiten haben einen ausgeprägten juckenden, schmerzenden und besonders brennenden Charakter, wobei sowohl Rötung, Brennen als auch Schmerz beim Kratzen stärker werden.

2. Die Hauterscheinungen haben eine Tendenz zu bluten, besonders beim Kratzen. Dazu passt auch, dass wir in unseren Repertorien unter der Rubrik Blut-Hämorrhagie, also dem Begriff des Überschäumens, des Überfließens, gerade Phosphor breitestens vertreten finden. Im schon oben zitierten CLARKE (9) finden wir hierzu:

   „Phosphor stands at the head of haemorrhagics, and corresponds to the haemorrhagic diathesis."

3. Die Hauterscheinungen haben auch eine ausgeprägte Hinwendung zu seelischen und geistigen Faktoren und so zeigt sich, dass besonders durch Ekel, Kummer, Sorgen die eben beschriebenen Hauterscheinungen, wenn nicht ausgelöst, so doch entscheidend verschlechtert werden.

Kommen wir nochmals auf die oben beschriebene **Hyperästhesie, Exzitabilität, Impressionabilität** zurück und auf die damit verbundene Schwäche. Da der Phosphor-Patient nicht nur sprichwörtlich „dünnhäutig" ist, sondern die Nerven geradezu „bloßliegen", kommt es zu weiteren Schwächesymptomen im Bereich der Konzentration und des Gedächtnisses.

Hierfür lässt sich folgende Rubrik finden:

EXCITEMENT; EXCITATION; ERREGUNG
weakness, with; **asthénie,** avec; **Schwäche,** mit
caust., coff., **con., phos.,** puls.
SR I, Sp.: 459

MEMORY, WEAK.; MÉMOIRE, FAIBLE; GEDÄCHTNISSCHWÄCHE
read, for what has; **lu,** pour ce qu'il a; **gelesen** hat, für das, was er
allox., ambr., anac., arn., ars-met., bell., cann-i., carb-ac., cocc., coff., colch., chlor., corn., guaj., halo., ham., **HELL.,** hipp., hydr., **hyos.,** jug-c., lac-c., lac-d., **LACH., lyc., med., merc.,** nat-c., **nat-m., nux-m.,** olnd., **onos., op.,** perh., **ph-ac.,** phos., psor., **STAPH.,** syph., tep., viol-o.
SR I, Sp.: 739

FORGETFUL; OUBLIEUX; VERGESSLICH
abrot., acet-ac., **acon.,** aeth., agar., **agn.,** ail., alum., alum-p.1', alum-sil., am-c., **AMBR., anac., anh.,** apis, arg-m., **arg-n., arn.,** ars., ars-s-f., arum-t., **aur.,** aur-ar., aru-s1', aza., **BAR-C.,** bar-i., **bell.,** bor., bov., brom., bry., cain., calad., **calc., calc-p.,** calc-'s., camph., cann-i., cann-s., **canth.,** caps., carb-ac., **carb-an., carb-v., CARB-S.,** card-m., **caust.,** cench., cham., **chel.,** chin., chin-ar., **cic.,** cimic., cinnb., **cinnm.,** clem., **COCC.,** coff., **COLCH.,** coloc., **con., corn.,** cortico., cortiso., **croc.,** crot-h., cupr., cycl., **dig.,** elaps, ferr., ferr-ar., **ferr-p., fl-ac.,** form., **gels., glon., graph., guaj.,** gymno., ham., hell., hep., hipp., hydr., hydr-ac., hydroph-c., hyos., ign., iod., ip., kali-bi., **kali-br.,** kali-c., kali-i., kali-n., **kali-p.,** kali-s., kali-sil., kalm., kreos., **lac-c., lach.,** laur., lec., led., lil-t., **LYC.,** lyss., mag-c., manc., meli., **MERC.,** mez., **mill.,** morph., mosch., naja., nat-ar., nat-c., **nat-m., nat-p.,** nat-s., nat-sil., nit-ac., nux-m., nux-v., olnd., op., **PETR., PH-AC., PHOS.,** pic-ac., plan., **PLAT.,** plb., psor., ptel., puls., ran-b., raph., rheum., rhod., **rhus-t.,** rhus-v., ruta, sabin., sal-ac., sanic., sarr., sars., sec., sel., sep., sil., spig., stann., staph., stram., stront-c., **sulph.,** syph., tab., tarax., tell., thuj., trom., **tub.,** verat., verat-v., verb., viol-o., visc., **zinc., ZINC-P.,** zing.
SR I, Sp.: 539 + 540

Concentration, difficult; Konzentration, schwierig
SR I, Sp.: 156
Hier steht neben vielen Mitteln Phosphor dreiwertig.

Darüber hinaus treten bei diesen Patienten häufig Schwindelgefühle mit Schwäche sowie periodische Kopfschmerzen auf. Im KENT (8) finden wir hierzu folgende Rubrik:

SCHWINDEL; KOPFSCHMERZEN
bei Acet-ac., acon., aeth., agar., ail., alumn., anac., anthr., ant-t., Apis, arg-n., arn., ars., asaf., aur., bar-c., **Bell.,** bov., brom., bry., **Calc.,** calc-ar., calc-p., carb-s., carb-v., caust., chel., cimic.,

coca., cocc., coff., cupr., Con., crot-h., cycl., dulc., eug., ferr., ferr-ar., ferr-p., fl-ac., form., gels., glon., grat., hep., kali-ar., kali-bi., kali-br., kali-c., kali-n., kali-p., kali-s., kalm., lach., laur., lob., mag-c., mag-m., merc., nat-c., nat-m., nat-s., nux-m., Nux-v., ox-ac., phos., pic-ac., plb., psor., puls., rhus-t., sang., sec., sep., **Sil.,** spig., stram., stront., sulph., tab., verat-v., xan., zinc.
Kent, S. 87

Allgemein bekannt ist, dass Phosphor-Patienten vielfältige Ängste aufweisen, wobei diese Ängste noch dadurch charakterisiert sind, dass sie durch Alleinsein verstärkt werden. Auch schon S. HAHNEMANN (7) ging auf diese vielfältigen Ängste ein.
In den Symptomen 15 bis 30 finden wir Folgendes:

„Traurig, bang, kleinmüthig. Angst, Bangigkeit, als sey ihr leid um Etwas, öfter wiederkehrend. Aengstlichkeit und Hitze im Kopfe, mit heissen, rothen Händen, öfters wiederkehrend und im Stehen scheinbar erleichtert. Aengstliche Beklommenheit. Angst zuweilen, Abends, wie zum Sterben. Bangigkeit, wie Ahnung von Unglück. Viel Beängstigungen, Abends. Aengstlich besorgt, wegen unglücklichen Ausgangs ihrer Krankheit.

Angst und innere Unruhe, ohne erdenklichen Grund. Aengstlichkeit und Unruhe, mit viel Stirn-Schweiss und Hitze im Kopfe. Unruhe im Kopfe, Vormittags. Unruhe. Unruhig bei Gewittern. Grosse Unruhe. Furchtsamkeit und Grauen, Abends. Grausige Furchtsamkeit, Abends spät, als sähe aus jedem Winkel ein grässliches Gesicht hervor. Grosse Aengstlichkeit und Reizbarkeit beim Alleinseyn. Aengstlichkeit-Anfälle, wie unter der linken Brust, was sie so peinigt, dass sie am ganzen Körper zittert, dabei zuweilen bittres Aufstossen und Herzklopfen. Lebens-Überdruss."

Im Synthetischen Repertorium (1) finden wir hierzu folgende Rubriken:

ANXIETY; ANGST
alone, when; **seul,** étant; **allein,** wenn
alco., **ARS.,** cadm-s., caust., cortico., dros., hep., **kali-br.,** kali-c., **mez.,** nit-ac., **PHOS.,** rat., **rhus-t.,** sep., tab., zinc.
SR I, Sp.: 63

bed, in; **lit,** au; **Bett,** im
alco., am-c., **ambr.,** anac., ant-c., **ARS., bar-c.,** berb., **bry.,** calad., **calc., camph.,** carb-an., **carb-v., caust., cench., cham.,** chin-s., **cocc.,** cupr.-a., **ferr., graph., hep., ign.,** kali-c., kali-n., laur., **lyc.,** lyss., **mag-c.,** mag-m., nat-ar., nat-c., nat-m., nat-p., nat-sil., nit-ac., nux-v., phos., **puls., RHUS-T.,** sabin., sep., sil., stront-c., **sulph.,** ter., verat.
SR I, Sp.: 64

causeless; sans raison; grundlose
BRY., kali-ar., phos., sabad., tab., tarent., thala.
SR I, Sp.: 66

excitement, from; **excitation,** par; **Erregung,** durch
asaf., aur-m., **cocc.,** kali-i., **phos., plat.**
SR I, Sp.: 75

fear, with; **peur,** avec; **Furcht,** mit
ACON., alum., alum-p., am-c., am-m., **amor-r., ANAC.,** ant-c., ant-t., **ARS.,** ars-s-f., **aur.,** aur-ar., aur-s., **bar-c.,** bar-s., bell., berb., bry., calad., **calc.,** calc-arl, calc-s., **canth., carb-v.,** carbn-s., **CAUST.,** chel., **chin.,** chin-ar., **chin-s.,** cic., cina., clem., **cocc., coff.,** con., **cupr., dig.,** dros., dulc., ferr., ferr-ar., ferr-p., **graph.,** hell., **hep.,** hyos., **IGN., kali-ar., kali-c.,** kali-i., kali-n., **kali-p.,** kali-s., kali-sil., **kreos.,** lach., **lyc.,** m-arct., **mag-c.,** manc., mang., meny., **merc.,** mez., mosch., murx., nat-ar., nat-c., **nat-m.,** nat-p., nicc., **nit-ac.,** nux-m., nux-v., onos., phel., **phos., plat., PSOR., puls.,** rat., **rhus-t.,** ruta, sabin., samb., sang2, **SEC., sep.,** sil., **spig.,** spong., staph., **stront-c.,** sulph., tab., thuj., til., valer., **verat.,** vesp., zinc.
SR I, Sp.: 76

fever, during; **fièvre,** pendant la; **Fieber,** im
ACON., alum., am-c., AMBR., anac., arg-m., arn., **ARS.,** ars-s-f., **asaf., BAR-C., BAR-S.,** bell., berb., bov., **bry., calc., calc-ar.,** calc-s., canth., carb-an., carb-v., casc., cham., chin., chin-ar., **chin-s.,** coff., cocc., con., crot-h., cycl., dros., **ferr.,** ferr-ar., ferr-p., fl-ac., graph., grat., guare., hep., hyper., ign., **IP.,** kali-c., lach., laur., **m-arct., mag-c.,** mag-m., merc., **mur-ac.,** nat-ar., nat-c., nat-m., nat-p., nat-s., nicc., nit-ac., nux-v., ol-an., op., par., **petr.,** ph-ac., **phos.,** plan., plat., plb., **puls.,** rheum., rhod., **rhus-t., ruta,** sabad., sabin., **sec., SEP.,** spig., **spong., squil.,** stann., stram., sulph, **tub.,** valer., verat., **viol-t., zinc.,** zinc-p'
SR I, Sp.: 76

flushes of heat, during; **bouffées des chaleurs,** pendant; **Hitzewallungen,** bei
ambr., arn., calc., dros., graph., ign., nat-c., op., phos., plat., puls., **sep.,** spong.
SR I, Sp.: 78

friends at home, about; **amis chez eux,** au sujet d'; **Freunde zu Hause,** um
bar-c., **phos.,** phys., **sulph.**
SR I, Sp.: 78

thoughts, from; **pensées,** par des; **Gedanken,** durch
disagreable; désagréables; unangenehme
phos., sep
SR I, Sp.: 96

thunderstorm, before; **orage,** avant un; **Gewitter,** vor (zeitlich)
nat-c., phos.
SR I, Sp.: 96

thunderstorm / orage / Gewitter; during; pendant un éclair et un o.; bei
caust., gels., **nat-c.,** nat-m., **nit-ac., PHOS.,** sep.
SR I, Sp.: 96

vexation, after; **vexations,** après; **Ärger,** nach
acon., lyc., phos., sep., staph., verat.
SR I, Sp.: 98

waking, on; **s'éveillant,** en; **Erwachen,** beim
acon., agar., **alum.,** alum-sil., am-c., am-m., anac., arg-m., arg-n., **arn., ARS.,** ars-h., ars-s-f., aster., bapt., bell., bism., bor., bry., bufo, **cact.,** calc., calc-ar., calc-s., carb-an., **carb-v., carbn-s.,** cast., caust., chel., **chin.,** chin-ar., cina, cocc., con., cub., dig., **dios., dros.,** glon., **graph.,** hep., ign., ip., iris, kali-ar., kali-bi., **kali-c.,** kali-p., kali-s., **LACH.,** lept., lyc., mag-c., nat-ar., nat-c., nat-m., nat-p., **nat-s.,** nat-sil', nicc., nit-ac., **nux-v., phel.,** ph-ac., **phos.,** plat., puls., ran-s., rat., rhus-t., **samb.,** sep., sil., sol-t-ae., **spong.,** squil., **stram., stront-c., sulph.,** tab., thuj., verat., zinc., zinc-p.
SR I, Sp.: 98

Diese Ängste können dann bis in die Nacht, ja bis in die Träume hinein gehen, so findet sich hier schlechter Schlaf (s. S. HAHNEMANN, der ca. 60 Traum- und Schlafsymptome aufführt). Im einzelnen können die Träume wie folgt geprägt sein:

„Erdrückt zu werden, vernichtet zu werden, aus dem Leben entführt zu werden, mit Todesangst, mit einer namenlosen Angst und undefinierbarem Grauen."

S. HAHNEMANN (7) ergänzt hierzu im Symptom 1805 Folgendes:

„Träume von Räubern. Aergerliche Träume."

Hier sind wir bereits tief im Schatten dieses Mittels angelangt, sozusagen im Totenreich: im Reich Luzifers.

Phosphor in Literatur und Kunst

Bei diesem so faszinierend-phosphorisierenden Mittel überrascht es nicht, dass viele Literaten und Künstler unbewusst und gleichsam spielerisch, häufig Phosphor-Persönlichkeiten dargestellt haben.

So der berühmte russische Schriftsteller LEO TOLSTOI (1828-1910), dem die wohl schönste Phosphor-Darstellung in der Weltliteratur gelang mit seiner „Anna Karenina". Es ist sein zweiter großer Roman nach „Krieg und Frieden":

Anna Karenina, jung, bezaubernd schön und von reifer fraulicher Anmut, ist ebenso warmherzig wie klug, ebenso rein in ihrem Denken und Fühlen wie hinreißend in ihrer emotionalen Erlebnisfähigkeit. Die spannungsgeladene Handlung wird dadurch ausgelöst, dass Anna nach langjähriger, glückloser Ehe dem männlich-kraftvollen Offizier Graf Vronskij in unwiderstehlicher Liebe verfällt. Zwischen der ersten, schicksalhaften Begegnung auf einem Moskauer Bahnhof und der Verzweiflungstat des Selbstmordes der Heldin, die sich unter die Räder eines Eisenbahnwagens wirft, liegen die Stationen eines durch schuldlos-schuldhafte Verstrickung heraufbeschworenen Leidensweges, den der psychologische Analytiker TOLSTOI in allen Phasen minutiös nachzeichnet.

Seinen unaufhaltsamen Verlauf nimmt das Verhängnis, als Anna sich in ihrem leidenschaftlichen Drang nach Glück unwiderruflich und ausschließlich für den Geliebten entscheidet. Nachdem sie ihren Mann und Sohn verlassen hat, macht sie die bittere Erfahrung, dass die Gesellschaft in ihrer Liebe nur den Fehltritt sieht und sie das Los einer von der Gesellschaft Ausgestoßenen auf sich nehmen muss. Die aufrichtig Lebende und Liebende klammert sich nun verzweifelt an das einzige, was ihr geblieben ist: ihre Liebe, der sie alles geopfert hat und die sie sich um jeden Preis bewahren will.

Dieser Kampf, dessen Sinn letztlich die absolute Inbesitznahme des Geliebten ist, führt aber zur Entfremdung, die nach einer Phase erbitterter Eifersuchts- und Hassausbrüche in einen Zustand tiefster Hoffnungslosigkeit mündet.

Aus dem Gefängnis ihrer seelischen Qualen findet Anna keinen anderen Ausweg mehr, als „die Kerze" zu löschen, *„in deren Schein sie das von Unruhe, Täuschungen, Kummer und Übel erfüllte Buch ihres Lebens gelesen."*

In neuerer Zeit hat der tschechische Schriftsteller MILAN KUNDERA ein sehr schönes Buch vorgelegt, das dann auch verfilmt wurde: „Die unerträgliche Leichtigkeit des Seins". Auch hierbei wurden solche Phosphor-Personen dargestellt, wobei die Hauptdarstellerin nicht ohne Grund „Anna Karenina" liest. Sie lebt mit ihrem Freund, dem jungen Arzt Tomas, in einer typischen Phosphor-Situation, zwischen Hoch und Tief, Offenheit, Hilfsbereitschaft, Egozentrik / Eigenliebe, Lebensfreude / Überschwänglichkeit, Angst und Furcht. Beide kommen dann auch durch einen tragischen Verkehrsunfall ums Leben.

In der darstellenden Kunst hat besonders **TIZIAN,** mit vollem Namen TIZIANO VECELLIO, häufig Phosphor-Situationen dargestellt. TIZIAN steht in der Übergangsphase von der Hochrenaissance zum Barock. Er ist der Meister der schönen, lebendigen und begehrenswerten Frauendarstellungen. Frauen, die er gleichsam fleischlich, in befreiender Körperlichkeit darstellt, ja visualisiert.

Es ist typisch, dass in vielen seiner Bilder eine ausgesprochene Ambivalenz zwischen den Frauenfiguren zutage tritt. So z. B. zwischen der feinen **Agape** als gleichsam transzendierte Liebe mit Treue, Verlässlichkeit und Bezähmung der Triebe auf der einen Seite, auf der anderen Seite die wilde, leidenschaftliche, gefährliche **Eros-Frau.**

In seinem um 1515 entstandenen Hauptwerk „Himmlische und irdische Liebe" tritt das Besagte schön zutage. Zwei schöne Frauen, Agape auf der einen Seite, fein, zurückhaltend, mit einer Rose als Symbol der Treue und Verlässlichkeit in der Hand. Auf der anderen Seite die weit unbekleidetere Eros-Darstellung, die charakteristischerweise vor

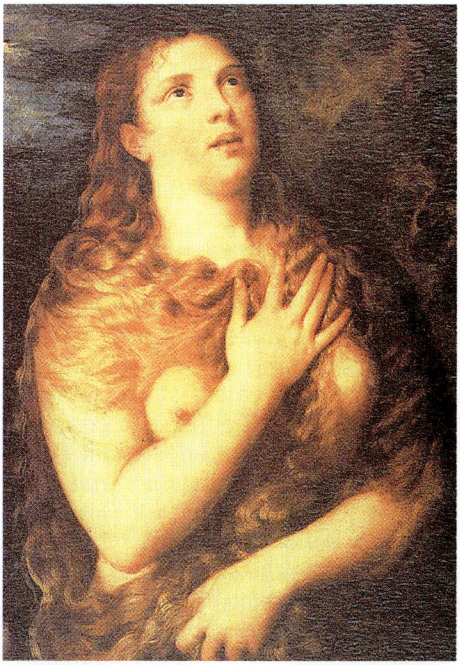

Abb. 2: Tizian: The Penitent Magdalen (Palazzo Pitti, Firenze).

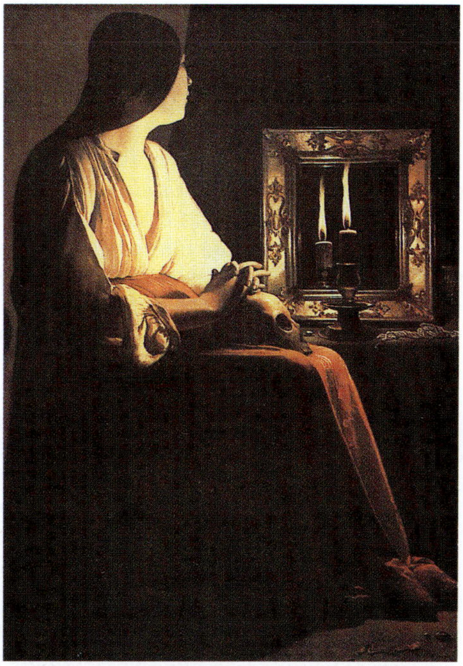

Abb. 3: Georges de la Tour: The Penitent Magdalen (Metropolitan Museum of Art, New York).

einem Sarkophag steht. Die wunderbare Darstellung „Die büßende Magdalena" (1525) (Abb. 2) trägt diese eben beschriebene Ambivalenz zwischen Agape und Eros **in sich.**

Der Lothringer Barockmaler **GEORGES DE LA TOUR** übernahm von den Italienern und Holländern das Notturno und damit das magische Mittel der Beleuchtung durch Kerzenlicht. In diesem Andachtsbild, das um 1645/50 entstand, blickt eine ziemlich junge Magdalena selbstversunken in ein gleichsam magisches Licht, das wunderbar durch einen Spiegel verstärkt ist. Die fein geformten Hände Magdalenas sind über einem Totenschädel, der auf ihrem Schoß liegt, gefaltet, das dunkle Haar scheint zu glänzen und der schön geformte Busen lässt sich durch den weiten Ausschnitt visualisieren.

Dieses Bild verdichtet geradezu auf seltsam magische Weise die Ambivalenz von Licht und Schatten und Jugend und Tod in einer unentschiedenen, zwielichtigen Situation (Abb. 3).

Für uns homöopathisch arbeitende Ärzte ist es immer wieder überraschend, wie **intuitiv,** wie anscheinend leicht und spielerisch Künstler vorwegnehmen, wozu wir Jahre und Jahrzehnte harter Arbeit und Erfahrung brauchen.

Es ist den Verfassern auch nicht gegeben, die folgende Kurzgeschichte des süditalienischen Nobelpreisträgers **LUIGI PIRANDELLO** kürzer, klarer oder auch transparenter darzustellen, obwohl wir es in unserem Manuskript dreimal versucht haben. Deshalb lassen wir im nachfolgenden Kursivgedruckten diese Geschichte auf den Leser wirken, ebenso wie die beiden Bilder der „Büßenden Magdalena".

„Wirkung eines unterbrochenen Traumes" – „Effetti d'un Sogno interrotto"

Ich bewohne ein altes Haus, das wie der Laden eines Trödlers aussieht. Ein Haus, das seit wer weiß wie vielen Jahren Staub geschluckt hat.

Das ständige Halbdunkel, das darin lastet, hat etwas von der Strenge einer Kirche, und es lagert hier ein dumpfer Geruch nach altem, vermodertem Kram, der von den heruntergekommenen Möbeln verschiedenster Form ausgeht, die das Haus füllen, und von der Unmenge kostbarer verschlissener und ausgeblichener Stoffe, die es schmücken und die als Decken, Gardinen und Vorhänge überall ausgebreitet und aufgehängt sind. Ich meinerseits füge zu diesem Geruch mit aller Kraft den Pestgestank meiner verkrusteten Pfeifen, indem ich den ganzen Tag rauche. Nur wenn ich von draußen hereinkomme, wird mir klar, daß man in meinem Hause kaum atmen kann. Aber für einen, der so lebt wie ich ... Nun, lassen wir das.

Das Schlafzimmer hat eine Art Alkoven, der um zwei Stufen erhöht ist; der Querbalken oben an der Zimmerdecke wird in der Mitte von zwei plumpen Säulen getragen. Auch hier sind Vorhänge, die das Bett verbergen sollen und an Messingstangen hinter den Säulen laufen. Die andere Hälfte des Zimmers dient als Arbeitsraum. Unter den Säulen steht ein häßliches, aber, um die Wahrheit zu sagen, sehr bequemes Sofa mit einem Haufen Kissen und davor ein schwerer Tisch, der als Schreibtisch benutzt wird; links ein großer Kamin, in dem ich nie Feuer mache; an der Wand gegenüber, zwischen zwei kleinen Fenstern, ein altmodisches Regal mit vermodernden Büchern in vergilbten Pergamenteinbänden. An der Kaminfront aus rauchgeschwärztem Marmor hängt ein halb verrußtes Bild aus dem siebzehnten Jahrhundert, das die Büßende Magdalena darstellt; ich weiß nicht, ob Kopie oder Original, aber auch wenn nur Kopie, nicht ohne einen gewissen Wert.

Die Gestalt ist in Lebensgröße in einer Grotte liegend dargestellt; ein Arm ist auf den Ellenbogen gestützt, der Kopf ruht auf der Hand; die Augen sind niedergeschlagen, sie liest in einem Buch beim Schein der Lampe, die neben einem Totenschädel auf der Erde steht. Kein Zweifel, das Gesicht, die schöne Fülle des offenen, rötlichen Haares, eine nackte Schulter, die entblößte Brust, all das im warmen Licht der Lampe ist wundervoll.

Das Haus gehört mir und gehört mir auch nicht. Es ist mit der ganzen Einrichtung Eigentum eines Freundes, der vor drei Jahren nach Amerika ging und es mir als Garantie für eine beträchtliche Summe überließ, die er mir schuldet. Dieser Freund hat natürlich nichts mehr von sich hören lassen, und trotz all meiner Erkundigungen und Nachforschungen ist es mir nicht gelungen, etwas über seinen Verbleib zu erfahren. Ich kann jedoch noch nicht über das Haus und seinen Inhalt verfügen, um mein Geld zurückzubekommen.

In diese Büßende Magdalena nun hat sich ein mir bekannter Antiquar und Kunsthändler verliebt, und neulich brachte er mir einen Herrn von auswärts mit ins Haus, um sie ihm zu zeigen.

Der Herr, um die Vierzig, groß, hager, kahlköpfig, trug tiefe Trauer, wie es in der Provinz noch üblich ist. Selbst das Hemd war der Trauer angepaßt. Aber auch sein hohlwangiges Gesicht trug die Spuren des Unglücks, von dem er kürzlich betroffen worden war. Beim Anblick des Bildes veränderte er sich auf erschreckende Weise, und er bedeckte sofort die Augen mit beiden Händen, während der Antiquar ihn mit seltsamer Genugtuung fragte:

– Nicht wahr? Nicht wahr?

Der Andere, das Gesicht noch in den Händen, nickte mehrmals bejahend. Die geschwollenen Adern auf seinem kahlen Schädel schienen fast platzen zu wollen. Er holte ein schwarzgerändertes Taschentuch aus der Tasche und führte es an die Augen, um die ausbrechenden Tränen aufzuhalten. Ich sah wie er lange Zeit unter heftigem Zucken des Körpers und pausenlosem Schnaufen mit dem Weinen kämpfte.

Alles nach Art der Leute aus dem Süden sehr übertrieben, aber vielleicht doch echt.

Der Antiquar erklärte mir, daß er die Gattin des Herrn von Kind an gekannt habe, da sie aus seinem Heimatort stammte: – Ich kann Ihnen versichern, daß sie das genaue Abbild dieser Magdalena war. Es fiel mir ein, als mein Freund gestern kam, um mir mitzuteilen, daß seine Frau, so jung noch, vor einem Monat gestorben sei. Sie wissen doch, daß ich kürzlich hier war, um dieses Bild zu sehen.

– Das schon, aber ich …

– Ja, Sie sagten mir damals, Sie könnten es nicht verkaufen.

– Und jetzt ebensowenig.

Ich fühlte, wie der Herr mich am Arm packte und sich mir weinend fast an die Brust warf, indem er mich beschwor, es ihm zu überlassen, zu jedem beliebigen Preis; sie sei es, seine Frau, genau sie, sie so … ganz und gar, wie nur er, er als Gatte, sie in der Intimität gesehen haben konnte (mit diesen Worten spielte er deutlich auf die entblößte Brust an), er könne sie mir daher nicht mehr hier vor Augen lassen, das müsse ich verstehen, da ich es nun wisse.

Ich sah ihn verwirrt und bestürzt an, wie man einen Verrückten ansieht. Es schien mir unmöglich, daß er so etwas im Ernst gesagt hatte, ich meine, daß er sich allen Ernstes vorstellen konnte, das, was für mich nur ein Bild war, an das ich noch nie einen Gedanken verschwendet hatte, nun auch für mich das Portrait seiner Frau werden würde, mit gänzlich entblößter Brust, wie nur er, in häuslicher Vertrautheit, sie gesehen haben konnte, in einem Zustand also, in dem man sie nicht länger den Blicken eines Fremden aussetzen durfte.

Die Seltsamkeit eines solchen Ansinnens brachte mich gegen meinen Willen zum Lachen.

– Aber nein, sehen Sie, lieber Herr: ich habe doch Ihre Frau nicht gekannt; ich kann also mit diesem Bild nicht den Gedanken verbinden, dessen Sie mich verdächtigen. Ich sehe dort ein Bild mit einer Gestalt, die … allerdings, sie zeigt …

Hätte ich das doch nie gesagt! Er stellte sich vor mich hin, fast als wolle er mir an den Hals springen, und schrie:

– Ich verbiete Ihnen, sie so anzusehen, noch dazu in meiner Gegenwart!

Zum Glück mischte sich der Antiquar ein und bat mich, den armen Rasenden zu entschuldigen und Mitgefühl mit ihm zu haben; er sei immer bis an den Rand des Wahnsinns eifersüchtig auf seine Frau gewesen, an der er bis zum Ende mit einer fast krankhaften Liebe gehangen habe. Dann wandte er sich an den Anderen und beschwor ihn, sich zu beruhigen; es sei töricht, so zu mir zu sprechen und zu tun, als sei es meine Pflicht, ihm das Bild in Anbetracht so intimer Dinge zu überlassen. Und jetzt verböte er mir sogar, es anzusehen? Ob er denn den Verstand verloren habe! Und er schleppte ihn fort, indem er mich nochmals um Entschuldigung bat wegen des auch für ihn völlig unerwarteten Auftrittes.

Ich blieb derart beeindruckt zurück, daß ich in der Nacht davon träumte.

Der Traum muß, um es genauer zu sagen, in den ersten Morgenstunden entstanden sein, und zwar in dem Augenblick, als ein unerwarteter Lärm vor der Zimmertür mich plötzlich aufschrecken ließ, eine Rauferei der Katzen, die immer irgendwo bei mir eindringen, wohl angelockt von den vielen Mäusen, die sich im Haus verbreitet haben. Diese schlagartige Unterbrechung des Traumes bewirkte, daß seine Gestalten – ich meine den Herrn in Trauer und die Magdalena, die nun seine Frau war – vielleicht nicht Zeit genug hatten, wieder in mich hineinzuschlüpfen, und daher außerhalb von mir blieben, im anderen Teil des Zimmers jenseits der Säle, wo ich sie im Traum gesehen hatte; so daß ich, als ich bei dem Lärm aus dem Bett sprang und den Vorhang zur Seite riß, ein wirres Durcheinander von Körperformen und rotem und türkisfarbenem Stoff sehen konnte, das eilig auf den Kaminsims huschte und blitzschnell oben im Bild wieder die richtige Stellung einnahm; und dort auf dem Sofa, zwischen den verwühlten Kissen, sah ich jenen Herrn, der sich aus seiner liegenden Stellung zum Sitzen aufrichtete – nicht mehr in Schwarz, sondern einem Schlafanzug aus himmelblauer Seide mit weißen und dunkelblauen Streifen – und sich beim immer stärker durch die beiden Fenster eindringenden Tageslicht mehr und mehr in Form und Farbe der Kissen auflöste und zerging.

Ich will nicht erklären, was nicht erklärbar ist. Es ist noch keinem gelungen, in das Geheimnis der Träume einzudringen. Jedenfalls hob ich höchst beunruhigt die Augen, um nochmals das Bild auf dem Kaminsims anzusehen, und jedenfalls sah ich, sah ganz deutlich, wie die Augen der Magdalena sich für einen Augenblick belebten; die Lider hoben sich, und mich traf ein lebendiger heiterer Blick voll zärtlich diabolischer Schläue. Vielleicht waren es die geträumten Augen der verstorbenen Gattin jenes Herrn, die einen Augenblick lang in den gemalten Augen des Bildes lebendig wurden.

Ich konnte nicht mehr im Haus bleiben. Ich weiß nicht, wie ich in meine Kleider gekommen bin. Von Zeit zu Zeit wandte ich mich mit einem Schaudern um, das ihr euch sicher vorstellen könnt, und warf den Augen da drüben einen verstohlenen Blick zu. Ich fand sie jedesmal gesenkt und mit der Lektüre beschäftigt, so wie sie im Bilde sind; aber nun war ich nicht mehr sicher, ob sie, wenn ich anderswo hinsah, sich nicht hinter meinem Rücken von neuem belebten, um mich wieder mit so einem Blick voll zärtlich diabolischer Schläue anzusehen.

Ich stürzte in den Laden des Antiquars, der in der Nähe meines Hauses liegt. Ich sagte ihm, daß ich seinem Freund zwar nicht das Bild verkaufen könne, daß ich ihm jedoch das Haus mit der gesamten Einrichtung, einschließlich des Bildes, vermieten würde, natürlich zu einem ganz niedrigen Preis:

– Gleich ab heute sogar, wenn Ihr Freund will.

Ich machte meinen Vorschlag in so atemloser Erregung, daß der Antiquar den Grund wissen wollte. Ich schämte mich, ihm den Grund zu sagen, und verlangte, er solle mich auf der Stelle zu dem Hotel begleiten, wo sein Freund wohnte.

Ihr könnt euch vorstellen, wie mir wurde, als ich ihn in einem Zimmer des Hotels mir entgegenkommen sah, eben aus dem Bett aufgestanden, in demselben himmelblauen Schlafanzug mit weißen und blauen Streifen, in dem ich ihn im Traum und dann als Schatten gesehen hatte, als er sich zwischen den zerwühlten Kissen auf dem Sofa aufsetzte.

– Sie kommen von mir! – rief ich ihm entsetzt zu. – Sie sind heute nacht bei mir im Haus gewesen!

Ich sah ihn auf einem Stuhl zusammenbrechen, fassungslos, stammelnd. O Gott, ja, bei mir im Haus, im Traum, da sei er wirklich gewesen, und seine Frau ...

Eben, eben! Ihre Frau ist aus dem Bild gestiegen, ich habe sie überrascht, wie sie wieder hineinging. Und Sie sind mir im Tageslicht auf dem Sofa zergangen. Sie werden mir zugeben, daß ich, als ich Sie auf dem Sofa überraschte, nicht wissen konnte, daß Sie einen solchen Schlafanzug besitzen wie den hier, den Sie anhaben. Also waren wirklich Sie es, im Traum bei mir zu Hause! Und Ihre Frau ist wirklich aus dem Bild gestiegen, so wie Sie es geträumt haben. Erklären Sie sich das, wie Sie wollen. Vielleicht ist es die Begegnung meines Traumes mit dem Ihren. Ich weiß es nicht. Aber ich kann nicht mehr in diesem Haus bleiben, wo Sie im Traum hinkommen und Ihre Frau mir vom

Bild her zublinzelt. Der Grund, den ich habe, mich davor zu fürchten, kann für Sie nicht gelten, da es sich um Sie selbst und Ihre Frau handelt. Gehen Sie also und nehmen Sie sich Ihr Traumbild, das bei mir zu Hause geblieben ist. Was machen Sie jetzt? Sie wollen nicht mehr? Sie werden ohnmächtig?

– Aber das sind doch Halluzinationen, meine Herren! Halluzinationen! – rief inzwischen ein übers andere Mal der Antiquar.

Wie rührend sind doch diese hartgesottenen Menschen, die angesichts einer Tatsache, die sich nicht erklären läßt, sofort ein Wort erfinden, das nichts besagt, und sich damit ganz schnell beruhigen. Halluzinationen."

Versuchen wir nun in dürren Worten die passenden homöopathischen Rubriken hierfür zu finden; das sollte uns homöopathisch arbeitende Ärzte aber auch nicht entmutigen. Müssen wir doch auch in unserer täglichen Praxis häufig **seltsam verdichtet Bezauberndes** oder **erschreckend Verwobenes** in unsere Sprache der Materia medica übersetzen, um dann häufig mühselig zu dem passenden Simile zu gelangen.

Beides, sowohl die Kurzgeschichte, als auch die beiden Bilder zeigen uns in diesem verdichtet Bezaubernden und erschreckend Verwobenen die **Ambivalenz von Licht und Schatten:** eingebunden zwischen Leben und Tod, Liebe und Eifersucht. Die Abhängigkeit von drei bzw. allen vier Personen dieser Geschichte, die in einem **seltsamen Zwielicht,** miteinander und untereinander, verbunden sind. Auf dieses Zwielicht, das wir für charakteristisch für Phosphor halten, haben wir in der Einleitung schon hingewiesen. Dieses Zwielicht zieht sich geradezu als roter Faden durch die oben vorgestellte Kurzgeschichte.

Auch die Person der „Büßenden Magdalena" selbst macht das „Verlangen nach Gesellschaft und Liebe" und die „Abhängigkeit zwischen Gesellschaft und Liebe" bestens deutlich.

„Kein Zweifel, das Gesicht, die schöne Fülle des offenen, roten Haares, eine nackte Schulter, die entblößte Brust, all das im warmen Licht der Lampe ist wundervoll." (s. o.)

Mit einem gewissen äußeren Zwang lässt sich die nachfolgende Farbwahl, die wohl für Phosphor typisch ist, hinzuziehen:

„... eines Schlafanzuges aus himmelblauer Seide, mit weißen und dunkelblauen Streifen." (s. o.)

Überhaupt spiegelt die gesamte eigenartige Traumsymbolik gut die von uns beschriebene **Hyperästhesie, Sensibilität und Impressionabilität** wider. Auch die **sexuelle Sphäre** kommt in der Kurzgeschichte von **Luigi Pirandello** gut zur Darstellung.

So wundert es da nicht, dass wir Phosphor in diesem Zusammenhang wie folgt in unseren homöopathischen Rubriken wiederfinden:

LOVE; LIEBE
silent grief, with; **silencieux,** avec chagrin; **stillem** Kummer, mit
IGN., NAT-M., PH-AC., phos.
SR I, Sp.: 720

SYMPATHY, compassion; **SYMPATHIE; MITGEFÜHL,** Mitleid
alco., am-c., bell., carc., carl., **caust., cic.,** cocc., croc., graph., **ign.,** iod., lach., lyc., manc., **nat-c., nat-m., nit-ac.,** nuph., **nux-v., PHOS.,** puls., tarent., tarent-c.

desire for; **désir** de; **Verlangen** nach
PHOS.
SR I, Sp.: 985

SEXUAL DESIRE; DESIR SEXUEL; SEXUELLES VERLANGEN
easy excited; excité facilement; leicht erregtes
cinnb., con., **graph.**, kali-c., **lyc.**, **nux-v.**, **PHOS.**, **pic-ac.**, plat., **plb.**, **ZINC.**
SR III, Sp.: 435

excessive; excessif; übermäßiges
agar., agn., **alum.**, **calc.**, **calc-p.**, camph., **CANN-I.1**, **CANTH.**, caust., colch., coloc., con. dig., ferr., **fl-ac.**, **gels.**, **graph.**, grat., ham., **hyos.**, **kali-br.**, **kali-c.**, **lach.**, **lyc.**, lyss., **MERC.**, mosch., **nat-c.**, **nat-m.**, nit-ac., **NUX-V.**, op., **orig.**, **PHOS.**, phys., **pic-ac.**, **plat.**, **plb.**, psor., **puls.**, **rhus-t.**, sabin., sal-n., seneg., sep., **sil.**, spig., staph., **STRAM.**, sulph., **tarent.**, ther., **tub.**, **ust.**, **verat.**, **ZINC.**, zinc-pic.
SR III, Sp.: 436

Zum Schluss sei der Altmeister der Homöopathie (7) in seiner schönen Sprache noch einmal zitiert. Wobei er vielleicht selbst an seine junge Frau Melanie – mit der er so glücklich in Paris lebte – dachte, als er im Symptom 1070 erinnerte:

„Heftiger Geschlechtstrieb ... außerordentlicher, unwiderstehlicher Trieb zum Beischlaf."

S. HAHNEMANN kannte leider weder den später nach ihm kommenden, skurrilen und geheimnisvollen E. T. A. HOFFMANN (ein deutscher Schriftsteller aus dem letzten Jahrhundert mit vielen Phosphor-Anteilen) noch unseren süditalienischen Schriftsteller LUIGI PIRANDELLO – wie begeistert wäre er gewesen –, doch er kannte eben die Phosphorsymptomatik aus seiner Arzneimittelprüfung.

Kasuistik: Phosphor und essentieller Tremor

Silke, 10-jähriges graziles, altersgemäß entwickeltes Mädchen, wird vorgestellt wegen eines auffallenden Zitterns der Hände seit frühester Kindheit. Mehrere Ärzte wurden aufgesucht, ein CT in der Klinik durchgeführt, ohne therapeutische Erfolge. Diagnosestellung: Intentionstremor ungeklärter Ätiologie. V. a.: essentiell.

Eine größere Schwester ist gesund. In der näheren Aszendenz keine Auffälligkeiten, wobei die Mutter sagte, dass sie als Mädchen auch ähnlich „zittrig" war.

Spontanbericht

Das Zittern der Hände beeinträchtigt das Kind stark und wird bei Aufregung stärker, „vor allem in der Schule".

Gelenkter Bericht

Weiterhin berichtet die Mutter, dass Silke schnell beleidigt ist, gerne kalten Eistee trinkt, alles übel nimmt, gerne lange schläft, leicht blaue Flecken beim Hinfallen bekommt, auch im Vergleich zur älteren Schwester und Freundin.

Befund

Graziles, freundliches, normal entwickeltes Mädchen, blasser Aspekt, rötliche, weiche Haare, sehr lange Wimpern, freundlich zugewandt.

Internistisch unauffällig. Neurologisch bis auf die Zeichen eines deutlichen Intentionstremors nur im oberen Extremitätenbereich (Fingertremor) und einer Hyperopie völlig unauffällig.

Therapie und Verlauf

Aufgrund des Gesamtaspektes und der oben aufgeführten Anamnese

beleidigt leicht, nimmt alles übel	Phosphor 1-wertig
Sehen Hyperopie	Phosphor 1-wertig
Extremitäten, Zittern, Hand	Phosphor 3-wertig
Extremitäten, Farbe, Arme, bläulich	Phosphor 2-wertig
Extremitäten, Farbe, Beine, bläulich	Phosphor 1-wertig

erfolgte die Gabe von Phosphor D 30, 3 Kügelchen (Firma Staufen) sowie später Phosphor D 200 (Firma Staufen), woraufhin sich die Symptomatik drastisch besserte und das Kind überraschenderweise über Wochen und Monate beschwerdefrei blieb. Das oben beschriebene Zittern (Nachbeobachtungszeitraum 3 Jahre) tritt „allenfalls leicht" und nur „unter sehr großem Stress auf", so die wörtliche Stellungnahme der Mutter.

Kasuistik: Phosphor und ausgeprägte Kopfschmerzen

Vorgeschichte

Marina, 8-jährige Tochter einer jugoslawischen Mutter und eines deutschen Vaters, kam in die Sprechstunde und berichtete über ausgeprägte Kopfschmerzen, die vorwiegend (regelmäßig) vom 4. bis 10. Tag im Monat auftraten und somit einer auffälligen Rhythmik unterworfen waren. Eine vorherige internistische, serologische und neurologische Abklärung war unauffällig, wobei sich im abgeleiteten EEG ein typischer ROLANDI-Fokus zeigte.

Unter neuropädiatrischen Aspekten musste das Auftreten von regelmäßigen, anfallsartigen Kopfschmerzen in Verbindung mit einem Krampffokus an sogenannte Krampfäquivalente denken lassen, und so wurden auch von der auswärtigen Klinik die antikonvulsive Therapie und Carbamazepin empfohlen.

Durch Zufall wurde der Fall an uns herangetragen, und aufgrund meiner Intervention sollte dann der antikonvulsiven Therapie eine homöopathische Therapie vorausgeschaltet werden, wobei wir uns auf einen Zeitraum von 6 bis 8 Wochen einigten. Es erfolgte die homöopathische Anamnese.

Spontanbericht

Die Patientin berichtet: „Kopfschmerzen im Bereich der Stirn, die nachmittags vermehrt sind und eigenartigerweise zumeist in den ersten 4 bis 10 Tagen eines Monats auftreten."

Gelenkter Bericht

Auf näheres Befragen berichtet Marina von pulsierenden Kopfschmerzen im Stirnbereich, die zu den Augen ausstrahlen und dort Druck machen. Kühle Umschläge und Ruhe bringen Besserung. Auch die ruhige Anwesenheit der Mutter beruhigt sie sehr. Des weiteren gibt sie an, dass sie grundsätzlich gerne Gesellschaft habe, anhänglich sei, Trost und Körperkontakt liebe. Sie trinkt viel, vorwiegend kalt, bei Fieber sei sie aber oft durstlos. Es besteht Abneigung gegen Fleisch und Wurst, Angst vor Gewitter und um die Gesundheit der Eltern und Verwandten.

Befund

8-jähriges Mädchen mit großen, dunklen Augen, schwarze Haare, sehr lebhaft, freundlich. Der internistische und neurologische Status ist unauffällig. EEG-Befund: ROLANDI-Fokus.

Die Kopfschmerzen wurden schulmedizinisch als Anfallsäquivalent angesehen und sollten demgemäß klassisch schulmedizinisch-antiepileptisch behandelt werden. Wegen der eventuellen Nebenwirkungen stimmten die Eltern aber einem homöopathischen Therapieversuch zu.

Repertorisation (KENT)

Verlangen nach Gesellschaft, Körperkontakt und Trost, Mitgefühl, Abneigung gegen Fleisch, durstlos in der Hitze, epileptizone Konvulsion, freundliches, liebenswertes Wesen, Furcht vor Gewittern und Angst um die Gesundheit von Verwandten.

Periodizität	Phosphor 2-wertig
pulsierender Kopfschmerz	Phosphor 2-wertig
periodischer Kopfschmerz, erstreckt sich zu den Augen	Phosphor 2-wertig
Stirnkopfschmerz	Phosphor 3-wertig
Schmerz, Stirn – kalte Anwendungen bessern	Phosphor 2-wertig

Therapie und Verlauf

Die Wahl des Mittels fiel aufgrund der Anamnese eindeutig auf Phosphorus (siehe oben genannte Symptome und Modalitäten). Marina wurde im November 1997 Phosphorus C 200 (Firma DHU, 3 Kügelchen) gegeben, mit der Bitte an die Eltern, sich in 3 bis 4 Wochen wieder zu melden.

Nach 4 Wochen berichten mir die Eltern, dass die Kopfschmerzen des Mädchens nicht weg, aber deutlich weniger seien, sich dann jedoch Schlafstörungen eingestellt hätten: Fast jede Nacht schreie das Kind auf, und auf Befragung berichte es selbst, dass es jede Nacht von seinem Lieblingsonkel in Jugoslawien träumte, der nach einem schweren Motorradunfall in die Klinik eingewiesen wurde und zwischen Leben und Tod schwebte.

In einem tiefenpsychologisch orientierten Gespräch wurde versucht, den Eltern zu verdeutlichen, dass die homöopathische Arznei Ursache der Träume sein kann; dadurch, dass das Mädchen sich unbewusst erstmalig klar geworden ist über tiefe, innere Gedanken, Sorgen und Angst, über das eigentliche innere Problem, und dass es durch die Arznei befähigt wurde, dieses Problem zu erkennen und auch darüber zu sprechen. Die nächste Verabreichung erfolgte dann nach weiteren 4 Wochen mit Phosphorus C 1000 (Firma DHU).

Danach berichteten mir die Eltern, dass in den ersten 1½ Wochen nach der Gabe von Phosphorus C 1000 das Mädchen voller Ängste gewesen sei, die Ängste sich sozusagen ausgeweitet hätten, nicht mehr nur Angst um den Lieblingsonkel, dem es mittlerweile wieder gut ginge, jetzt auch Ängste um die Eltern, Ängste um sich selbst, Angst vor dem Alleinsein, Angst in der Dunkelheit.

Die Kopfschmerzen hingegen seien mittlerweile völlig weg.

Nach zwei weiteren Wochen seien diese Ängste plötzlich gewichen, das Mädchen sei fröhlich und lustig geworden, habe sich völlig anders in der Schule benommen, dass selbst die Lehrerin von sich aus der Mutter sagte: „Was ist denn mit Marina los? Sie ist lustig, beteiligt sich am Unterricht, spielt mit den anderen Kindern.“

Und auch von zu Hause berichtet die Mutter, dass sie sich verändert habe, sie sei ein fröhliches und ausgeglichenes Kind. „Wir haben ein neues Kind bekommen."

In einer nun vereinbarten EEG-Kontrolle war der ROLANDI-Fokus vollständig verschwunden. Das Mädchen war frei von jeglichen Kopfschmerzen, war in seiner Wesensart ein fröhliches, unbeschwertes Kind und zwei EEG-Untersuchungen waren unauffällig.

Diskussion

Durch Zufall konnte dieses Kind mit der klinischen Diagnose „ROLANDI-Fokus und Cephalea als Anfallsäquivalente" einer klassischen homöopathischen Konstitutionsbehandlung zugeführt werden. Charakteristisch in diesem Fall ist wohl, dass die eigentliche Heilung durch Bewusstwerdung bzw. Bearbeitung primär unbewusster Inhalte / Vorstellungen eingetreten ist. Anzumerken ist noch, dass wir uns bei diesem homöopathischen Setting und Procedere eine Grenze von 6 bis 8 Wochen gesetzt hatten, um der homöopathischen Therapie Zeit und Raum zu geben. Wäre in dieser Zeit kein Erfolg eingetreten, hätten wir die schulmedizinische Therapie akzeptiert, unterstützt und durchgeführt, um den Eltern das sichere Gefühl zu geben, dass es uns nicht um die Homöopathie, sondern um die Heilung ihres Kindes geht.

Fazit

Krampfäquivalente können demnach durchaus als funktionelle Äußerungen einer psychosomatischen Genese gelten und sind, wie dieser Fall zeigt, durchaus homöopathischer Therapie zugänglich.

Kasuistik: Phosphor und Pneumonie

Ruben, 4-jähriger Junge, kommt wegen hohen Fiebers, das auf Belladonna D 12 und D 30 nicht angesprochen hat. Dazu klagt er über Schwindel, Rücken- und Armschmerzen. Die Mutter, die sehr viel Erfahrung mit der Homöopathie hat, kommt zu mir in die Sprechstunde und hat jetzt doch Angst vor einer „Hirnhautentzündung" **(Spontanbericht).**

Im **gelenkten Bericht** ist noch zu erfahren, dass das Kind eher durstlos ist. Wenn es aber trinkt, verlangt es eiskalte Getränke und Eis. Es will die Familie ständig um sich haben.

Die Mutter bringt eine Notiz mit in die Praxis, wo sie Folgendes wörtlich zusammengefasst hat:

„40,5 °C Fieber, sehr schläfrig, kraftlos.
Gliederschmerzen, Rückenschmerzen, Kopfweh.
Ruben lag nur auf dem Bett, er konnte sich nicht auf den Beinen halten.
Belladonna verabreicht, keine Fiebersenkung möglich.
Nächte sehr unruhig.
Wadenwickel gemacht, kalte Bettflasche aufgelegt,
ständig Stirn und Wangen gekühlt und abgetupft.
Zwei Tage 40,5 °C Fieber und höher.
Am dritten Tag klagte Ruben über Rückenschmerzen.
Ruben hat wenig getrunken / nichts gegessen."

Diagnose

Bronchopneumonie, links mehr als rechts.

Repertorisation

durstlos	Phosphor 3-wertig
Verlangen nach kalten Getränken	Phosphor 3-wertig
Verlangen nach Gesellschaft	Phosphor 3-wertig
Verlangen nach Eis	Phosphor 3-wertig
Fieber, trocken, brennende Hitze	Phosphor 3-wertig

Therapie und Verlauf

Es erfolgte die einmalige Gabe von Phosphor D 200 (Fa. Gudjons) 2 Kügelchen. Daraufhin rasche Entfieberung und rasche klinische Besserung.

Zitat der Mutter aus dem oben genannten Protokoll:

„Arztbesuch – Phosphor – blitzartige Besserung."

Literatur

1. Barthel, H., W. Klunker: Synthetisches Repertorium, Band 1 (3. Auflage). Karl F. Haug Verlag, Heidelberg, 1987.
2. Candegabe, E. F.: Vergleichende Homöopathische Arzneimittelbilder. Burgdorf Verlag, Göttingen, 1994.
3. Clarke, J. H.: A Dictionary of Practical Materia Medica (4. Edition). London, 1900.
4. Coulter, C. R.: Portraits homöopathischer Arzneimittel. Karl F. Haug Verlag, Heidelberg, 1990.
5. Gawlik, W.: Arzneimittelbild und Persönlichkeitsportrait. Hippokrates Verlag, Stuttgart, 1990.
6. Hadulla, M., J. Wachsmuth: Homöopathische Archetypen bei Homer. Karl F. Haug Verlag, Heidelberg, 1996.
7. Hahnemann, S.: Die chronischen Krankheiten, Band 5 (5. Nachdruck). Karl F. Haug Verlag, Heidelberg, 1991.
8. Kent, J. T.: Kents Repertorium der homöopathischen Arzneimittel. Neu übersetzt und hrsg. von G. v. Fimmelsberg (13. Auflage).
9. Whithmont, E. C.: Psyche und Substanz. Essays zur Homöopathie im Lichte der Psychologie C. G. Jungs. M. Burgdorf Verlag, Göttingen, 1988.

2. KAPITEL

Pulsatilla pratensis nigrans: Sie schwankt hin und her, aber sie bricht nicht – „Fleur de Vent“ – „Werden und Vergehen“

Etymologie

Der Name Pulsatilla leitet sich von dem lateinischen Wort ***„pulsare“*** ab, was wörtlich übersetzt „schlagen“ (vom Wind hin- und hergeschlagen werden; keine festen Stiele habend) bedeutet.

„Prater“ (Genitiv: pratensis) heißt „Wiese“ und deutet auf den Ort des Wachstums der Pflanze hin. Pulsatilla gehört zu der Gattung der ***Anemonen, „anemos“*** heißt im Griechischen „Wind“ (ἄνεμος).

Der deutsche Name ***„Küchenschelle“*** stammt von „Kuh-Schelle“, dem Volksnamen, und bezieht sich auf die Glockenform der schönen Blüte, bezieht sich also nicht auf Küche, wie man eventuell denken könnte.

Nach alter griechischer Sage soll die Küchenschelle aus den **Tränen der Venus** entstanden sein, als sie den Jüngling **Adonis** beweinte, der auf der Jagd von einem Eber getötet wurde. Folgendes hat sich nach der griechischen Sage zugetragen: Adonis, ein schöner Königssohn, wurde von **Aphrodite,** der Göttin der Liebe und Schönheit, begehrt und geliebt. Auf der Jagd tötete ihn ein Eber. Aphrodite ließ aus seinem Blut eine Blume aufsprießen und erreichte von Persephone, der Göttin der Unterwelt, dass Adonis nur einen Teil des Jahres im Schattenreich zu weilen brauchte; die übrige Zeit durfte er mit Aphrodite in der Oberwelt verbringen und sich an ihrer Liebe und Schönheit erfreuen.

Der Altmeister der philologischen Betrachtungsweise in der Homöopathie, W. GAWLIK (5), schildert das in seiner typischen, blumigen Schreibweise wie folgt:

> *„In den antiken Mythen ist die Anemone nur äußerlich dargestellt. Die Pflanze ist eines Tages, so erzählt man, aus dem Blute des schönen Jünglings Adonis gewachsen. In OVIDS Metarmorphosen ist nachzulesen, daß Aphrodite, die Göttin der Liebe, sich in den Jüngling Adonis verliebte. Dieser war Symbol für die Schönheit des jugendlichen Mannes. Der Kriegsgott Ares, der Aphrodite begehrt, brennt nun vor Eifersucht auf seinen Rivalen Adonis und läßt ihn umbringen: Adonis ist auf der Jagd, als ihm Ares einen ganz besonders wilden Eber sendet, der ihn tödlich verletzt. Aphrodite läßt weiße Vögel zu Adonis fliegen und verspricht in ohnmächtigem Trauergebet, daß sich zu seines Todes Gedächtnis das vergossene Blut zu lieblichen Blumen entwickeln wird. Sie besprengt das Blut mit Nektar. Es entstehen verschiedenfarbige Blumen, die nach allen Seiten vom Wind verweht werden (Anemone – Windröschen).“*

Wichtig für uns ist, dass dieser **Mythos** schon zu früheren Zeiten als Sinnbild des Absterbens und Wiedererwachens der Natur gedeutet wurde. **Adonis** ist ursprünglich auch einer der zahlreichen Götter, die sterben und wiederauferstehen, ein Symbol für Werden, Vergehen, Wiedergeburt, Unsterblichkeit.

In unserer heutigen Zeit sind die Adonisgärtchen noch manch einem ein Begriff. Gemeint sind Blumentöpfe oder -körbe, in die man vor dem Adonisfest schnell wachsende und dann schnell welkende Pflanzen säte, als Symbol des Aufblühens und Vergehens der Natur. Das heißt, jedes Jahr im Frühling erinnert Pulsatilla an den Tod von Adonis, an die Unterwelt, die durch die dunkle Jahreszeit symbolisiert wird, die im Frühjahr dann durch die Oberwelt, den Frühling mit seinem Wachstum, erlöst wird.

Die Bezeichnung der Pflanze bei SAMUEL HAHNEMANN (7) lautete „Pulsatilla pratensis ***nigrans"***, und auch bei einigen seiner Schüler, wie z. B. bei G. H. G. JAHR (8), lässt sich der Zusatz „nigrans" (lat.: niger, nigra, nigrum = schwarz) finden, was für uns im übertragenen Sinn ein Hinweis für **Symbolik** von Licht und Dunkelheit ist, Himmel und Hölle, Gut und Böse – Begriffspaare, um die seit Urzeiten die Gedanken der Menschen kreisen und die Hauptthemen von Mythen, Religionen und Philosophien sind. Wir leben in einer Welt der Polaritäten, in der wir ständig gezwungen sind, Entscheidungen zu treffen, zu unterscheiden, zu wählen. So erleben wir täglich die Spannungen der Gegensätze.

Frühere Kulturen haben sich damit zentral beschäftigt, doch in unserer Zeit und Kultur wird dies sehr stark verdrängt. Gerne basteln wir uns eine heile Welt, in der wir möglichst keine Verantwortung übernehmen müssen. Auch wird gerne geglaubt, zwischen Gut und Böse, Richtig und Falsch wählen zu können, und dabei vergessen wir die ureigentliche **Hybris** dieser Einstellung. Wir sollten wieder lernen, beide Pole in Betracht zu ziehen, ihre Gemeinsamkeiten zu erkennen, denn es gibt immer nur beide Pole zusammen und nie einen alleine, das eine kann ohne das andere nicht existieren. Vielleicht kann uns Pulsatilla helfen, Leben und Tod, Werden und Vergehen als etwas Natürliches zu sehen. **Wiedergeburt, ewiges Leben und Sterben** müssen dann keine tabuisierten Themen mehr sein, sondern sie gehören zum Leben. Pulsatilla kann dazu eventuell beitragen und uns die Augen öffnen. Vielleicht ist gerade deshalb Pulsatilla eines der am häufigsten gebrauchten Polychreste unserer Tage, da wir heute extrem einseitig orientiert sind. Möge diese Erörterung manchem vielleicht zu spekulativ erscheinen, so führt das oben Gesagte in jene **schwarzen (= niger) Unterweltbereiche und hellen (prater, s. o.) Oberweltbereiche.**

Die Blütezeit von Pulsatilla ist unmittelbar nach der dunklen (schwarzen) Jahreszeit.

Das Schwarze, Dunkle, Blinde finden wir auch bei STÖRCK, dem alten Wiener Arzt wieder, der Ende des 17. Jahrhunderts großes Aufsehen erregte, als er mit Pulsatilla Blinde erfolgreich behandelte. STÖRCK war einer der Lehrer von SAMUEL HAHNEMANN in Wien. Die Affinität von Pulsatilla für die Augen ist seit dem Altertum bekannt.

Botanik

Die Pulsatilla wird auch das Windblümchen (Anemone) genannt, da sie klein und zart ist und sich mit dem Wind hin- und herbewegt. Diese Signatur weist auch schon auf die **ständig wechselnden Gemütssymptome** dieses Konstitutionstyps hin.

Die Küchenschelle blüht im Übergang vom Winter zum Frühjahr nach der Schneeschmelze und wächst auf kalk- und kieselsäurereichem Boden (Silicea und Calcarea sind Ergänzungsmittel) in Zentral- und Mitteleuropa auf Hochflächen.

B. VONARBURG (15) schreibt:

„Die Wiesenküchenschelle ist ein ausdauerndes Hahnenfußgewächs (Ranunculaceae) mit vielköpfigem Wurzelstock und Blättern, die vierteilige, fiederschnittige Abschnitte und lineale Lappen vorweisen. Der 20 bis 40 cm hohe Schaft trägt

gewöhnlich nur eine seidig behaarte, wunderschöne Blüte mit drei sitzenden Hüllblättern. Die nickenden Blumen sind glockig und dunkelviolett oder hellviolett gefärbt. Blütezeit April bis Mai. Aus den zahlreichen Fruchtknoten mit langen, fadenförmigen Griffeln entstehen Früchte, die zu einem kugeligen Köpfchen angehäuft sind. Sie verlängern sich zu geschwänzten Nußfrüchten und werden durch den Wind verbreitet. Diese Federschweifflieger vermögen nicht nur beachtliche Strecken zurückzulegen; ihre scharfen Spitzen, an denen die Früchtchen hängen, sind sogar in der Lage, sich durch ihre hydroskopischen Bewegungen tief in die Erde zu bohren."

Es gibt an die 100 Unterarten der Spezies Pulsatilla und sehr viele, nach Farbe, Form und Behaarung zu differenzierende Variationen. Die Farbe kann von hell-zarten Tönen bis ins kräftige Violett reichen. Im Folgenden seien nur einige Arten aufgeführt:

Pulsatilla alpina	=	Alpenanemone
Anemone sulphurea	=	Schwefelanemone
Pulsatilla vernalis	=	Frühlingsanemone
Pulsatilla vulgaris	=	gewöhnliche Küchenschelle
Pulsatilla montana	=	Bergküchenschelle

Verschiedene Arten werden auch in Ziergärten gezogen.
Auch hier weist die **Artenvielfalt und Variabilität** von Pulsatilla auf die häufig schwierigen Differentialdiagnosen von Pulsatilla hin.

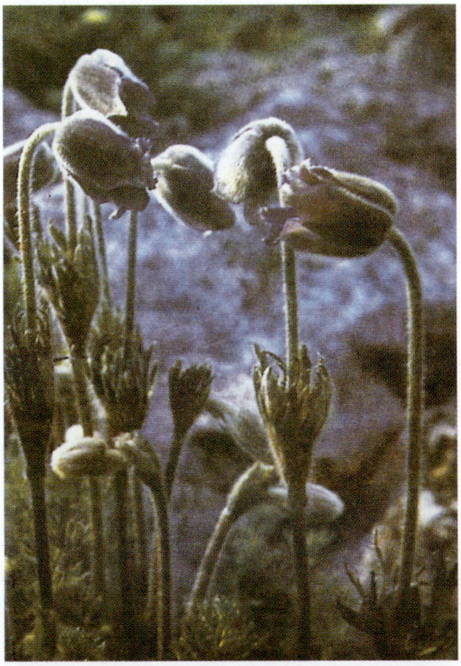

Abb. 1: Pulsatilla mit feinem Daunenschleier.

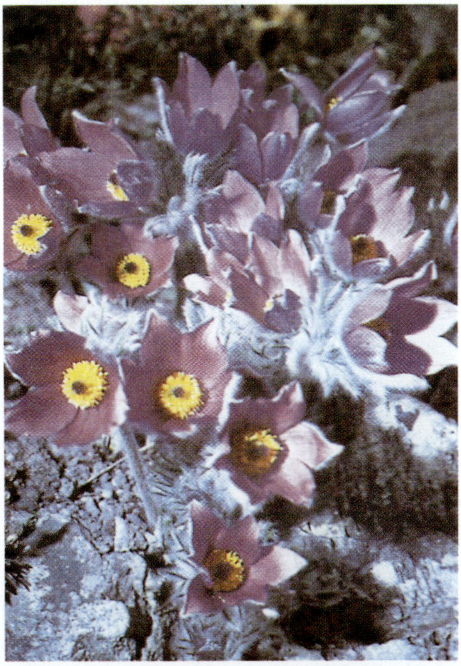

Abb. 2: Eine Gruppe dunkelviolett blühender Windblümchen.

Typisch für Pulsatilla ist der feine Daunenschleier, der an das Fell eines Tieres oder an die Daunen eines Kükens erinnert. Dieses samtige Haarkleid weist auf eine weitere Modalität von Pulsatilla hin, nämlich, dass die Küchenschelle **ein geringes Wärmebedürfnis** hat.

Für die Patientinnen (Pulsatilla finden wir vorwiegend bei Frauen und Kindern) ist die Wechselhaftigkeit in allen Bereichen ein typisches Zeichen. Franzosen nennen sie *„Fleur de Vent"*, übersetzt *„Blümchen der Winde"*, was auch auf die **Symptome** hinweist, die so **unbeständig, flüchtig und wechselhaft** sind wie der Wind, den die Pflanze so liebt.

Vergessen darf man jedoch nicht, dass die Pflanze fest im Boden verwurzelt ist und so manchen Sturm gut überleben kann, bei dem ein großer Baum zu Boden gebracht werden könnte. So haben auch Pulsatilla-Patienten eine enorme, gleichsam elastische Widerstandskraft.

So **durstlos** wie die Pflanze, die auf trockenem sandigem Boden gedeiht, sind auch die Pulsatilla-Patienten.

Pulsatilla gedeiht gerne in kleinen Grüppchen, und man findet sie nur selten allein. Auch hier sehen wir im Spiegel der Natur, gleichsam wesenhaft, was dann das Arzneimittelbild zeigt: Pulsatilla-Patienten **können nicht allein sein.**

Die Urtinktur wird hauptsächlich aus der ganzen Pflanze hergestellt, die zur Blütezeit gesammelt wird.

Toxikologie

Giftige Inhaltsstoffe von Pulsatilla sind Protoanemonin und Pulsatillakampfer. Dieser Anemonenkampfer enthält einen Hautreizstoff, der auch in anderen Ranunculusarten vorkommt.

SAMUEL HAHNEMANN (6) schreibt in seinem Apothekerlexikon Folgendes:

> *„Beim Zerschneiden des frischen Krautes steigt schon ein scharfer Dunst auf, welcher in der Nase, auf der Zunge und den Lippen beißt, der bei Bereitung des Extraktes in der Hitze entweichende Dunst aber greift auch die Augenlider an und erregt Dunkelheit des Gesichts."*

Die Blätter der frischen Pflanze schmecken scharf, sind übelkeiterregend und brennen. Ihr Saft liefert ein wundfressendes Öl, das sogar, wenn es längere Zeit in Kontakt mit einer Stelle bleibt, Gangrän verursachen kann.

Ihre Giftigkeit verliert die Pflanze bei der Trocknung, da sich die Toxine dabei zersetzen.

Bei innerer Vergiftung kommt es zu Durchfall, kolikartigen Bauchschmerzen, Schwindel, die Haut und Nasenschleimhaut entzünden sich, und letztendlich kann es zum Kollaps kommen.

Arzneimittelbild

Pulsatilla ist primär ein Mittel für Frauen und Kinder. Braucht ein Mann Pulsatilla, so ist er in der Regel ein weicher, sanfter Männertyp. Pulsatilla-Frauen sind oft, aber keineswegs ausschließlich hübsche, blauäugige, blonde, eher mollige Frauen mit zartem Teint, die attraktiv auf Männer wirken. Instinktiv will man sie halten und beschützen.

Gemäß der in der Einleitung erwähnten Bipolarität in jedem Kapitel, wollen wir hier darauf hinweisen, dass es bei Pulsatilla viele dunkle Eigenschaften gibt. Es muss nicht immer eine Frau sein, wie die von BOTTICELLI gemalte Primavera. Auch eine dicke, derbe Bauersfrau, die nach der 3. Geburt körperliche oder seelische Symptome entwickelt, kann durchaus Pulsatilla benötigen. Bezugnehmend auf das Beispiel der „derben Bauersfrau" lässt sich feststellen, dass Pulsatilla oft bei allen hormonellen Umstellungsphasen angezeigt ist, wie z. B. in der Pubertät, Schwangerschaft, Klimakterium, aber auch bei Ödemneigung, Varizen etc.

Eines der Hauptmerkmale dieses Konstitutionstyps ist die **Wechselhaftigkeit / Veränderlichkeit** wie die kleine Blume, die vom Wind hin- und herbewegt wird. So wandern z. B. die Schmerzen von einem Körperteil zum anderen, Schmerzen treten plötzlich auf und können auch plötzlich verschwinden, die Absonderungen variieren, die Stimmung kann plötzlich wechseln. Daher ist es sehr schwierig, Modalitäten von einer Pulsatilla-Patientin zu erfahren.

Genauso wie der Pflanze geht es der Pulsatilla-Patientin durch leichte Bewegung besser, wie z. B. durch langsames Spazierengehen an der frischen Luft. Und auch das ist typisch für Pulsatilla: Stickige, warme Räume schwächen sie; das können wir auch bei unserer zarten, kleinen Blume beobachten, die bei Sonne und warmem Wetter welkt.

Obwohl sie lieb aussieht, sich **sanft und nachgiebig** verhält, hat sie doch eine enorme Stärke, was auf die elastische Widerstandsfähigkeit der Pflanze zurückzuführen ist. Sie besitzt eine **Beharrlichkeit,** mit der sie nicht selten ihr Ziel erreicht. Wer sich unter Schnee hervorarbeitet, in Frost, Felsen und Gebirge besteht, kann nicht nur sanft sein.

Sie ist sehr **einfühlsam, rücksichtsvoll** und offen für die Bedürfnisse anderer und trägt durch ihre entgegenkommende Art zu einem harmonischen Zusammensein bei, sowohl im Berufsleben als auch in einer Zweierbeziehung. Auch wenn sie reizbar ist, ist sie nie aggressiv, verletzend oder verbittert, sondern eher als leicht beleidigt zu beschreiben.

Wenn wir wieder zurück zur Pflanze Pulsatilla gehen, können wir sehen, dass die Küchenschelle in Gruppen wächst, und genauso braucht Pulsatilla Menschen, die ihr ein Gefühl der Sicherheit vermitteln.

Bei Kindern können wir sehen, dass sie sich auf dem Schoß der Mutter am wohlsten fühlen oder an deren Rockzipfel hängen. Pulsatilla-Kinder sind liebe, brave, freundliche, leicht erziehbare Kinder, die viel körperliche Zuwendung in Form von Schmusen und Kuscheln brauchen. Sie sind friedliebend, stellen deshalb ihre eigenen Bedürfnisse schon mal zurück, können aber auch gereizt sein und schmollen, dabei sind sie aber keinesfalls aggressiv. Nächtliche Ängste können auch charakteristisch sein für Pulsatilla-Kinder. Bei dem bekannten deutschen Homöopathen W. GAWLIK (5) finden wir hierzu ergänzend:

„Pulsatilla-Kinder haben es sehr gern, wenn man ihnen Geschichten erzählt und sind besonders zu beeindrucken durch Märchen, in denen der schwarze Mann, die Hexe oder irgendwelche anderen Figuren auftreten, die geeignet sind, in der Dunkelheit Furcht und in der Nacht Alpträume auszulösen."

Aber auch Erwachsene sind in gewisser Art abhängig und brauchen immer ein Gefühl der Sicherheit. Pulsatilla-Frauen fragen öfter als andere ihren Ehepartner: „Liebst du mich noch?" Fühlt sich eine Pulsatilla-Patientin verlassen und leidet unter dem Gefühl der Einsamkeit, kann sie auch sehr misstrauisch, neidisch, geizig, habgierig werden und auch eine gewisse Härte entwickeln.

Durch dieses **ausgeprägte Sicherheitsbedürfnis** unterwirft sie sich auch leicht dem Einfluss eines anderen: Das können die Eltern, der Ehepartner oder ein Guru sein, der es dann übernimmt, Entscheidungen für sie zu treffen und für sie zu sorgen.

Diese **Abhängigkeit** kann sich zu Dogmatismus bis hin zu Fanatismus entwickeln. Dann zeigt sich Pulsatilla engstirnig mit fixen Ideen, oft wird auch ein rigides religiöses Denken an den Tag gelegt. Ihre Meinung wird dann als der einzig richtige Weg verteidigt. Sie kann dabei so unflexibel werden, dass sie sich selbst im Weg steht (z. B. dass sie sich total an eine Sekte bindet oder bestimmtes Diät-/Essverhalten konsequent praktiziert).

Pulsatilla lebt gerne in Großfamilien oder Gruppen zusammen, denen sie sich **harmonisch anpasst.** Sie wendet sich gerne mit ihren Problemen an Außenstehende, ist mitteilsam und empfänglich für Ratschläge und Tips von anderen. Es tut ihr auch gut, wenn sie sich ausweinen kann. Im Repertorium finden wir unter „Weinen bessert" Pulsatilla u. a. 2-wertig, „Trost bessert", Pulsatilla u. a. 2-wertig. (Bei der Differentialdiagnose werden wir näher auf Vergleichsmittel eingehen.)

Pulsatilla ist von Natur aus **freundlich und umgänglich.** Sie errötet leicht, wird leicht verlegen, ist anfangs scheu und schüchtern, findet jedoch sehr schnell Kontakt zu anderen Menschen, gegenüber Männern oft mit einer Spur Koketterie. Sie liebt Gesellschaft und hat einen großen Bekanntenkreis, auf den sie bei Problemen auch zurückgreift, was auch wieder auf ihr Sicherheitsbedürfnis zurückzuführen ist. In Gesellschaft ist sie gesprächig, mitteilsam und ungezwungen.

Eine weitere typische Charaktereigenschaft von Pulsatilla ist ihre **Unentschlossenheit.** Wie die Pflanze, die sich im Wind hin- und herbewegt, ist auch unser Pulsatilla-Konstitutionstyp nicht fähig, Entscheidungen zu treffen, schwankt hin und her, ist wechselhaft und unbeständig. Bei ihrer Unentschlossenheit spielt natürlich auch ihr Harmoniebedürfnis eine große Rolle, sie möchte es allen recht machen und möchte niemanden verletzen oder zurückstoßen. C. Coulter (4) schreibt:

> *„Pulsatilla hört zu, spricht nicht dagegen, lächelt und scheint überzeugt zu sein, um dann nicht einen Millimeter von ihrem Standpunkt abzurücken."*

Aber auch im Alltagsleben ist das Pulsatilla-Verhalten geprägt von einem **Mangel an Entschlusskraft.** An dieser Stelle möchten wir noch einmal W. Gawlik (5) zitieren:

> *„Pulsatilla ist immer verzögert. Kinder kommen zu spät in die Schule, bei Frauen kommt die Regel zu spät. Als Patient kommt Pulsatilla trotz mehrfacher Aufforderung immer zu spät in die Sprechstunde. Er ist auch oft unzufrieden und möchte mehr als er hat, immer etwas Neues. Auf der einen Seite will er mit seinem Weinen die Aufmerksamkeit auf sich ziehen und Mitleid erregen, vor allen Dingen braucht er Liebe. Gibt man ihm jedoch nur ein wenig Zuneigung, ein wenig Liebe, wird man voll ergriffen von der Persönlichkeit, die einen absolut in Anspruch nimmt, von der man – wie von einer Klette – nicht mehr loskommt. Ein Wesenszug von Pulsatilla ist auch der Geiz. Pulsatilla ist eine gute Hausfrau, vielleicht gerade weil sie so geizig ist. Sie ist sehr sparsam und verwendet alles, auch die Reste."*

Dabei handelt es sich auch um die Menschen, die es nicht fertigbringen, ein klares „Nein" auszusprechen. Denn das würde dann ja bedeuten, sie hätten eine Entscheidung getroffen.

Positiv gesehen, besitzt Pulsatilla eine Fähigkeit, sich auf Gegebenes einzustellen und **das Beste daraus zu machen.** Sie ist **offen für alles Schöne** und kann sich gut auf die Stimmungen ihres Gegenübers einstellen. Auf der emotionalen Ebene ist Pulsatilla **„Der Wetterhahn unter den Arzneien"** (Boericke), dessen Launen und Stimmungen geprägt sind, von der bereits beschriebenen Wechselhaftigkeit, Sensibilität und Veränderlichkeit.

G. H. G. JAHR (8) beschrieb schon 1848 in seinem Werk „Homöopathische Heilmittel in der Gesamtheit ihrer bekannten Erstwirkungen und Heilanzeigen“ meisterhaft Pulsatilla. Der interessierte Leser kann es in oben genanntem Werk nachlesen.

Scheinbar haben die meisten großen Homöopathen zu ihrer Pulsatilla ein fast zärtliches Liebesverhältnis aufgebaut, so dass wir auch den Altmeister J. KENT (9) einfügen möchten, der über Pulsatilla Folgendes phantastisch ausführt. Neben den Geistes- und Gemütssymptomen hat er auch die körperlichen Symptome herausgearbeitet. Zum Schluss zitiert er: **„A good summary of this beautiful remedy.“**

„It is said to be a very good medicine for women, for blondes, especially for tearful blondes. It is one of the polychrests and one of the medicines most frequently used, as well as often abused. The Pulsatilla patient is an interesting one, found in any household where there are plenty of young girls. She ist tearful, plethoric and generally has little credit for being sick from her appearances; yet she is most nervous, fidgety, changeable, easily led and easily persuaded. While she is mild, gentle and tearful, yet she is remarkably irritable, not in the sense of pugnacity, but easily irritated, extremely touchy, always feels slighted or fears she will be slighted; sensible to every social influence. Melancholia, sadness, weeping, despair, religious despair, fanatical; full of notions and whims; imaginative; extremly excitable. She imagines the company of the opposite sex a dangerous thing to cultivate, and that it is dangerous to do certain things well established in society as good for the human race. These imaginations belong to eating as well as thinking. They imagine that milk is not good to drink, so they will not take it. They imagine that certain articles of diet are not good for the human race. Aversion to marriage is a strong symptom. A man takes it into his head that it is an evil thing to have sexual intercourse with his wife and abstains from it. Religious freaks; an especial tendency to dwell on religious notions; fixed ideas concerning the Scripture; he misuses and misapplies the Scriptures to his own detriment; dwells on sanctification until he becomes fanatical and insane; thinks he is in a wonderfully sanctimonious state of mind, or that he has sinned away his day of grace. This goes on until he becomes insane on other subjects, and then the tendency is to sit day after day in a taciturn way. He will not answer questions unless hard pressed, when all he will say is „Yes“ or „No“, or he will merely shake his head. Puerperal insanity in a woman who was mild, gentle and tearful, later sad and taciturn, and then she sits in her chair all day answering nothing or merely nodding her head for „Yes“ or „No“.

Many of the complaints are associated with weakness of the stomach and indigestion, or with menstrual disorders. Women who abort; various irregularities of the menstrual flow; false conception. The mental symptoms are often associated with the ovarian and uterine difficulties. With such a mental state the general state of the body is worse in a warm room and relieved by motion. Tearful, sad and despondent, ameliorated walking in the open air, especially when it is crisp, cool, fresh and bright. Suffocation and an increase of the pains, and even chilliness in a warm room; a nervous chilliness when the patient perspires from the heat of a room. The inflammatory symptoms, neuralgias and rheumatisms are relieved by a cold, by eating and drinking cold things, by cold applications or cold hands. Cold drinks relieve, even though the patient is not thirsty. Cold foods are digested while make the body warm from which symptoms are worse. Ice cold water feels good going down the oesophagus, and is retained in the stomach, though there is no thirst.

Many symptoms worse after eating. It is often only a lump in the stomach, but the mental and nervous symptoms also are worse after eating. The stomach symptoms are worse in the morning, the mental symptoms worse in the evening. Aggravation from fats and rich foods. Complaints brought on by eating fat, pork, greasy things, cakes, pastries and rich things. The Pulsatilla stomach is slow to digest. Hours after eating there is a sense of fulness in the stomach, a lump in the stomach, ameliorated by slow walking in the open air. The patient is commonly relieved from slowmotion in the open air, becomes frantic when trying to keep still, worse during rest, ameliorated by doing something, generally slow, moderate motion. This relief from motion and aggravation from rest, relief in the open air, and aggravation in a warm room give us a good summary of this beautiful remedy.“

A. TESTE (13) schreibt:

„Von den zahlreichen Prüfungen, die HAHNEMANN uns hinterlassen hat, scheint die von Pulsatilla diejenige zu sein, zu der er selbst mehr beigetragen hat als zu irgendeiner anderen; es ist eine der interessantesten und charakteristischsten Prüfungen seiner Arzneimittellehre.“

Der Meister SAMUEL HAHNEMANN (7) beschreibt uns in seiner schönen Art das Bild von der Disposition und dem Temperament von Pulsatilla folgendermaßen:

„Es wird daher auch der arzneiliche Gebrauch der Pulsatilla um desto hilfreicher sein, wenn in Übeln, zu denen in Rücksicht der Körperzufälle dieses Kraut paßt, zugleich ein schüchternes, weinerliches, zu innerlicher Kränkung und stiller Ärgernis geneigtes, wenigstens mildes und nachgiebiges Gemüt im Kranken zugegen ist, zumal wenn er in gesunden Tagen gutmütig und mild war. Vorzüglich passen dazu langsame, phlegmatische Temperamente, dagegen am wenigsten Menschen von schneller Entschließung und rascher Beweglichkeit, wenn sie auch gutmütig zu sein scheinen. Am besten ist es, wenn auch untermischte Frostigkeit nicht fehlt und Durstlosigkeit zugegen ist. Bei Frauenzimmern paßt sie vorzüglich dann, wenn ihre Monatszeit einige Tage über die rechte Zeit einzutreten pflegt; so auch besonders, wenn der Kranke abends lange liegen muß, ehe er in Schlaf geraten kann, und wo der Kranke sich abends am schlimmsten befindet. Sie dient in den Nachteilen von Genuß des Schweinefleisches.“

An dieser Stelle möchten wir auch G. VITHOULKAS (14) zitieren, der Pulsatilla folgendermaßen vergleicht:

„Pulsatilla ist wie ein Fluß, der durch seine Umgebung geformt wird.“

Im Repertorium (11) finden wir Pulsatilla in den Rubriken „Weinen“ sehr oft. Hier einige, wie wir meinen, charakteristische Ausgestaltungen, wobei die Wertigkeiten in Klammern angegeben sind:

- sie heult grundlos (3)
- weint bei Freudigem oder Traurigem (3),
- lacht oder weint bei jeder Gelegenheit (3)
- sie weint, wenn sie von ihrer Krankheit erzählt (3)
- sie weint unwillkürlich (3)
- weint im Schlaf (2)
- weint beim Stillen (2)
- sie bricht wegen Kleinigkeiten in Tränen aus (1)

Typisch ist auch, dass **Trost Besserung verschafft,** im Gegensatz beispielsweise zu Natrium muriaticum und Sepia, bei denen Trost verschlechtert. Auch eine gewisse Portion Selbstmitleid gehört zu Pulsatilla.

Zitieren wir an dieser Stelle noch einmal die amerikanische Homöopathin C. COULTER (4). Sie schreibt:

„Alles in allem besitzt Pulsatilla ein gewinnendes, angenehmes Wesen, und wenn ihre Sanftheit und Formbarkeit kombiniert sind mit den strengeren Eigenschaften anderer Konstitutionsmittel, erfüllen sie eine wohltuend ausgleichende Funktion: Sie mäßigen die Aggressivität von Arsenicum, dämpfen die sprunghafte Unruhe von Lachesis, mildern die Schwermut und Strenge von Natrium muriaticum, lassen den streitlustigen Sulfur sanfter und Nux vomica weniger schroff sein, lassen Sepia ihre Unzufriedenheit leichter nehmen und machen den arroganten, barschen Lycopodium weicher. Obwohl sie sanft und nicht aggressiv ist, ist Pulsatilla keineswegs schwach. Ihre Stärke liegt in ihrer freundlichen, höflichen Haltung, ihrer mitfühlenden, sensiblen Art, und auch in ihrem nachgiebigen, anpassungsfähigen Wesen. Schließlich ist die gewaltige Eiche vom Sturmwind gefällt worden, nicht hingegen das zarte, aber unverwüstliche Schilfrohr."

Körperliche Symptome

Schlaf:	schläft auf dem Bauch oder auf dem Rücken mit den Armen über dem Kopf
Kopf:	Schlaf wird durch ein bestimmtes Lied gestört, das ihnen nicht mehr aus dem Kopf geht
Augen:	Absonderungen dick, reichlich, gelbgrün und mild wie alle Pulsatilla-Absonderungen entzündete, verklebte Lider, bluten leicht Sehen von Nebel oder Schleier vor der Menses Konjunktivitis
Ohren:	akute und chronische Otitis media typischer Ohrfluss
Gesicht:	neuralgische Schmerzen marmorierter Teint aufgedunsen aufgrund venöser Plethora
Mund:	trockener Mund, ohne Durst morgens schlechter Geschmack alle Speisen schmecken bitter
Rachen:	trockene Kehle Entzündung der Parotiden, Mumps dunkle, bläuliche Rötung der Rachenschleimhaut mit Varizen
Magen:	Abneigung und Unverträglichkeit von fetten Speisen Heißhunger im Wechsel mit Inappetenz schwierige, träge Verdauung die hervorstechendsten Magensymptome sind: Auftreibungsgefühl, Gasbildung, saures Aufstoßen nach dem Essen
Abdomen:	Durchfall mit wechselnden Stühlen Blähungen und Koliken chronische Verstopfung schmerzhafte Hämorrhoiden

Harnorgane:	unwillkürlicher Harnabgang beim Husten, Niesen, Lachen etc. Blasenschmerz, schlimmer gegen Ende der Entleerung schlimmer, wenn versucht wird, den Harn zurückzuhalten Einnässen im ersten Schlaf bei Kindern chronischer Blasenkatarrh
Atmungs-organe:	Asthma, häufig allergisch Atemnot, besonders nachts trockener Reizhusten die ganze Nacht Bronchitis mit trockenem Husten abends und lockerem Husten morgens Morgens hört der Husten nach Schleimauswurf auf
Rücken:	Empfindung, als würde kaltes Wasser über den Rücken gegossen
Extremitäten:	wandernde Arthritis rheumatische Gliederschmerzen, die schnell den Ort wechseln bohrende, nagende Schmerzen abends in den Fersen schmerzhafte Varizen venöse Stase, bläuliche Beine mit geschwollenen Knöcheln Hitze in den Füßen, muss sie unter der Decke herausstrecken
Fieber:	sehr fröstelig durstlos reichlich Schweiß zwischen 2 Uhr und 5 Uhr nachts, teils nur einseitig
Geschlechts-organe: männlich:	Übersteigerung des Sexualtriebes Orchitis Prostatitis Gonorrhö mit dem pulsatilla-typischen Ausfluss
weiblich:	Verschlechterung bei allen hormonellen Umstellungsphasen, wie Pubertät, Periode, Schwangerschaft, Klimakterium leicht unterdrückbare Menses Folge von unterdrückter Menses (z. B. Rückenschmerzen, Kopfschmerz, Epilepsie) Menses intermittierend Menstruationsfluss veränderlich Fehllagen bei Schwangerschaft unregelmäßige Wehen Entzündung der Ovarien Leukorrhö, Dysmenorrhö

Modalitäten

Verbesserung:	im Freien bei frischer Luft durch kalte Anwendungen, trotz der Frostigkeit durch langsame Bewegung, z. B. Gehen im Freien, besonders in frischer, klarer Luft Liegen auf der schmerzhaften Seite
Verschlimme-rung:	durch Wärme, im warmen Zimmer bei schlechter Luft durch Ruhe bei steigendem Luftdruck, wenn ein Sturm aufzieht nach dem Essen durch fette, schwere Speisen

Differentialdiagnose

Wie wir schon gehört haben, handelt es sich bei der Pulsatilla-Persönlichkeit um eine milde, liebe Person mit dem Hang zu Melancholie, Traurigkeit, Tränen und Verzweiflung (oft religiöse Verzweiflung). Im Synthesis Seite 176 (11) finden wir Pulsatilla 4-wertig bezüglich **Traurigkeit und Schwermütigkeit.** Wir müssen differentialdiagnostisch unter vielen anderen Mitteln unterscheiden:

Causticum (3)	traurig, weint schnell, extremes Mitgefühl, pessimistisch
Graphites (3)	weint oft und ohne Grund, auch aufgrund von Musik, traurig, mutlos, schwermütig
Ignatia (3)	extrem schneller Stimmungswechsel, traurig, schweigsam, seufzt, Trost verschlechtert
Natrium-muriaticum (3)	hält an altem Kummer fest, traurig, Trost verschlechtert
Sepia (3)	deprimiert, traurig, weint ununterbrochen, Sturheit, die leicht von Pulsatilla zu unterscheiden ist.

Der Gemütszustand von Pulsatilla ist sehr veränderlich und wechselhaft. Im Synthesis (11) finden wir auf Seite 164 unter **Stimmung veränderlich, unbeständig, wankelmütig** Pulsatilla 3-wertig. Das finden wir unter anderem auch bei

Nux vomica (1)	außerordentlich reizbar, ungeduldig, nie mit etwas zufrieden gerät durch Nichtigkeiten in Wut
Ignatia (3)	lacht ebenso schnell wie sie weint „himmelhoch jauchzend und zu Tode betrübt" im schnellen Wechsel traurig, melancholisch, weinerlich
Lycopodium (3)	leicht reizbar, empfindlich, erregbar, ängstlich traurig, mutlos, depressiv
Zincum (3)	Wechsel von Fröhlichkeit und Trauer Wechsel von Zorn und Zaghaftigkeit Wechsel von Verzweiflung und Ruhe geräuschempfindlich, melancholisch

Unentschlossenheit ist auch typisch für Pulsatilla. Blättern wir im Synthesis (11), finden wir auf Seite 184 unter **Unentschlossenheit** Pulsatilla 2-wertig. Wir müssen folgende Mittel u. a. unterscheiden:

Baryta-carbonica (4)	kindische Geisteshaltung, schüchtern Gedächtnisschwäche
Helleborus niger (3)	verschlossen, verzweifelt, melancholisch traurig, abgestumpft
Ignatia (3)	unbeständig, streitsüchtig, unentschlossen periodisch wiederkehrend
Lycopodium (2)	unentschlossen und mangelndes Selbstvertrauen
Opium (3)	will seine Ruhe, verlangt nach nichts ausgeprägte Schläfrigkeit
Petroleum (3)	extrem unentschlossen, reizbar, heftig, leicht zornig

Ein weiteres wichtiges und typisches Merkmal für Pulsatilla ist ihre **Milde** (Nachgiebigkeit). Hier finden wir unter **Nachgiebigkeit** Pulsatilla 3-wertig (Synthesis [11] Seite 122) und müssen u. a. folgende Mittel abgrenzen.

Arsenicum (3)	überraschenderweise fanden wir Arsenicum 3-wertig im Synthesis
Cocculus (3)	zu HAHNEMANNS Zeiten ein Mittel für jene, die Kranke zu pflegen haben (nicht berufsmäßig!)
Natrium muriaticum (3)	Güte, innere Ausgeglichenheit, großes Einfühlungsvermögen „meint es wohl“
Silicea (3)	als „chronische Pulsatilla“ finden wir auch Silicea 3-wertig

Unter **Schüchternheit/Zaghaftigkeit** (Synth. Rep. [11] S. 150) finden wir Pulsatilla 4-wertig. Außerdem

Calcium carbonicum (3)	leicht ablenkbar, zögernd, schüchtern, bescheiden lethargisch, phlegmatisch, hält sich mit Kleinigkeiten auf
Gelsemium (3)	liebt Ruhe und Frieden Trägheit in Reden und Denken
Phosphorus (3)	Unsicherheit über die eigene Identität Mangel an Stabilität Verlangen nach Gesellschaft
Silicea (4)	Mangel an Entschlossenheit niedergeschlagen, verzagt vermeidet Veränderungen scheut sich vor Nähe und Intimität
Sepia (3)	überlegene Zurückhaltung Gesellschaft verschlechtert leicht gekränkt aufrichtig

Da Pulsatilla ein **ausgeprägtes Sicherheitsbedürfnis** hat, kann sie auch nicht allein sein. Pulsatilla finden wir im Synthesis (11) auf Seite 63 unter **Furcht, allein zu sein** 2-wertig neben folgenden Vergleichsmitteln:

Arsenicum (3)	Furcht zu sterben, Furcht, ihm könnte etwas zustoßen
Hyoscyamus niger (3)	Furcht vor dem Alleinsein Furcht vor Wasser heftig, will schlagen, beißt, will nackt sein
Kalium carbonicum (3)	ängstlich, voller Vorahnung, schreckhaft kann es nicht ertragen, allein zu sein
Lycopodium (3)	fürchtet die Einsamkeit, ist aber gern allein im Zimmer, wenn nebenan jemand ist, schweigsam
Phosphorus (3)	wenn Phosphor allein ist, hat er ein Gefühl der Hilflosigkeit. Daher begibt er sich sofort wieder in die Gesellschaft anderer Menschen

Da Pulsatilla aufgrund egoistischer Verlassenheitsängste Angst hat, die geliebten Menschen könnten ihr / ihm verloren gehen, müssen wir auch Beschwerde durch **Eifersucht** in Betracht ziehen. Pulsatilla finden wir hier im Synthesis (11), Seite 21, als 3-wertiges Mittel. Außerdem 3-wertig sind

Hyoscyamus niger (3)	tobt, reizbar, heftig, nervös, mißtrauisch redet unzusammenhängend, lacht hysterisch
Lachesis (2)	sehr ungewöhnliche, unsinnige, beinahe verrückte Eifersucht gegen Abend
Nux vomica (3)	vorwurfsvoll, schimpft, beleidigt, weint lautstark

Ein weiterer wichtiger Charakterzug von Pulsatilla ist ihre **Treue und Beständigkeit.** Da Repertorien und Materia medica überwiegend eine Sammlung negativer Symptome aufweisen, haben spätere Generationen hier sicherlich positive Nachträge zu Pulsatilla einzufügen.

Diana, Prinzessin von Wales

Kaum war DIANA tot, sind die Regale der verschiedenen Anbieter mit Biographien, Videos und Alben über DIANAS Leben übergequollen. Die Boulevard-Presse überschlug sich seitdem fast täglich mit Berichten, Vermutungen, Spekulationen über DIANAS Leben und ihren Tod.

Und jetzt, so werden Kritiker vielleicht einwerfen, kommen auch noch wir als Homöopathen und versuchen, DIANA zu beschreiben. Wir möchten dem jedoch entgegenhalten, dass wir versuchen werden, DIANA als Individuum zu erfassen und dabei die für uns typische Pulsatilla-Konstitution herauszuarbeiten. Und da DIANA als Person des öffentlichen Lebens bekannt ist, hat auch jeder von uns schnellen Zugang zu unserer Ausarbeitung. Als Grundlage diente uns DIANAS Autobiographie von ANDREW MORTON (10), das am sorgfältigsten recherchierte und maßgebende Buch, wie es die Sunday Times bewertete.

DIANA SPENCER wurde am 1. Juli 1961 als dritte Tochter der privilegierten Familie SPENCER geboren. Die Eltern konnten ihre Enttäuschung nicht verhehlen, denn sie hatten auf einen „Stammhalter" gehofft.

DIANA war sechs Jahre alt, als ihre Eltern sich nach hitzigen Auseinandersetzungen und verletzenden Worten, die sie vor ihren Kindern nicht immer verbergen konnten, trennten. Zu der damaligen Zeit und in diesen Kreisen war eine Scheidung eher eine Seltenheit. DIANA fühlte sich verlassen und einsam und litt sehr unter dem folgenden Hin- und Hergeschiebe zwischen den Eltern. In materieller Hinsicht fehlte es ihr an nichts, doch sie sehnte sich danach, mit jemandem zu schmusen und liebgehalten zu werden. Ihre Kindheit, die sie bei ihrem Vater verbrachte, war von Förmlichkeit, Zurückhaltung und Distanziertheit geprägt und ganz sicher fehlte hierbei die Muttergestalt.

DIANA hatte die Dunkelheit gehasst, sie hatte, wie sie später berichtete, wahnsinnige Angst vor ihr, es musste immer ein Licht vor ihrer Schlafzimmertür brennen.

Der Altmeister der Homöopathie SAMUEL HAHNEMANN (7) hat folgende, hierzu passende Symptome in seinem 1833 erschienenen Buch „Reine Arzneimittellehre" beschrieben:

- „Er konnte abends nicht einschlafen." (963)
- „Schlaflosigkeit mit höchster Unruhe." (964)

- „Er konnte die Nacht vor zwei Uhr nicht einschlafen.“ (965)
- „Ganz unruhiger Schlaf, mit Herumwerfen im Bette, wie von großer Wärme.“ (966)
- „Kann abends nicht einschlafen, wegen ängstlichen Hitzgefühls.“ (971)
- „Abends, nach dem Schlafengehen, Angst, mit einer Übermenge von Ideen und einem Andrang des Blutes nach dem Kopfe, welcher ihn nöthigt, aufzustehen.“ (984)
- „Schreckhafte Träume: er fährt im Schlafe wie erschrocken auf.“ (990)
- „Nachts wacht er wie erschrocken und verdutzt auf, weiß nicht, wo er ist, und ist seiner nicht recht bewußt.“ (996)
- „Er träumt furchtbare Sachen, z. B. daß er geschlagen werden sollte, und Unglücksfälle; er seufzet und weinet laut im Schlafe, und der Traum schwebte ihm wachend noch so lebhaft vor, dass er tief Atem holen mußte, wie seufzend.“ (1001)

Schon in ganz jungen Jahren ist DIANA mit allen gut ausgekommen, egal wer es war. Auch war sie überall beliebt. Auf den flüchtigen Besucher wirkte DIANA durchaus glücklich. Sie war stets ein eifriges, ordentliches kleines Mädchen. Ihre Warmherzigkeit, Mütterlichkeit und Fürsorglichkeit, die für sie als Erwachsene typisch waren, machten sich schon früh in der Kindheit bemerkbar.

Mit neun Jahren kam sie in ein Mädcheninternat und litt anfangs sehr unter dem Abschied von ihrem Vater. Sie war sehr schüchtern, errötete leicht und war eine mittelmäßige Schülerin. Ihre Zensuren ließen immer zu wünschen übrig.

SAMUEL HAHNEMANN (7) schreibt hierzu:

- „Im Gesichte Röthe und brennende Hitze (sogleich) und darauf Gesichtsblässe“ (1067)
- „Jählinge Gesichtsröthe, mit Schauder an den Füßen und ängstlichem Zittern“ (1078)

Die Erfolge, die sie im Unterricht nicht erreichte, bekam DIANA schon damals im sozialen Bereich. Das Internat legte großen Wert darauf, dass die Mädchen sich um Alte, Kranke und geistig Behinderte kümmern mussten. Instinktiv stellte DIANA eine Beziehung zu vielen Kranken her und sie erkannte, dass sie eine natürliche Begabung für diese Arbeit hatte. Sie bekam das Gefühl, etwas geleistet zu haben, was Wunder für ihr Selbstwertgefühl bewirkte.

Auch als Sportlerin konnte sie Erfolge erzielen. Sie gewann jede Menge Preise im Schwimmen und Tauchen. Sie war Mannschaftskapitän beim Schlagball und spielte ganz gut Tennis. Sie begeisterte sich auch fürs Ballett-Tanzen.

S. HAHNEMANN (7) hat folgendes Prüfsymptom festgestellt:

- „Die Symptome vermindern sich an der freien Luft“ (893)
- „Er verlangt nach freier Luft, und doch vermehren sich im Freien vorzüglich Leibweh und Brecherlichkeit“ (895)
- „Beschwerden von freier Luft, er scheuet sich vor ihr“ (896)
  (Drei Wechselsymptome der Pulsatille, deren ersteres den Vorrang behauptet, d. h. das häufigste und stärkste ist.)

Nach ihrem Abgang vom Internat besuchte sie eine teure Privatschule in der Schweiz, wo sie Kurse in Haushaltsführung, Nähen und Kochen belegte.

Kaum hatte DIANA die Schule hinter sich, blühte sie sichtlich auf. Zwar war sie immer noch schüchtern und übergewichtig (sie aß gerne und viel), wirkte aber weniger verkrampft, und sie fing langsam an, eine eigene Persönlichkeit zu entwickeln. Eine Freundin beschrieb die jugendliche DIANA folgendermaßen: „Der erste Eindruck war nicht

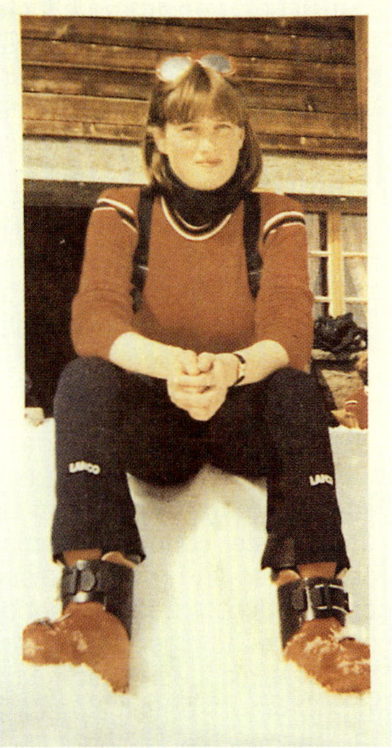

Abb. 3.: Diana als Teenager.

gerade schmeichelhaft. Sie trug grauenhafte 'Laura-Ashley-Kleider', die wie Umstandskleider aussahen, sie war entsetzlich schüchtern, errötete leicht, war unbedarft und nicht besonders anzusehen.“ DIANA hatte einen großen Freundes- und Bekanntenkreis, mit dem sie gerne an Partys, Barbecues und Cricketmatches teilnahm.

Da sie die Schule ohne Abschluss verlassen hatte und daher auch keine qualifizierten Zeugnisse besaß, verdiente sie ihr Geld mit Gelegenheitsjobs. Sie arbeitete als Kellnerin, Putzfrau, Babysitter, gab Ballettunterricht für Kinder. Zu ihrem 18. Geburtstag bekam DIANA von ihren Eltern eine 3-Zimmer-Wohnung geschenkt, in der sie mit drei Freundinnen ihre wohl glücklichste und unbeschwerteste Zeit verbrachte. Auch Freunde gab es eine Menge, doch es blieben gute Freunde, keiner wurde ihr Geliebter. Kurze Zeit nach ihrem Einzug in die neue Wohnung fand die damals 19-jährige DIANA einen Job in einem Kindergarten, der ihr sehr viel Spaß machte.

Die schicksalhafte Begegnung zwischen Lady DIANA SPENCER und Prinz CHARLES fand im Juli 1980 bei einem Jagdwochenende statt. DIANA fühlte sich zu ihm hingezogen, weil er, wie sie später äußerte, so ein trauriges Gesicht hatte, dass ihr fast das Herz blutete. Prinz CHARLES, der bis dahin alle Vorteile seines Junggesellendaseins genoss, wusste, dass er gegenüber dem Titel auch Verpflichtungen hatte. Es war u. a. seine Pflicht und Schuldigkeit, zu heiraten und einen Thronerben zu zeugen. Und je älter CHARLES wurde, desto schwieriger wurde es, eine jungfräuliche, protestantische Aristokratin (das waren die Bedingungen, die die Auserwählte erfüllen musste) zu finden, die er heiraten konnte.

Es entwickelte sich eine Beziehung zwischen den beiden, sie unternahmen viel zusammen, und CHARLES überschüttete DIANA mit Aufmerksamkeiten. DIANA war geschmeichelt, verwirrt und auch erschrocken über den Verlauf der Beziehung. Sie fühlte sich unter den Freunden von CHARLES, die wesentlich älter als sie selbst waren, unwohl. Außerdem war sie von der Atmosphäre, die sie oft umgab, wenn sie mit Prinz CHARLES zusammen war, eingeschüchtert.

SAMUEL HAHNEMANN (7) hat folgende Prüfsymptome bei seiner Arzneimittelprüfung festgestellt:

- „Eine zittrige Aengstlichkeit, welche sich in der Ruhe, im Sitzen und Liegen vermehrt, bei Bewegung aber vermindert“ (926)
- „In den Gliedern eine ängstlich zitternde Empfindung“ (927)
- „Ein höchst widriges Gefühl im ganzen Körper, welches zur Verzweiflung bringt, daß er sich nicht zu lassen weiß, und welches ihn weder schlafen, noch sonst auf irgend eine Weise Ruhe finden läßt“ (928)

Es dauerte nicht lange, da wurden die Journalisten auf DIANA aufmerksam, und mit ihrem Privatleben war es praktisch vorbei. Reporter lagen Tag und Nacht auf der Lauer, verfolgten jeden Schritt, den sie tat. Trotz der enormen Belastung, unter der DIANA von nun an lebte, verlor sie niemals die Beherrschung, war freundlich und höflich zu den Journalisten und gab nichtssagende Antworten auf endlose Fragen. Durch ihr gewinnendes Lächeln und ihre nette, höfliche Art und ihr makelloses Benehmen gewann sie schnell die Zuneigung der Öffentlichkeit. Doch der ständige Stress belastete sie enorm. Sie wurde nicht damit fertig und weinte in ihren vier Wänden ihre Kopfkissen nass. Von Prinz CHARLES erhielt sie keine Unterstützung, sie war auf sich allein gestellt, was sie sehr enttäuschte.

Während die Medien CHARLES und DIANA zur Hochzeit trieben, musste DIANA versuchen, mit ihren eigenen Gefühlen zurechtzukommen. Das war nicht immer leicht. Da sie nie zuvor eine richtige Beziehung hatte, besaß sie keinen Maßstab. Sie bewunderte CHARLES und war voller Mitgefühl und Verständnis ihm gegenüber. Und sie war in ihn verliebt. Aber trotz ihrer Liebe kamen Zweifel in ihr hoch. Als er sie jedoch bat, seine Frau zu werden, willigte sie ein.

Nach Bekanntgabe der Verlobung im Februar 1981, verließ DIANA ihre Wohnung und ihre Freundinnen und zog zur Königinmutter. Trotz ihrer aristokratischen Erziehung war DIANA von der Hierarchie im Buckingham Palast völlig verunsichert. Sie sah sich einem Druck ausgesetzt, der ein Alptraum für sie war. Sie weinte sehr viel und war unglücklich. Von allen Seiten wurde sie bombardiert. Das schlimmste war für DIANA jedoch, dass sie von niemandem, auch nicht von ihrem zukünftigen Ehemann, auf ihre neue Aufgabe vorbereitet wurde.

An dieser Stelle möchten wir folgende passende Prüfsymptome von S. HAHNEMANN (7) einfügen:

- „Von Sprechen, Herzklopfen“ (1105)
- „Angst, glaubt zu Grunde zu gehen“ (1111)
- „Angst in der Gegend des Herzens, bis zur Selbstentleibung, mit Empfindung von Brecherlichkeit in der Herzgrube“ (1112)

Während sie vor Prinz CHARLES in Ehrfurcht erstarrte und sich jeder seiner Entscheidungen unterwarf, wirkte sie nach außen ruhig, entspannt und bereit, sich zu amüsieren. Zwei Tage vor der geplanten Hochzeit überlegte DIANA ernsthaft, ob sie nicht alles absagen sollte, da sie merkte, dass CHARLES sein intimes Verhältnis zu CAMILLA PARKER-BOWLES weiter aufrecht hielt und auch nicht bereit war, darauf zu verzichten. Da sie CHARLES liebte, war sie jedoch voll Hoffnung für die Zukunft und war überzeugt, dass auch er sie lieben und achten würde.

Am 29. Juli 1981 heiratete das Paar, und diesen Augenblick verfolgten in über 70 Ländern ca. 750 Millionen Menschen.

DIANA war glücklich, doch sie sollte bitter enttäuscht werden. Die Dreiecksgeschichte rief zehn Jahre hindurch bei DIANA Angst, Seelenqualen und Zorn hervor.

DIANA litt seit ihrer Verlobungszeit unter „Bulimia nervosa", und wir wissen, dass die unter Bulimie Leidenden eine Abneigung gegen ihren Körper haben, unter Versagensängsten leiden, ein niedriges Selbstwertgefühl haben und schnell zum Verlust der Selbstbeherrschung kommen können. Diese unter Bulimie Leidenden haben ihre eigenen starken Bedürfnisse, empfinden jedoch Schuldgefühle für ihre Sehnsüchte.

Für DIANA waren die letzten Monate ein Wechselbad der Gefühle gewesen. Sie hatte versucht, mit ihrer neuen Rolle in der Öffentlichkeit zurechtzukommen und gleichzeitig auch mit dem Verhalten von CHARLES und seiner Geliebten. Ihre Eifersucht war genauso groß wie ihre Liebe zu CHARLES. Wenn keine Kameras oder Mikrofone dabei waren, stritt sich das Paar unentwegt.

Auch blieben DIANAS Ängste, in der Öffentlichkeit aufzutreten. Und all diese Ängste förderten ihre Bulimie. Ihr war dauernd übel.

In der Reinen Arzneimittellehre von SAMUEL HAHNEMANN (7) finden wir allein 134 Oberbauchsymptome, u. a. Übelkeit, Koliken, Erbrechen, Blähungen, Magenschmerzen, Kollern, Poltern ... Wir haben einige, für DIANA passende, ausgewählt:

- „Mangel an Appetit wegen Geschmacklosigkeit der Speisen und Vollheit des Magens" (310)
- „Durstlosigkeit" (311)
- „Abends verstärkter Appetit" (312)
- „Eine nagende Empfindung im Magen, wie Heißhunger" (316)
- „Heißhunger (sogleich, aber bald vorübergehend)" (317)
- „Empfindung im Magen, als wenn man sich übergessen hätte; die Speisen kommen wieder in den Mund herauf, als wenn man sie ausbrechen sollte" (327)
- „Nach dem Essen Aufstoßen nach dem Geschmacke des Genossenen, und dann Brecherlichkeit" (329)
- „Brechübel steigt in den Mund herauf" (330)
- „Brecherliche Übelkeit steigt bis in den Hals herauf" (331)
- „Unerträgliche Brechübel, ohne Erbrechen" (337)
- „Im Schlummer (oder im Schlafe) entsteht Brechübelkeit bei bestehendem Appetite, selbst zu schwarzem Brode" (345)
- „Empfindung von Brechübelkeit in der Oberbauchgegend, besonders nach Essen und Trinken" (350)

Weil sie so allein und hilflos war, kreisten ihre Gedanken sogar um Selbstmord, nicht weil sie sterben wollte, sondern weil sie so verzweifelt war und Hilfe brauchte. Bei ihrem Mann stieß ihr Flehen jedoch nur auf Gleichgültigkeit. Das führte zu mehreren Selbstmordversuchen. Nach außen musste sie allerdings weiter ihre Pflichten und Aufgaben erfüllen.

Und dann wurde DIANA schwanger. Während dieser neun Monate litt sie sehr unter Schwangerschaftserbrechen. Zusätzliche Belastung war der Druck der von den Medien ausgeübt wurde. Dazu kam ihre Bulimie, ihre Schwierigkeiten mit CHARLES und ihre Eifersucht auf CAMILLA. All das machte ihr Leben unerträglich. Aufgrund des Mediendruckes wurde beschlossen, die Geburt künstlich einzuleiten. Sie hatte lange Zeit sehr starke, in kurzen Abständen kommende Wehen und sie musste sich ständig übergeben. Da DIANAS Temperatur während ihrer Wehen drastisch in die Höhe schnellte, wurde ein Kaiserschnitt in Erwägung gezogen. Aber letzten Endes konnte das Baby auf normalem Wege zur Welt gebracht werden.

SR III, Spalte 471	Wehen unregelmäßig	Pulsatilla 3-wertig
SR III, Spalte 472	Wehen, spastische	Pulsatilla 3-wertig.

Nach WILLIAMS Geburt litt DIANA unter schweren Depressionen, zusätzlich zu ihrer Bulimie. Sie war nervös, weinte ständig und hatte Angst um ihr Baby. Ihren Freunden gestand sie, dass sie auch in den Streitgesprächen mit CHARLES mehr weinte als redete.

SR I, Spalte 887:	Traurigkeit im Wochenbett:	Pulsatilla 2-wertig.

Und ausgerechnet als DIANA am Tiefpunkt ihrer Kräfte war, schlug die öffentliche Meinung über sie um. Sie war nun nicht mehr die Märchenprinzessin, sondern die krankhaft einkaufssüchtige Thronfolgergattin. DIANA hatte sich diese Kritik sehr zu Herzen genommen.

Während eines sechswöchigen Australienbesuches des Thronfolgerehepaares kam es zum Wendepunkt in DIANAS königlichem Leben. Es wurde DIANA bewusst, dass die Leute auf der Straße sie sehen wollten und nicht den Prinzen. So erlangte sie Stück für Stück mehr Selbstsicherheit und Erfahrung, um ihren Pflichten zu genügen und in der Öffentlichkeit zu agieren. Zwar gab es immer noch Tränen und Schwierigkeiten, doch das Schlimmste war vorbei. Nach und nach nahm sie ihr Leben wieder in die Hand.

Im September 1984 kam der zweite Sohn DIANAS, Prinz HARRY, auf die Welt. Auch in dieser Schwangerschaft litt DIANA sehr unter Übelkeit und Erbrechen.

Nach der Geburt des zweiten Kindes ging es mit der Ehe von DIANA und CHARLES nur noch bergab.

DIANA, die sich in den letzten Jahren zu einer schönen Frau entwickelt hatte, wollte nicht mehr nur noch nach ihrem Äußeren beurteilt werden, sondern für ihre Leistungen und ihr Tun. Sie erkannte, dass sie die Richtung in ihrem Leben verändern musste. Da es DIANA jedoch während des größten Teils ihres Erwachsenenlebens zugelassen hatte, dass andere über sie bestimmten und ihr wahres Wesen unterdrückt wurde, brauchte es einige Zeit für ihre Selbsterkenntnis. Dieser Weg verlief keineswegs geradlinig, sondern führte sie zur alternativen Medizin, zu Hypnotherapie, Aromatherapie, Akupunktur, Kristallen, stiller Meditation und zu vielem mehr.

DIANA, die nach wie vor eine sehr schüchterne und zurückhaltende Frau war und sich kaum traute, den Kopf zu heben, während sie sprach und die auf diese Weise eine enorme Traurigkeit und Verletzlichkeit ausstrahlte, so dass jeder sie am liebsten in den Arm genommen hätte, widmete sich nun so anspruchsvollen und schwierigen Aufgaben wie der Betreuung von AIDS-Kranken; sie kümmerte sich um Obdachlose und verbrachte sehr viel Zeit auf Intensivstationen. Sie hatte ein tiefsitzendes und immer stärker wachsendes Bedürfnis, den Kranken und Sterbenden zu helfen. Sie war glücklich, wenn sie etwas für andere tun konnte. Sie engagierte sich für Lepra-Stiftungen, Drogenabhängige, Kinderkrankenhäuser und sexuell missbrauchte Kinder. DIANA setzte ihre neuen Prioritäten und zeigte ihre wahren Gefühle vor der Welt. Sie konnte endlich sie selbst sein, ohne sich hinter einer Maske verstecken zu müssen. Von Patienten wie von Angehörigen wurde sie aufgrund ihres Einfühlungsvermögens und Taktgefühls als wahrer Engel beschrieben.

Durch ihre Spontaneität, ihr großes Mitgefühl und ihre Großmütigkeit, für die Vergessenen unserer Gesellschaft einzutreten, hatte sie allerdings kaum noch Zeit für ihre anderen gesellschaftlichen Pflichten. DIANA wurde in der Öffentlichkeit gefeiert, doch innerhalb der königlich Familie galt sie als Außenseiter und Problemfall. DIANA hielt sich, so gut es ging, auf Distanz und vermied Konfrontationen, auch ihren Söhnen zuliebe, die für sie immer an erster Stelle standen. Sie kam immer mehr zu der Überzeugung, dass sie ihr wahres Potential nicht innerhalb der Beschränkungen des königlichen Systems ausschöpfen konnte. Und doch war sie an das gefühllose, königliche System gekettet und an ein vollkommen unrealistisches öffentliches Image gefesselt. Jede ihrer Bewegungen wurde von beiden Seiten verfolgt, festgehalten, überprüft und bewertet.

Und obwohl die Prinzessin wankelmütig und ungeduldig sein konnte, ihre Launen ständig zwischen Optimismus und Verzweiflung schwankten, wurde sie immer selbstbewusster und redegewandter aufgrund ihrer vielen Auslandsbesuche und ihrer Ansprachen, die sie dort hielt. Sobald sie jedoch Kritik erfuhr, lebte sie ihre Neigung zum Selbstquälerischen und fühlte sich dann von allen verlassen und ausgesperrt.

SAMUEL HAHNEMANN (7) hat folgende Prüfsymptome erkannt und dokumentiert:

- „Ängstliche Sorge um die Gesundheit" (1115)
- „Sorgenvollheit über seine häuslichen Angelegenheiten, früh" (1116)
- „Unruhiger Gemüthszustand, als wenn man seiner Pflicht nicht Genüge thäte" (1118)
- „Höchste Unentschlüssigkeit" (1119)
- „Grämlichkeit" (1126)
- „Den ganzen Tag üble Laune und Unzufriedenheit, ohne Ursache" (1128)
- „Von einer unangenehmen Nachricht verfällt er in tiefe Traurigkeit und Verzagtheit" (1129)
- „Mürrisch, weinerlich, ängstlich" (1133)

ANDREW MORTON (10) beschreibt Folgendes wörtlich:

„Wie bei einer frischen Brise, die über ein Kornfeld wehte, ändert sich auch ihre Laune ständig. Während sie entwaffnend offen und fröhlich, fast ein wenig kauzig, über ihre Eßstörungen und ihre halbherzigen Selbstmordversuche berichtet, war ihre Stimmung auf dem absoluten Tiefpunkt, wenn sie über die Tage sprach, die sie innerhalb der königlichen Familie verbrachte – das „dunkle Zeitalter", wie sie es nannte. Manchmal war sie lustig und lebhaft, besonders, wenn sie über ihr kurzes Leben als Junggesellin erzählte. Wehmütig sprach sie über ihre Romanze mit Prinz CHARLES, traurig über ihre unglückliche Kindheit und mit einer gewissen Leidenschaft über die Auswirkungen, die CAMILLA PARKER-BOWLES auf ihr Leben gehabt hatte. In der Regel war sie morgens am beredtesten und voller Energie. Diese Interviewsitzungen waren die produktivsten. War die Sitzung nachmittags oder abends, war das Gespräch wenig fruchtbar."

Bei SAMUEL HAHNEMANN (7) finden wir hierzu folgende Prüfsymptome:

- „Abends (gegen Sonnenuntergang), außerordentlich mürrisch, will nicht antworten und nimmt alles übel" (1138)
- „Er stockt mit der Sprache; es verdrießt ihn, zu antworten" (1139)
- „Unaufmerksamkeit, verfährt voreilig, thut etwas anderes, als er selbst will" (1145)
- „Kann nur mit großer Anstrengung sich im Reden richtig ausdrücken" (1146)
- „Im Schreiben läßt er einzelne Buchstaben aus" (1147)
- „Kopfarbeiten greifen ihn am meisten an" (1148)

In der Zeit, da sie mit ansehen musste, wie ihre Ehe immer mehr zerbrach, hatte DIANA die meiste Angst davor, dass der Kreis ihres Mannes versuchen würde, die Welt davon zu überzeugen, dass sie als Mutter oder als Repräsentantin der Monarchie ungeeignet sei. So kam es dann auch, die Medien wurden fast täglich mit entsprechenden Berichten versorgt, so dass DIANA nicht mehr wusste, wem sie vertrauen konnte.

Auch von königlicher Seite war man sehr darum bemüht, ihre Position zu beschneiden, um die Popularität von Prinz CHARLES zu steigern. Sie wurde immer einsamer, und ihr Gefühl, ungerecht behandelt zu werden, war tief verwurzelt. Auch nach der offiziellen Trennung von ihrem Mann lebte DIANA ihr zurückgezogenes Leben weiter.

In der Reinen Arzneimittellehre von S. HAHNEMANN (7) finden wir Passendes:

- „Sehr unzufrieden, weint lange, früh nach dem Erwachen vom Schlafe" (1127)
- „Düster, verdrießlich, sehr frostig" (1130)
- „Er ist sehr stille" (1134)
- „Es tritt eine düstre, melancholische Stimmung ein" (1135)
- „Höchst mißmuthig und verdrießlich" (1136)

Sie war eine Frau voll Trauer, die ihre gescheiterte Beziehung und die verlorenen Jahre ihres Lebens beklagte. In der Öffentlichkeit machte sie gute Miene zum bösen Spiel. Auffällig war hier nur, dass sie dazu überging, nur noch dunkle Farben, besonders Schwarz, zu tragen, eine erstaunliche Angewohnheit für eine Frau, die Farben liebte.

Sie plante immer mehr den Rückzug aus dem öffentlichen Leben, den sie 1993 dann offiziell bekanntgab. Hinter den Kulissen setzte die Prinzessin ihre sozialen Aktivitäten unauffällig fort. Doch nach wie vor ließen ihr die Paparazzi, die ihr auf Schritt und Tritt folgten, keine Ruhe.

Das Unglück, das sie in ihrem eigenen Leben erfahren hatte, verlieh ihr ein echtes Mitgefühl für Menschen in Schwierigkeiten. DIANA selbst sprach von ihrem eigenen instinktiven Geschick. Vielleicht war dies auch der Grund, warum sie Mutter TERESA so verehrte. Diese sagte: „Um anderen Menschen zu helfen, muss man selbst leiden."

1994 beschloss die zunehmend belagerte DIANA, gegenüber einem Reporter der BBC in einem sehr ehrlichen Interview Auskunft über ihr Leben, ihre Kinder, ihren Gatten und ihre Pläne für die Zukunft zu geben. Daraufhin erhielten DIANA und CHARLES wenige Wochen später ein Schreiben der Queen, in dem sie einer Ehescheidung zustimmte. Am 28. August 1996 endete die Ehe mit der Verkündung des rechtskräftigen Urteils.

DIANA beschränkte ihre Tätigkeiten von nun an nur noch auf wenige Organisationen. Ihr Ziel und ihr Wunsch war es, Botschafterin für humanitäre Zwecke zu werden. Im Dezember 1996 verlieh HENRY KISSINGER ihr in New York den Titel „Wohltäterin des Jahres". Dabei hob er ihre Stärken und ihre Persönlichkeit hervor und rühmte die Art und Weise, wie sie sich mit den Kranken, den Leidenden und den Unterdrückten identifiziert hatte.

Den letzten Wochen ihres Lebens galt der Kampf, das Verbot des Einsatzes von Landminen zu erreichen. Sie wollte der Öffentlichkeit das Leiden vor Augen führen, das durch Landminen verursacht wird.

Im Sommer 1997 lernte DIANA, die trotz allem eine schlichte, naive junge Frau geblieben war, DODI AL FAYED kennen und lieben. Sie genoss das Zusammensein mit einem Mann, der sich um sie kümmerte. Ganz kurze Zeit schien es, als hätte sie alles erreicht: Erfolg in ihrer humanitären Mission, Glück und Liebe in ihrem Privatleben.

Doch dann ereignete sich am 31. August 1997 in Paris der tragische Autounfall, bei dem DIANA und DODI AL FAYED ums Leben kamen. Ihr Tod stürzte die Welt in tiefe Trauer, Verzweiflung und Bedauern – eine Massentrauer, die in unserer Zeit ohne Beispiel ist. Menschen, die ihr nie persönlich begegnet waren, wurden von einer tiefen Trauer erfasst. In gewisser Hinsicht hatte DIANAS Leben, ihre Verletzlichkeit, ihre Stärke, ihre Zerbrechlichkeit, ihre Schönheit und ihre Suche nach Erfüllung sehr viele Menschen berührt, inspiriert und gerührt. Mit ihrem Tod starb vielleicht auch ein kleiner Teil von uns.

Anmerkung: Es gibt einige Gemeinsamkeiten zwischen Lady DIANA, Prinzessin von Wales, und Kaiserin ELISABETH, „SISSI“ (1837-1898), die mit 16 Jahren den österreichischen Kaiser FRANZ JOSEF I heiratete. Die Lebensgeschichten der beiden umschwärmten Frauen weisen verblüffende Parallelen auf: Beide waren unglücklich und starben sehr jung unter tragischen Umständen. Und, beide werden bis heute geliebt.

Hier zwei Zitate aus dem Buch „Death by Fame“ von A. SINCLAIR (1998):

„Ich fühle, wer mich am Hof mag – und wer nicht.“ (SISSI)
„Ich fühle mich am Hof fehl am Platz.“ (DIANA)

„Al regno ove ogni Grazia si diletta
Ove beltà di fiori al crin fa brolo
Ove tutto lascivo drieto a Flora
Zephiro vola e la verde erba infiora ...
Letizia balla in mezzo della via
Voluttà con Bellezza si gavazza ...“

„Im Reich, wo alle Anmut sich erfreut,
wo Schönheit Haar mit bunten Blumen schmückt,
wo Zephir voll Verlangen Flora folgt
und fliegend Blumen streut auf grüne Flur ....
Die Freude tanzet mitten auf den Wegen,
Wonne und Schönheit jubeln voller Lust.“

AGNOLO POLIZIANO, Stanze, I

„Der Frühling“ von Sandro Botticelli

LORENZO IL MAGNIFICO (1449-1492) war einer der bedeutendsten Regenten, Kunstmäzene und Dichter der Frührenaissance. Unter seiner Regierung entstand in Florenz eine Atmosphäre, in der die Kunst sich entfalten konnte.

Bekannte Maler zu seiner Zeit waren u. a. DOMENICO GHIRLANDAIO (1449-1494), FILIPPINO LIPPI (1457-1504), PIERO DI COSIMO (1462-1527), der überragende LEONARDO DA VINCI (1452-1519) und SANDRO BOTTICELLI (1445-1510).

Zu den beiden Hauptwerken von SANDRO BOTTICELLI zählen „Die Geburt der Venus“ und „Der Frühling“. Erst eine sorgsame Reinigung des „Frühlings“ durch Florentiner Restauratoren, die 1983 abgeschlossen war, hat gezeigt, welchen Aufwand an Kunstkönnen, welche Vollkommenheit bis in das letzte Detail und welche Klarheit und Vielfalt der Farben die hohen Auftraggeber forderten. Zugrunde lagen bei der Ausgestaltung beider Bilder Verse des POLIZIANO, die ihrerseits auf OVID und HOMER zurückgehen, jedoch auch Gedanken von DANTE aufgreifen. Die beiden Bilder waren in Erinnerung an SIMONETTA VESPUCCI angefertigt worden, die 1476 mit dreiundzwanzig Jahren an Schwindsucht verstarb.

Venus (Abb. 4) entsteigt in makelloser Reinheit und Schönheit dem Meer und wird, auf ihrer Muschel stehend, von dem Windgott Zephir an das Ufer von Zypern getrieben. Ihr Körper ist von schattenloser Vollkommenheit.

Der Frühling von BOTTICELLI (Abb. 5) hat hundertfache Bildinterpretationen erfahren, zu denen wir als homöopathische Ärzte keine weitere hinzufügen möchten. Wir fügen den Versuch einer **homöopathischen Bildbeschreibung** an, wobei es unser Ziel ist,

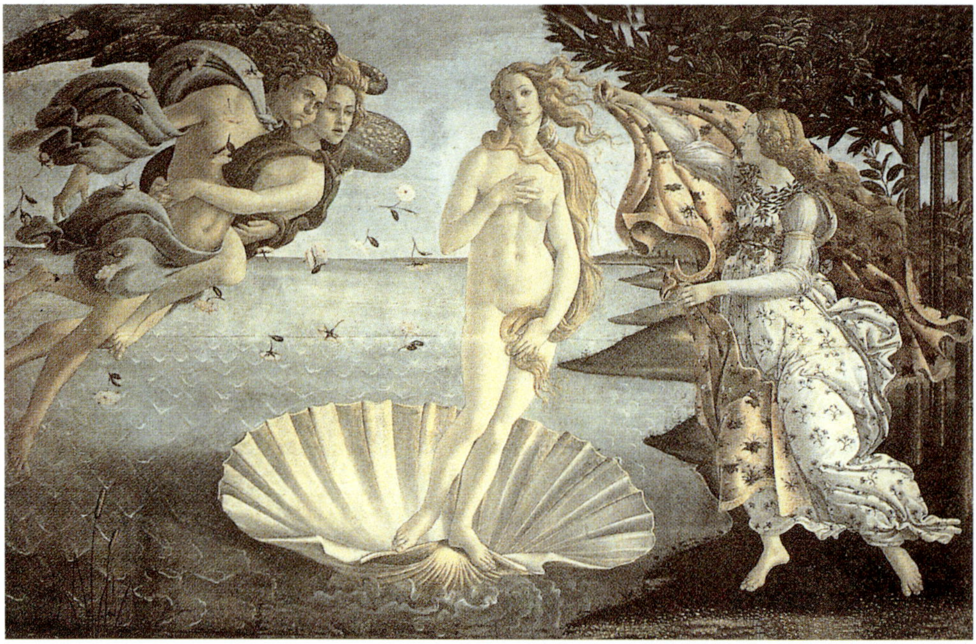

Abb. 4: Botticelli „Die schaumgeborene Venus", 1474. Uffizien, Florenz.

unter dem Gesichtspunkt der Signaturenlehre einige Auffälligkeiten von Pulsatilla herauszuarbeiten. Pulsatilla ist jedoch nicht das einzige Mittel – in dem Gemälde kommen durch die vielschichtigen Symbole auch viele homöopathische Mittel zum Tragen.

Das Meisterwerk von BOTTICELLI sollte nicht, wie üblich, von links nach rechts, sondern von rechts nach links „gelesen" werden. Der Betrachter wird eingeladen, Schritt für Schritt die verschiedenen Stufen der Liebe nachzuvollziehen.

Auf der linken Bildseite erscheint **Zephyr** als Gott des Frühlings, welcher der Natur neues Leben einhaucht. Nach der Sage, die uns von OVID überliefert wurde, verwandelte Zephyr die Nymphe **Chloris,** die der Daphne gleicht, als er sich mit ihr vermählte, in die **Göttin des Frühlings.** Deren Blumen stehen im April in voller Blüte, im Monat der Venus, der Göttin der Schönheit, Liebe und Fruchtbarkeit. Zephyr, Chloris und Flora stehen für die Leidenschaft, die die Liebe auf der Erde verbreitet und sie in Schönheit verwandelt.

Venus (griech. Aphrodite), die in der Mitte regiert, kann all die auf dem Bild vorkommenden Antipoden vereinen. Sie weckt Leidenschaft, aber sie sublimiert sie zu universeller Harmonie. Die Hinwendung zur eigentlichen Liebe wird durch den Tanz der drei Grazien symbolisiert.

Eros/Cupido ist der fruchtbare Geist, geboren aus der Verbindung von Venus und Merkur.

Die **drei Grazien** stehen für „Keuschheit – Anmut – Begierde", wobei es auffallend ist, dass „Keuschheit" zwischen „Schönheit" (Anmut) und „Wollust" (Begierde) steht und den weltlichen Dingen den Rücken zuwendet. Alle drei Grazien gehören als niedere Naturgöttinnen zum Gefolge der Venus. („Keuschheit" und „Anmut" sind positive Begriffe, die wir leider viel zu wenig in unserer Materia medica finden. Übersetzen wir „Begierde" in unsere nüchterne, homöopathische Sprache, finden wir Pulsatilla in unseren

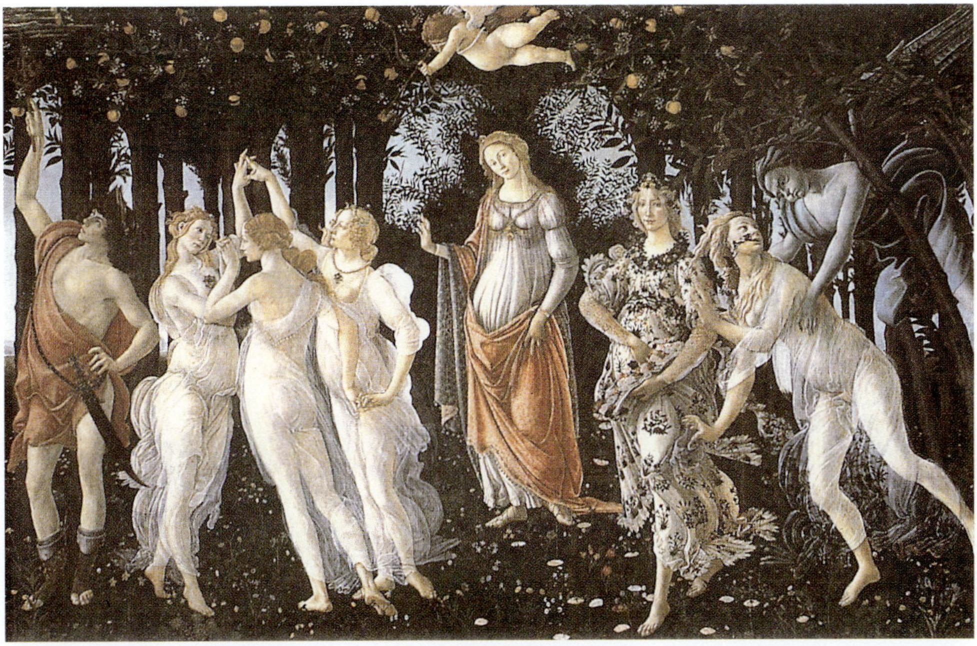

Abb. 5: Botticelli „Der Frühling“, 1474. Uffizien, Florenz.

Repertorien als 3-wertiges Mittel unter **„weibliche Genitalien – sexuelles Verlangen – gesteigert“**.)

Die Rückkehr zu höheren Sphären wird von **Hermes** (lat. Merkur) geleitet. Hermes mit seinem Stab der zweigeflügelten Schlange ist das traditionelle Symbol für Frieden und Wohlstand. Mit der Spitze des Stabes durchsticht der Gott eine kleine Wolke, welches als Hinweis für seine Mittlerfunktion zwischen Diesseits und Jenseits gesehen werden kann.

Allgemein strebt im Bild alles auf Venus zu, die Liebe führt alles zum Blühen und erlöst alles. Auf der einen Seite ist es der Windgott Zephyr, der sinnlich und fleischlich liebt, auf der anderen Seite erhebt Hermes seinen Stab in den Himmel und holt das Göttliche herab.

SANDRO BOTTICELLI stellt eine Vielzahl verschiedener Pflanzen auf seinem berühmten Gemälde dar, einige sehr naturgetreu, andere deutlich stilisiert. Nach der Restaurierung konnte man allein auf der Wiese 190 verschiedene, blühende Pflanzen finden, von denen 138 eindeutig bestimmt werden konnten. Die meisten davon blühen heute noch in den Monaten März und April in der Umgebung von Florenz. Am häufigsten erscheinen das schöne und schlichte Gänseblümchen (Bellis perennis) und das wohlriechende Veilchen (Viola tricolor). Besonders zahlreich sind auch die Korbblütler, die Hahnenfußgewächse (zu denen auch Pulsatilla zählt) und die Farne dargestellt.

Die Kunsthistorikerin MIRELLA LEVI D'ANCONA hat die Pflanzensymbolik des Gemäldes analysiert. Hier ein ganz kurzer Ausschnitt aus ihrer Arbeit: Kornblumen stehen für die geliebte Frau, Veilchen für die von Venus gewährte Liebe, die Nelke gehört von alters her zum Brautstrauß, Jasmin steht für Grazie und Eleganz, Blüten des Erdbeerstrauches für Sinnlichkeit, Lilie als Sinnbild der Vernunft, Myrthe symbolisiert die ewig währende Liebe.

Unter all diesen Gesichtspunkten können wir nun besser verstehen, dass SANDRO BOTTICELLIS Meisterwerk nicht nur einfach ein schönes Gemälde, sondern eine Zusammenfassung der geistigen Situation seiner Zeit, eine Allegorie des Jahresablaufs und des Lebens überhaupt ist und eine tiefe innere Beziehung zu Pulsatilla hat.

LORENZO IL MAGNIFICO (s. o.) war auch ein Dichter. Mit dem frühen Tod der von ihm so verehrten SIMONETTA wurden seine berühmtesten Verse in Verbindung gebracht:

Quant è bella giovenezza
Che si fugge tuttavia
Che vuol essere lieto, sia
Di doman non c'è certezza.

Wie schön ist die Jugend
Die so schnell entflieht
Wer froh sein will, sei es
Über das Morgen gibt es keine Sicherheit.

Auch hier zeigt sich aufs Schönste das in der Einleitung (s. o.) beschriebene **„Werden und Vergehen".**

Betrachtet man das Meisterwerk „Der Frühling" von SANDRO BOTTICELLI unter dem Gesichtspunkt der Signatur von Pulsatilla, so fällt uns Folgendes auf:

- Alle Frauen haben helles, sandfarbenes Haar, blaue Augen, blasse, liebe und offene Gesichter. C. HERING, ein unmittelbarer Schüler von SAMUEL HAHNEMANN, und Begründer der amerikanischen Homöopathie, schreibt Folgendes:

  „Sandfarbenes Haar, blaue Augen, blaßes Gesicht, leicht zum Lachen oder Weinen bewegt, liebevoll, mild, zaghaft, sanft, nachgiebig; Frauen und Kinder; Frauen neigen zu Beleibtheit; während der Schwangerschaft."

- Alle Frauen bewegen sich anmutig, graziös, gleichsam wie wiegend im Wind.
- Alle Frauen zeigen ein schüchternes, mildes, nachgiebiges Äußeres.
  Hierzu SAMUEL HAHNEMANN (7):

  „Es wird daher auch der arzneiliche Gebrauch der Pulsatille um desto hülfreicher seyn, wenn in Uebeln, zu denen in Rücksicht der Körperzufälle dieses Kraut paßt, zugleich ein schüchternes, weinerliches, zu innerlicher Kränkung und stiller Ärgernisse geneigtes, wenigstens mildes und nachgiebiges Gemüth im Kranken zugegen ist, zumal, wenn er in gesunden Tagen gutmüthig und mild (auch wohl leichtsinnig und gutherzig schalkhaft) war. Vorzüglich passen daher dazu langsame, phlegmatische Temperamente, dagegen am wenigsten Menschen von schneller Entschließung und rascher Beweglichkeit, wenn sie auch gutmüthig zu seyn scheinen."

  G. H. G. Jahr (8) führt hierzu Folgendes aus:

  „Melancholie, Schwermuth, mit Weinen, Traurigkeit, stilles Wesen, Ängstlichkeit, schüchternes, weinerliches Gemüth, milde Nachgiebigkeit, Unentschlossenheit."

- Ein Teil der dargestellten Frauen steht in Gruppen, so wächst auch Pulsatilla gerne in kleinen Grüppchen. Man findet sie nur selten allein.
- Ein dargestellter Waldgott bläst heftig und kalt, so zeigt Pulsatilla Symptome, die unbeständig, flüchtig und wechselhaft sind wie der Wind, den sie so liebt und von dem sie den Gattungsnamen „Anemone" hat.

- Die dargestellten Männer im vorher genannten Bild (der Götterbote Hermes und ein Windgott) stehen am Bildrand, eher abgewandt bzw. die dargestellten Frauen drehen ihnen den Rücken zu (Synthesis, Seite 106 [11] Abneigung gegen das andere Geschlecht: Puls [2]).
- Die eigentliche Primavera ist mit einer Fülle von Frühlingsblumen geschmückt. Um die Taille der Flora windet sich ein Rosenzweig mit vielen Blüten. Auch im Schoß der Frühlingsgöttin befinden sich Rosen. Die Halsgirlande besteht aus Bellis perennis, Erdbeerblüten, weißen Hyazinthen, Kornblumen, Veilchen und Anemonen. Auch ins Haar der Göttin sind Anemonen geflochten.
- Schlussendlich starb die immer wieder von Sandro Botticelli dargestellte und verehrte Simonetta Vespucci an Tuberkulose, und Pulsatilla ist das pflanzliche Analogon von Tuberculinum in der Homöopathie.

Melanie Wilkes aus „Vom Winde verweht" von Margaret Mitchell

In dem bekannten Roman „Vom Winde verweht" wird Melanie Wilkes folgendermaßen beschrieben: Melanie war ein zart gebautes, zierliches Mädchen, gleich einem Kind, eine Vorstellung, die durch den scheuen, fast furchtsamen Blick ihrer großen Augen noch verstärkt wurde. Ihre dunklen, lockigen Haare waren unter einem Netz streng zusammengefasst. Das herzförmige Gesichtchen, mit den zu breiten Backenknochen und dem allzu spitzen Kinn, war ein süßes, schüchternes, aber keineswegs schönes Gesicht. Melanie verstand es auch nicht, durch weibliche Verführungskünste über ihre Unscheinbarkeit hinwegzutäuschen. Sie sah auch wie sie war: Schlicht wie die Erde, gut wie das Brot, durchsichtig wie Quellwasser. In ihrer Bewegung aber lag eine gelassene Würde, die ihr etwas seltsam Eindrucksvolles verlieh.

Auch die bekannte amerikanische Homöopathin C. Coulter (4) schreibt:

> *„Das traditionelle Bild der Südstaaten-Aristokratin vor dem Sezessionskrieg, veranschaulicht diesen besonderen Charakterzug: die leise sprechende Plantagenbesitzerin, die nach außen vollkommen sanft, innen aber geschmeidig wie Stahl ist. Diese sanfte, „schüchterne" (Hahnemann), zarte Melanie Wilkes aus „Vom Winde verweht" mit ihrer liebenswürdigen Art und subtilen Beherztheit ist ein wunderbares Beispiel aus der Literatur für die Verknüpfung von Liebenswürdigkeit und Stärke bei Pulsatilla."*

Melanie besaß eine gewisse Schamhaftigkeit, war bescheiden und hatte eine Neigung zum plötzlichen Erröten. Sie betrachtete alles von der besten und freundlichen Seite. In jedem sah sie gutherzige Züge und hohe Eigenschaften, und daher hatte sie mehr Freundinnen als irgend jemand sonst und auch Freunde, wenn auch nur wenige Verehrer. Sie machte die Menschen durch ihre liebe Art glücklich.

Melanie, die nach Kriegsbeginn als Krankenschwester im Lazarett mithalf, war sanft, verständnisvoll und fröhlich zu den Kranken, man nannte sie einen „Engel des Erbarmens".

Ihr sehnsüchtigster Wunsch war, ein Kind von Ashley, ihrem geliebten Mann, zu haben und ein ganz normales Familienleben zu führen. Als Ashley nach ein paar Tagen Urlaub zu Hause wieder Abschied nahm, um an die Front zu ziehen, bat er Scarlett, die Schwägerin seiner Frau, die Ashley auch von ganzem Herzen liebte, sich um seine sanfte, zarte, zaghafte Frau zu kümmern. Nach diesem Urlaub war Melanie auch schwanger, worüber sie überglücklich war. Doch dieses Glück wurde bald danach getrübt, nämlich als Melanie erfahren musste, dass ihr geliebter Ashley seit Tagen vermisst wurde. Sie setzte alles in Bewegung, um zu erfahren, ob ihr Mann noch am Leben war. Dabei setzte sie sich körperlichen und seelischen Anstrengungen aus, ohne dabei sich und das ungeborene Kind zu schonen.

Melanies Wehen setzten ein, als Atlanta angegriffen wurde. Scarlett und ein Negermädchen waren die einzigen Helfer für Melanie, da die Ärzte für die vielen Verwundeten sorgen mussten und alle anderen schon aus der Stadt geflüchtet waren. Es wurde eine sehr schwere Geburt, bei der Melanie fast gestorben wäre. Kurz nach der Geburt flüchtete Scarlett mit der bewusstlosen Melanie und ihrem Baby nach Tara, dem Landsitz von Scarletts Eltern. Dort waren sie erst einmal sicher. Da durch den Krieg bedingt fast nichts mehr zum Essen vorhanden war, verzichtete die total geschwächte Melanie, die sich nur sehr langsam von der Geburt ihres Kindes erholte, auf ihren Anteil, zugunsten der Amme, die ihr Baby stillte. Scarlett, die in dieser schweren Zeit wie zwei Männer arbeitete, hatten sie es zu verdanken, dass sie in dieser schweren Zeit nicht verhungern mussten.

Monate später drang ein Soldat in Tara ein und bedrohte die Frauen, die dort allein lebten. In der Not tötete Scarlett den Soldaten, um alle zu schützen. Melanie, die mit einem Degen in der Hand dazukam, hätte das gleiche getan. Scarlett merkte zum erstenmal, dass sich hinter Melanies sanfter Natur eine feine, blanke Klinge unzerbrechlichen Stahls verbarg, dass in Melanies gleichmäßig gelassenem Gemüt die Glut heldischen Geistes lebendig war.

Und egal, was sich ereignete, Melanie nahm ihre Schwägerin Scarlett, die durch ihre egoistische und selbstsüchtige Art öfter bis an die Grenzen des Vertretbaren ging, in Schutz und stand hinter ihr. Nie vergaß sie, dass sie in Atlanta bei der Geburt ihres Kindes gestorben wäre, hätte Scarlett ihr nicht, trotz aller Kriegsgefahren, beigestanden. Auch vergaß sie ihr nicht, dass sie den Soldaten getötet hatte, um die Leben der anderen Frauen und Kinder zu retten. Und hätte Scarlett nicht so hart gearbeitet und sich abgemüht, damit alle zu essen bekamen, wären sie vielleicht verhungert. Dies alles würde sie Scarlett, die sie wie eine Schwester liebte, nie vergessen. Auch wenn Scarlett sich Melanie gegenüber, aufgrund ihrer Eifersucht wegen Ashley, unmöglich benahm.

Und obwohl beide Frauen so unterschiedlich waren, liebten sie doch ein- und denselben Mann, jede auf ihre Art. Ashley war ein ruhiger, feiner und zurückhaltender Phosphor-Mann, der sich gerne in seine eigene Welt zurückzog, die aus Musik und Büchern bestand. Er liebte beide Frauen: Die ruhige, liebe und zurückhaltende Melanie und Scarlett, eine typische Sepia-Persönlichkeit, selbstbewusst, loyal und unabhängig. Sie wurde von Ashley begehrt und bewundert.

Als sie Jahre nach Kriegsende wieder alle in Atlanta wohnten, hatte sich Melanies Ausdruck seit ihrer sorglosen Mädchenzeit nicht verändert. Krieg, beständige Schmerzen, schwere Arbeit hatten ihre liebliche Ruhe nicht zu trüben vermocht.

Ihr bescheidenes Häuschen war immer voller Menschen, da sie eine taktvolle Person war, die sich nie in den Vordergrund schob. Melanie hatte alle Eigenschaften, die man hochschätzte: Anmut und Stolz darauf, arm zu sein; Mut, ohne zu klagen; Fröhlichkeit; Gastfreundschaft; Güte und vor allem die Treue zu dem Althergebrachten. Melanie lehnte es ab, sich umzuwandeln. In ihrem Heim schien die alte Zeit wieder aufzublühen.

Niemals kam es Melanie in den Sinn, dass sie zum Mittelpunkt einer neuen Gesellschaft wurde. Sie fand es einfach nur nett von den Leuten, dass sie sie besuchten. Durch Melanies diplomatisches Geschick war sie bald an der Spitze mehrerer Vereine und Institutionen.

Mit einer sanften Gewaltsamkeit setzte sich Melanie für Scarlett ein, stand zu ihr, als diese Trost bei Ashley suchte und engumschlungen mit ihm erwischt wurde. Für Außenstehende war diese Umarmung der Beweis für die Untreue, Hinterhältigkeit und Skrupellosigkeit gegenüber Melanie. Melanie verbot ihrer Schwägerin das Haus und drohte ihr, sie öffentlich eine Lügnerin zu nennen, wenn sie weiter so schlecht über Scarlett sprach. Aber da Melanie einen leidenschaftlichen Familiensinn besaß, litt sie sehr unter dieser Situation. Dadurch, dass Melanie an Scarletts Unschuld glaubte, glaubten schließlich auch einige andere Leute daran. Diese hatten zwar ihre Vorbehalte, gaben sich aber wieder höflich gegenüber Scarlett, weil sie Melanie gern hatten und sich die Freundschaft zu ihr nicht verscherzen wollten.

Eine andere Eigenschaft von Melanie war ihr Umgang mit Kindern. Sie hatte Kinder sehr lieb und hätte am liebsten ein Dutzend auf die Welt gebracht, was allerdings ihr Gesundheitszustand nicht erlaubte. Sie überschüttete ihr eigenes Kind, die Kinder von Scarlett und die Nachbarskinder mit ihrem Überschuss an Mutterliebe.

Als die kleine Tochter von Scarlett und Rhett Butler tödlich verunglückte, war es Melanie, die durch ihr Einfühlungsvermögen und ihre Milde das Schlimmste verhinderte.

Erst als Melanie im Sterben lag, erkannte Scarlett erschüttert, dass sie Melanie all die Jahre geliebt und gebraucht hatte, mit all ihrer Kraft, auf die sie sich viele Jahre verlassen hatte, ohne sich darüber bewusst zu sein. Diese kleine, unscheinbare Frau, die vor Fremden bis zu Tränen schüchtern war, war eine Frau, hinter der eine Säule der Kraft verborgen lag.

Beide Protagonisten gehören in einer gewissen Art zusammen. Pulsatilla und Sepia sind auf den ersten Blick sehr verschieden, doch weiß ein versierter Homöopath, wie schwer es bei der Differentialdiagnose fallen kann, sauber zwischen beiden Arzneimitteln zu trennen, besonders dann, wenn im Halbdunkel die Liebe zu einem Phosphor-Mann vorherrscht.

Beim Blättern im Synthesis (11) finden wir zu unserer Romangestalt Melanie folgende Pulsatilla-Rubriken:

S. 6	Angst, allgemein		(3)
	Angst abends/Bett		(2)
	Angst, nachts		(3)
S. 9	Gewissensangst		(2)
S. 21	Beschwerde durch	– Eifersucht	(3)
S. 22		– Enttäuschung	(3)
		– Erregung	(3)
		– Erwartungsspannung	(3)
		– Kränkung/Demütigung	(2)
S. 23		– Kummer	(2)
		– Schreck	(3)
S. 24		– Zorn	(2)
S. 44	Entbindung, nach der		(2)
S. 64	Furcht	– vor Dunkelheit	(2)
S. 69		– vor Männern	(2)
S. 70		– Meinung anderer	(1)
S. 73		– Unglück (Gefahr/Unheil)	(2)

S. 105	Ideen, Richtungen, Klarheit des Geistes	(2)
S. 118	liebevoll, voller Zuneigung, herzlich	(2)
S. 122	Milde, Nachgiebigkeit	(3)
S. 127	optimistisch	(1)
S. 150	Schüchternheit/Zaghaftigkeit (Unentschlossenheit, Mangel an Selbstvertrauen)	(4)
S. 151	Schwangerschaft, Gemütsbewegung während	(3)
	schweigsam	(3)
S. 153	sentimental	(2)
S. 193	Verwegenheit (Kühnheit, Tollkühnheit)	(2)
S. 242	Weinen, allgemein	(3)
	Weinen, verbessert	(2)
S. 244	Weinen bei Freudigem oder Traurigem	(3)
S. 246	Weinen, unwillkürlich	(3)
S. 255	zurückhaltend, reserviert	(2)

Kasuistik Pulsatilla: Rezidivierende Harnwegsinfekte, Enuresis nocturna und Enkopresis

Das Kind Claudia I., 9 Jahre alt, wird wegen ständiger Blasenentzündung seit der frühesten Kindheit sowie Enuresis nocturna (nächtliches Einnässen) und gelegentlicher Enkopresis (Einkoten) vorgestellt.

Die Mutter berichtet hierzu im Spontanbericht wörtlich: „... ständige Blasenentzündungen schon immer ..., immer und immer wieder, ... auch eine Abklärung und eine Therapie bei zwei verschiedenen Kinderärzten und Urologen (inklusive Urin, Ultraschall und auch einer Röntgenuntersuchung zum Ausschluss einer urologischen Krankheit brachten nicht weiter.“ Außerdem berichtet die Mutter noch, dass das Kind Tag und Nacht einnässt und zum Teil auch einkotet, und auch schon immer den Daumen im Mund habe.

Im gelenkten Bericht ist noch zu erfahren, dass das Kind eher launisch und dickköpfig sei, aber auch anhänglich, sich sehr stark an beide Eltern klammere und auch eine sehr starke Beziehung zu der Freundin habe. Bei akuten Blasenentzündungen sei sie weinerlich, sie trinke von sich aus wenig (auch weniger als der Bruder) und habe eher kalte Hände und Füße. Darüber hinaus berichtet die Mutter noch, dass die Ehe seit mehreren Jahren geschieden ist (das Kind Claudia war damals ein Jahr alt) und beide Elternteile in einer neuen Beziehung leben.

Repertorisation: (Synthesis)

S. 40	Gemüt, eigensinnig, dickköpfig	u. a. Puls. 1-wertig
S. 116	Gemüt, Launenhaftigkeit	u. a. Puls. 2-wertig
S. 242	Gemüt, Weinen, Weinerlichkeit	u. a. Puls. 3-wertig
S. 843	Rektum, unwillkürlicher Stuhl	u. a. Puls. 2-wertig
S. 871	Blase, Urinieren, unwillkürlich	u. a. Puls. 3-wertig
S. 871	Blase, Urinieren, unwillkürlich, nachts	u. a. Puls. 3-wertig

Claudia erhält einmalig 5 Globuli Pulsatilla D 200, Fa. Staufen.

Therapie und Verlauf:

Nach ca. 8 Wochen kommt der Anruf der Mutter: „Alles sieht gut aus, kein Einnässen und Einkoten mehr.“ Zwei Tage später ruft die Mutter nochmals an. „Die Beschwerden sind vollständig weg.“ Falls die Beschwerden wieder auftreten sollten, empfehle ich der

Mutter, dem Kind täglich 3 Kügelchen Pulsatilla LM VI, Fa. Staufen, zu geben. Ich sehe Claudia – fast auf den Tag genau – ein Jahr später. Das Kind ist wieder weinerlich, anhänglich und durstlos. Die Mutter berichtet: „Ich muss immer aufpassen, dass sie genug trinkt. Claudia ist innerlich darauf bedacht, nicht anzuecken und sehr unsicher. Ich kann ihre Unsicherheit gar nicht verstehen, da sie auch in der Schule (3. Klasse) gut ist ... sie ist ständig bei ihrer besten Freundin."

Repertorisation: (Synthesis)

S. 90 Gemüt, Gesellschaft, Verlangen nach u. a. Puls. 2-wertig

Es erfolgt diesmal die Gabe von Pulsatilla XM (Fa. Schmidt Nagel) mit sehr gutem Erfolg. Anmerkung: Bemerkenswert ist, dass Claudia zwei Zeichnungen mit Tierfamilien gezeichnet hat. Obwohl die Scheidung der Eltern schon acht Jahre her ist, malt das Kind Mama und Papa in die Mitte des Bildes, ihren Bruder auf der Seite des Vaters. Sich selbst aber stellt Claudia auf Seiten der Mutter. Dies stellt die Welt der Kinder dar, die sich nicht verleugnen lässt! Die kleine Patientin stellt den Ist-Zustand dar, und zwar fundamental klar. Der Ist-Zustand der Familie wird präsentiert – ins Präsens (Gegenwart) gesetzt.

Kasuistik: Pulsatilla und Sinusitis

Frau Vera H., 32-jährige Mutter zweier Kinder, lässt sich, auch wieder typischerweise, nachdem ihre Kinder Gesundung erfahren haben, einen Termin für sich selbst geben. In den letzten acht Wochen hatte sie häufig Nasennebenhöhlenentzündung, die mit normalem Schnupfen begann, verstopfte Nase, heftige Schmerzen in der Stirn und Seite (ergänzend Kopfbereich), dabei fühlte sie sich ausgesprochen müde und sehr schlapp. Sie hatte trockene Schleimhäute **(Spontanbericht)**.

Auf nähere Befragung berichtet die Patientin, alles habe nach einem Umzug aus ihrer Heimatstadt angefangen ... Sie müsse jetzt in der unmittelbaren Nachbarschaft des Schwiegervaters leben, dem ihre Familie das Haus zu verdanken habe ... Sie habe im übertragenen Sinn „die Nase voll". Darüber hinaus berichtet die junge Mutter noch davon, dass sie durstlos sei, sich an der frischen Luft, bei leichter Bewegung wohl fühle.

Therapie und Verlauf

Es erfolgte nach der Thematisierung „volle Nase" die einmalige Gabe von 3 Globuli Pulsatilla D 200 (Firma Staufen). Die Patientin rief uns nach acht Tagen an und berichtete wörtlich: „Nasennebenhöhlen besser ..., ansonsten ist alles besser ..., es ist, als sei ein Knoten geplatzt." Nach weiteren 14 Tagen erneuter Anruf: „Mir geht es insgesamt viel besser ... der Knoten ist geplatzt."

Beurteilung: Kritiker können einwenden, dass es das konfliktzentrierte Gespräch und die unmittelbare Einsicht der Patientin gewesen sind („Ich habe die Nase voll"), was die Heilung gebracht hat. Wir ließen zunächst beide Möglichkeiten unentschieden, zumal die Patientin selbst äußerte, ihr habe eventuell das Medikament oder das Gespräch geholfen.

Zwei Monate später erneuter Anruf, wobei folgende Beschwerden beklagt wurden: Schnupfen gelb-grün, Nase zu, Gliederschmerzen, krampfartige, anfallsweise auftretende Bauchschmerzen, Reizhusten, wenig Durst, will keine Zimmerwärme. Zusätzlich erneuter Kopfschmerz im Stirnbereich **(Spontanbericht).** Es erfolgte telefonisch die Empfehlung von Pulsatilla LM VI (Fa. Staufen), 2 x 3 Kügelchen. Schon am nächsten Tag kam ein Anruf, die Kopfschmerzen seien weg, die Nase sei frei, kein Drücken mehr im Stirnbereich.

Die Patientin brachte uns, wohl gemäß der Regel einer Synchronizität, Wochen später wundervolle Pulsatilla-Pflanzen aus ihrem Steingarten mit, die sich noch heute im Garten des Verfassers im Wind hin- und herwiegen.

Repertorisation

Heimweh	Synthesis Seite 101	Pulsatilla (1)
Kopfschmerz, Stirn	Synthesis Seite 334	Pulsatilla (3)
Nase, Verstopfung	Synthesis Seite 533	Pulsatilla (3)
durstlos	Synthesis Seite 691	Pulsatilla (3)
Bewegung bessert	Synthesis Seite 1632	Pulsatilla (3)
Luft, im Freien amal.	Synthesis Seite 1683	Pulsatilla (3)

Literatur

1. BALDINI, U.: Der Frühling von Botticelli. Gustav Lübbe Verlag GmbH, Bergisch Gladbach, 1984.
2. BRAUNFELS, W.: Kleine italienische Kunstgeschichte. DuMont Buchverlag, Köln, 1984.
3. CLARK, J. H.: Eine Enzyklopädie für den homöopathischen Praktiker, Band 8. Dr. Grohmann GmbH, Homöopathische Literatur, Bielefeld, 1996.
4. COULTER, C. R.: Portraits homöopathischer Arzneimittel, Bd. I. Karl F. Haug Verlag, Heidelberg, 1990.
5. GAWLIK, W.: Arzneimittelbild und Persönlichkeitsportrait. Hippokrates Verlag, Stuttgart, 1990.
6. HAHNEMANN, S.: Apothekerlexikon, Band II. Karl F. Haug Verlag, Heidelberg.
7. HAHNEMANN, S.: Reine Arzneimittellehre. Karl F. Haug Verlag, Heidelberg, 1962.
8. JAHR, G. H. G.: Ausführliche Arzneimittellehre, Zweiter Band. Verlag für homöopathische Literatur, Hamburg, 1997.
9. KENT, J. T.: Lectures on Materia Medica. B. Jain Publishers (P) Ltd., India, 1995.
10. MORTON, A.: Diana. Droemersche Verlagsanstalt Th. Knaur, München, 1997.
11. Synthesis Repertorium homoeopathicum syntheticum. Hahnemann-Institut für homöopathische Dokumentation, 1995.
12. Synthetic Repertory: Band I, II, III. Karl F. Haug Verlag, Heidelberg, 1987.
13. TESTE, A.: The Homoeopathic Materia Medica, Arranged Systematically and Practically. Transl. from the French and ed. by CHARLES J. HEMPEL, New York, 1854.
14. VITHOULKAS, G.: Essenzen homöopathischer Arzneimittel. Sylvia Faust Verlag, Höhr-Grenzhausen, 1990.
15. VONARBURG, B.: Homöotanik, Band 1. Karl F. Haug Verlag, Heidelberg, 1997.

3. KAPITEL

Ignatia amara: Paradoxie, schneller Wechsel und übersteigerte Sensibilität

Etymologie

Der Strauch „Strychnos ignatii Berg" erhielt seinen Namen nach IGNATIUS VON LOYOLA, dem Patron und Begründer der Jesuiten. Wie wir nachfolgend sehen werden, war dies sicherlich kein Zufall, denn dessen Leben war geprägt von den Widersprüchlichkeiten, die für das Arzneimittelbild so typisch sind.

Im Lexikon (8) finden wir Folgendes über IGNATIUS:

„Er wurde 1491 als Sohn spanischer Adliger auf Schloß Loyola bei Azpeitia geboren, gestorben ist er am 31. Juli 1556 in Rom. Er war zunächst in höfischem und militärischem Dienst. Nach einer schweren Verwundung im Jahre 1521 bei der Verteidigung der Stadt Pamplona wandte er sich religiöser Literatur zu und wurde durch mystische Erlebnisse bekehrt. Nach einer Palästinawallfahrt 1523/24 studierte er in Barcelona, Alcala, Paris und Venedig Philosophie und Theologie."

Der Altmeister der deutschen Homöopathie WILLIBALD GAWLIK (5) ergänzt hierzu noch Folgendes:

„IGNATIUS war ein großer, heldenhafter Mann, der irdischen Freuden mit aller sinnlichen Kraft zugeneigt war und sich kurzerhand ein Knochenstück bei lebendigem Leibe absägen ließ, das nach der Fraktur aus dem Knie herausstockte, weil es ihn beim Reiten und Tanzen behinderte."

Damit begann sein geradliniger Weg nach oben, ein geistlicher Umkehrweg und gleichsam eine „Karriere nach unten". Sie führte ihn in alle Tiefen bis zur Versuchung zum Selbstmord, aber auch in alle Höhen tiefster gläubiger Verbundenheit mit Gott.

Wegen seelsorgerischer Tätigkeiten (als Laie) stand er mehrfach vor dem Inquisitionsgericht. Sein ursprünglicher Plan, mit seinen Gefährten in Palästina missionarisch zu wirken, scheiterte. Deshalb stellte er sich in Rom dem Papst zur Verfügung. Er gründete den „Jesuitenorden" und war entscheidend an dessen Aufbau beteiligt. Durch seine Schriften sowie seinen pastoralen Einsatz war seine Arbeit von entscheidender Bedeutung für die Kirche des 16. Jahrhunderts.

IGNATIUS Widersprüchlichkeit können wir sehr schön daran erkennen, dass er auf der einen Seite ein tapferer Offizier und schöner Mann war, der irdischen Freuden zugeneigt war, auf der anderen Seite der strenge Ordensgründer, der die Gelübde Armut, Keuschheit und absoluten Gehorsam für sich und andere verlangte.

Botanik

Ignatia amara L. = Strychnos ignatii Berg

Strychnos ignatii Berg, der Ignatiusbohnenbaum ist auf den Philippinen und in Kotschinchina, dem heutigen südlichen Teil von Vietnam, heimisch und gehört mit Nux vomica, Gelsemium und Curare zu der Familie der Loganiaceae.

Bei O. LEESER (7) finden wir Folgendes über die Botanik der Pflanze:

„Der dornenlose, immergrüne, meterhohe Strauch hat einen armdicken Stamm, der mit hakenförmigen, seitlich zusammengedrückten holzigen Ranken klettert. Die Zweige sind gelbbraun und filzig behaart, die dekussierten Blätter sind kurz gestielt, groß, ungeteilt, eiförmig zugespitzt. Die unscheinbaren, grünen Blüten stehen in Trauben. Die Kronblätter sind fleischig, Kronzipfel oberseits mit langen, weißen Haaren bedeckt. Die Frucht ist eine 10 bis 13 cm dicke, orange-gelbe, hartschalige, vielsamige Beere, deren grauschwarze Samen 2 bis 3 cm dick, unregelmäßig, teils stumpfkantig und vielflächig, teils abgerundet, sehr hart sind und sehr bitter schmecken. In der Homöopathie werden die getrockneten Samen verwendet."

Schon die äußere Erscheinung der Früchte, mit der nussartigen Schale und dem inliegenden Samen ähnelt entfernt dem „großen Bruder" Nux vomica, der aber eine andere toxikologische Beschaffenheit hat: Ignatia enthält wie Nux vomica die Alkaloide Strychnin (zu $^2/_3$) und Brucin (zu $^1/_3$), während das Verhältnis bei Nux vomica Strychnin $^1/_2$ zu Brucin $^1/_2$ ist. Darüber hinaus enthält Ignatia Kaffeesäure, welche bei Nux vomica fehlt.

J. H. CLARK (3) fügt noch Folgendes hinzu:

„Die Unterschiedlichkeit ihrer charakteristischen Merkmale ist ein Beweis für die Weisheit, daß man Mittel jenseits ihrer sogenannten „aktiven Prinzipien" (also ihrer Inhaltsstoffe und Alkaloide) in Betracht ziehen sollte. Es gibt neben den Alkaloiden, die sie enthalten mögen, viele Wirkkräfte in Pflanzen, und diese sind oft die entscheidenden Faktoren der spezifischen Mittelwirkung."

Die Gesamtidee von Nux vomica ist die heftige, permanente körperliche und seelische Anspannung mit Spasmen und einem „Zusammenziehen", während bei **Ignatia die schnell wechselnde körperliche und seelische Anspannung, übersteigerte Sensibilität, Impressionabilität, Hyperästhesien, paradoxe Reaktionen und Angst im Vordergrund stehen.**

SAMUEL HAHNEMANN (6) berichtet in der Reinen Arzneimittellehre zu diesen Unterschieden:

„So viel Ähnlichkeit man aber auch in ihren positiven Wirkungen mit denen des Krähenaug-Samens (Nux vomica) wahrnimmt (was allerdings auf eine botanische Verwandtschaft beider Gewächse hindeutet), so findet doch beim Gebrauche beider eine große Verschiedenheit statt, da schon der Gemüthszustand der Kranken, wo Ignazsamen dienlich ist, sehr von demjenigen abweicht, wo Krähenaugsamen paßt. Nicht bei Personen oder Krankheiten, bei denen Zorn, Eifer, Heftigkeit herrscht, sondern wo eine schnelle Abwechslung von Lustigkeit und Weinerlichkeit, oder die anderen Gemüthszustände statt finden, die vom Ignazsamen zu Ende verzeichnet sind, kann Ignazsamen passen, vorausgesetzt, daß auch die übrigen körperlichen Krankheits-Symptome denen ähnlich vorhanden sind, welche dieser Samen erzeugen kann."

Toxikologie

Ignatia wirkt als Krampfgift auf Gehirn und Rückenmark zunächst erregend, so dass jeder physische und psychische „äußere Reiz" Spasmen und heftige Konvulsionen aus-

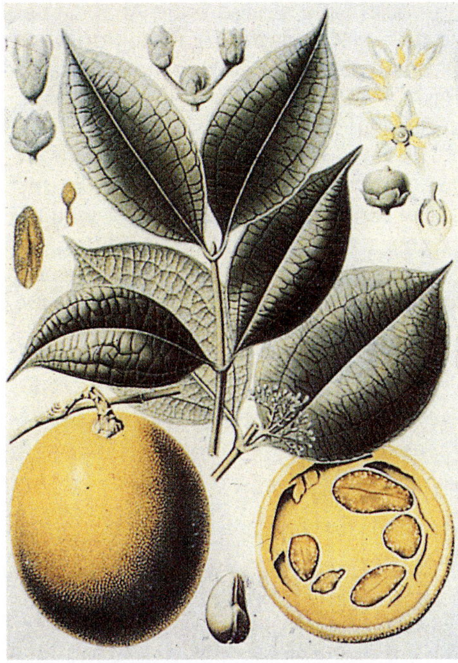

Abb. 1: Ignatia amara L. = Strychnos ignatii Berg.

löst, denen dann nach der Phase der Exzitation (Erregungsphase) eine Phase der Paralyse (Erschöpfungs-Lähmungsphase) mit Muskelerschlaffung folgt. Ignatia wirkt auf das periphere Nervensystem, und hier besonders auf das Rückenmark, indem es die **Impressionabilität** des sensiblen Nervensystems steigert; daher werden die Schmerzen und die anderen krankhaften Empfindungen nahezu überall empfunden; ausgeprägte **Hyperästhesie** und gesteigerte emotionale **Sensibilität.** Durch gesteigerte Eigen-, Fremd- und kutiviszerale Reflexwirkung treten heftige, plötzliche Zuckungen, Kontraktionen und Spasmen auf. In den Gehirnzentren wird die Empfindlichkeit der Sinne bis ins Schmerzhafte gesteigert, besonders das Sehen und Hören. Im Sympathikusbereich entstehen Spasmen der glatten Muskulatur. Diese primären Wirkungen des Mittels dauern nicht lange. Bald treten eine Reihe entgegengesetzter Symtome auf, wie Taubheitsgefühl, Empfindungslosigkeit und Niedergeschlagenheit. Bei starker Vergiftung tritt der Tod durch Atemlähmung ein.

Arzneimittelbild

Charakteristisches

Ignatia passt besonders gut zu Frauen und Personen von femininem Typ, wobei in den letzten Jahren auch Männer dieses Mittel in zunehmendem Maße benötigen. Immer handelt es sich um Personen mit schneller Auffassungsgabe und rascher Ausführung und äußerst wechselhaften Stimmungen. Sie sind ehrgeizig, gewissenhaft, genau, sehr ordentlich und stellen hohe Ansprüche an sich selbst und an andere. Es handelt sich somit um kultivierte, feinfühlige und nervöse Menschen mit ihren Vorstellungen und Sehnsüchten. Sie stehen jedoch im Konflikt zwischen der äußeren gesellschaftlichen Realität auf der einen Seite und dem inneren, romantischen, gefühlsbetonten Aspekt auf der anderen Seite.

Die Konflikte, die hierdurch entstehen, sind schwer zu vereinbaren und gestalten sich in **Paradoxie, schnellem Wechsel und übersteigerter Sensibilität.**

Der Ignatia-Typus ist in allem, was er tut und denkt, romantisch und idealistisch. Diese charakteristischen Eigenschaften, in Verbindung mit der für das Mittel üblichen emotionalen Überempfindlichkeit, prädestinieren die Ignatia-Patienten geradezu für **Enttäuschungen,** Kummer und Leid. Im Synthesis (11) finden wir hier:

„**Beschwerden durch Enttäuschung:**
alum., **Aur.** cocc., **IGN.**, kali-c.,
Lach., **Lyc.,** *Merc.,* **Nat-m.,** *Nux-v.,*
Op., **Ph-ac.,** plat., **Puls.,** sep., **STAPH.,**
verat.
> **alte: NAT-M.**
> **neue: IGN.**"
(Synth., Seite 22)

„**Verbittert,** verärgert: ambr., ang., ign. mang.,
nit-ac., phenob., puls., *Sulph.,* valer."
(Synth., Seite 189)

„**Abneigung gegen** *(Auszugehen/Gleichgültigkeit Vergnügen/Spielen – Abneigung/Vergnügen):*
androc., *Bar-c.,* hep., *Ign.,* lil-t., meny., olnd., *Sulph."*
(Synth., Seite 191)

Diese Enttäuschungen führen oft zu Verbitterung und Verhärtung, sekundär dann häufig wiederum zu neu inszeniertem Kummer und immer neuer Verbitterung. Das Innere eines Ignatia-Patienten ist sehr leicht zu verletzen. Dennoch fällt es den Patienten schwer – oder es ist ihnen sogar unmöglich –, ihren Emotionen freien Lauf zu lassen. Die Gefühle werden krampfartig festgehalten und führen zu einem äußerst defensiven Verhalten. Die ganze Tiefe des Kummers, der im Herzen eines Ignatia-Patienten verschlossen ist, kann enorm sein.

Da Kummer, Leid und Enttäuschung verschieden ausgestaltet werden und sich auch im organischen Bereich vielfältig manifestieren können, findet sich die Heilwirkung von Ignatia bei einer großen Anzahl seelischer und körperlicher Beschwerden:

Angefangen von geistiger und körperlicher Erschöpfung durch die alltäglichen Probleme bis hin zu traumatischen Ereignissen, wie z. B. der **Tod** eines geliebten Menschen, Verletzung durch zurückgewiesene oder **enttäuschte Liebe** oder durch den **Verlust** eines wichtigen Arbeitsplatzes. Im Synthesis (11) finden wir hierzu folgende Rubriken:

„**Liebe,** enttäuschte: ant-c., **Aur.,** *Bell.,*
Bufo, cact., *Calc-p.,* caust., *Cimic., Coff.,*
com., *Con.,* dig., *Hell.,* **Hyos., IGN.,** iod.,
kali-c., *Lach.,* **Nat-m.,** nux-m., nux-v.,
Ph-ac. phos., sep., **Staph.,** stram.,
sulph., tarent., til., tub., verat."
(Synth., Seite 23)

„**Tod** von geliebten Personen: *Ambr.,* plat.,
>**Eltern** oder Freunde, der: calc., **Caust., IGN.,**
nat-m., nux-v., plat., staph.
>**Kindes,** eines: calc., caust., *Gels.,* **Ign.,** *Kali-br.,*
lach., nux-v., ph-ac., plat., staph., sulph."
(Synth., Seite 24)

„**Tadel** (*Verzweiflung – Kritik*): agar.,
calc-sil., carc., coloc., gels., *Ign.,* med.,
OP., ph-ac., sep. *Staph., Stram.,* tarent."
(Synth., Seite 23)

„**Stellung,** des Jobs; Verlust der *(Geisteskrankheit Job/Traurigkeit – Stellung):*
Ign., pers., *Plat.,* staph."
(Synth., Seite 23)

Das Mittel ist wirksam, wenn es gilt, einen unmittelbaren Schmerz aufgrund eines bedeutenden tragischen Ereignisses zu lindern.

Ignatia ist auch ein großes Mittel für die Folgen von Schock und Schreck, für Menschen, die dem Tod nahe waren und die danach eine recht einseitige Zaghaftigkeit entwickeln und alles für verloren halten.

Angst und Furcht zieht sich durch das gesamte Mittelbild. Hierzu finden wir im Synthesis (11) Folgendes:

„**Angst: Furcht,** mit: **Acon.,** *Alum.,* alum-p., am-c., *Am-m.,* amor-r., **Anac.,** *Androc.,* ant-c., ant-t., **Ars.,** ars-s-f., *Aur.,* aur-ar., aur-s., *Bar-c.,* bar-s., bell., berb., bry., calad., *Calc.,* calc-ar., calc-s., *Canth., Carb-v.,* carbn-s., **Caust.,** chel., *Chin.,* chinin-ar., *Chinin-s.,* cic., cina clem., *Cocc., Coff.* con., *Cupr., Dig.,* dros., dulc., ferr., ferr-ar., ferr-p., gels., granit-m., *Graph.,* hell., *Hep.,* hydrog., hyos., **Ign.,** *Kali-ar., Kali-c.,* kali-i., kali-n., *Kali-p.,* kali-s., kali-sil., *Kreos.,* lach., limest-b., *Lyc.,* m-arct., *Mag-c.,* manc., mang., marb-w., meny., *Merc.,* mez., mosch., murx., nat-ar., nat-c., *Nat-m.,* nat-p., nicc., *Nit-ac.* nux-m., nux-v., onos., op., phel., *Phos., Plat.,* **Psor.,** *Puls.,* rat., *Rhus-t.,* ruta, sabin., samb., sang., **Sec.,** *Sep.,* sil., *Spig.,* spong., staph., *Stront-c.,* sulph., tab., thuj., til., valer., *Verat.,* vesp., zinc."
(Synth., Seite 9)

Zusätzlich wirkt Ignatia auch sehr gut bei emotionaler Belastung als Folge von Ärger, Verdruss, Kränkung, bei nervlichem Zusammenbruch nach lang andauerndem Stress. An Ignatia sollten wir auch denken bei Angstzuständen infolge belastender Situationen, wie sie u. a. auch in Familien vorkommen können, z. B. Scheidung. Weiterhin ist Ignatia für Menschen geeignet, die von Natur aus offen sind, jedoch unter der Belastung leben, sich ständig verstellen zu müssen, um zu überleben. Hier drückt sich der emotionale Zustand in dem Gefühl aus, sehr eingeengt zu sein.

Ignatia hat romantische Ideale und glaubt, Liebe kann Menschen verändern; ist dann aber enttäuscht, wenn der andere in alte Verhaltensweisen zurückfällt.

Ignatia ist auch hilfreich für desillusionierte Menschen, die in einer Sackgasse von Emotionen gefangen sind und die mit den Erfordernissen der Realität in Konflikt stehen.

Wichtige Symptome

Bei Karl Stauffer (12) finden wir u. a. folgende Leitsymptome:

- Konstitution: neuropathisch, Überempfindlichkeit und ausgesprochene Schwäche in der Magengrube (Plexus solaris) mit Flatulenz (3)
- Frauen und Kinder nervös, hysterisch, stets krampfbereit (2)
- wechselnde Stimmung, im allgemeinen voller Widersprüche (2)
- Folgen von Kummer und Sorgen, von Furcht und Schreck, unglücklicher Liebe, Enttäuschung und Eifersucht (3)

Blättern wir im Synthesis (11), finden wir folgende Symptome und Wertigkeiten:

wechselhafte Symptome:	– Schmerzen wechseln von Ort zu Ort (1) – Stimmungen und Launen wechselhaft, launisch (2)
widersprüchliche, paradoxe Symptome (2)	– z. B.: Übelkeit besser durch Essen (3) – im Fieberstadium der Hitze durstlos (2) – Zahnschmerz besser durch Kauen (1) – Kopfschmerz besser beim Bücken (1) – Liegen auf der schmerzhaften Seite bessert (1)

Fassen wir zusammen und ordnen all die gemachten Angaben, so können wir feststellen, dass die Krampf- bzw. Spastizitätsneigung und die wechselnde körperliche und seelische Anspannung auf allen drei Ebenen, nämlich geistig, seelisch und körperlich, vorhanden ist.

geistige Ebene (u.a.):

- Vergesslichkeit, will etwas nicht zur Kenntnis nehmen (1)
- kann keine ganzen Sätze sprechen (2)

seelische Ebene (u. a.):

- Seufzen, tief, hörbar, unwillkürlich (3)
- Gähnen (3)
- Traurig, kann aber nicht weinen (3)
- Trost verschlechtert (3)
- Trauer bei Kindern nach Bestrafung (1)

Stadien: I. Bruch, Enttäuschung
II. Introversion
III. Hysterie, Krämpfe

körperliche Ebene (u. a.): Anmerkung: Da es eine sehr große Anzahl körperlicher Beschwerden bei Ignatia gibt, seien hier nur die Wichtigsten genannt:

Kopf:	Kopfschmerz, wie von einem eingeschlagenen Nagel (2), periodisch wiederkehrend Besserung: Liegen auf der schmerzhaften Seite (1), Ohnmachtsneigung (3)
neurologisch:	Zucken der Gesichtsmuskulatur oder des ganzen Körpers (3) tonische Krämpfe einzelner Partien (2) nervöses Schaudern, mit Schmerzen (1) Konvulsionen, Chorea nach Schreck (2)
Rachen:	Globus hystericus (3)
Brust:	trockener, krampfartiger Husten (3) Gefühl, als würde eine Feder im Hals kitzeln (1)
Abdomen:	Essstörungen (Anorexie, Bulimie) (1) Leere- und Schwächegefühl im Magen (3) Magenkrämpfe, Schluckauf (3) zahlreiche Rektumsymptome
Extremitäten:	Krämpfe der Rückenmuskulatur, insbesondere nach Kummer
Schlaf:	Schlaflosigkeit (2)

Folgende charakteristische Modalitäten fallen bei Ignatia ins Auge und sollten deshalb herausgestellt werden:

- die Schmerzen sind auf sehr kleine Bezirke lokalisiert, z. B. Nagelkopfschmerz (1)
- regelmäßig, zur gleichen Stunde oder am gleichen Tag immer wiederkehrende Symptome (2)
- Abneigung gegen warme Speisen (2), Obst (1), Fleisch (2), Alkohol (1), Tabak (3)
- unbestimmtes Verlangen nach Speisen (weiß nicht worauf) (3)

- launenhafter Appetit (hat Hunger, weiß jedoch nicht worauf oder weist Angebotenes zurück) (2)

Zusammenfassend können wir Folgendes sagen: Ignatia ruft eine ausgeprägte **Hyperästhesie** aller Sinne und eine Neigung zu Verkrampfungen / Spasmen hervor. Die peripheren und zentralnervösen Störungen sind durch schnelle Veränderlichkeit, sehr sprunghafte Unbeständigkeit und durch eine paradoxe, in sich widersprüchliche Symptomatologie gekennzeichnet.

Folgende **Modalitäten** sind für Ignatia charakteristisch:

Verschlimmerung:
- durch Kummer und Erregung
- morgens
- im Freien, durch Kälte
- durch starke Gerüche
- nach dem Essen, durch Kaffee, durch Tabak
- durch Berührung

Besserung:
- durch Wärme
- beim Gehen
- durch Lagewechsel
- durch festen Druck

Differentialdiagnose

Ignatia ist wie *Aconitum, Chamomilla* und *Coffea* **übertrieben schmerzempfindlich.**

Ignatia ist wie *Nux vomica* **äußerst reizbar, überempfindlich und gerät leicht in Zorn.** Nux vomica hat auch Spasmen, Krämpfe und Tics, ist empfindlich gegen Kritik, eifersüchtig und hat eine Fülle von rektalen Erkrankungen.

Als Mittel gegen **Folgen von Erregung, Kummer, Sorge und Angst** ist Ignatia u. a. von *Aconitum, Natrium muriaticum, Opium, Veratrum album* abzugrenzen.

Im Synthesis (11) finden wir hierzu im Einzelnen:

„**Empfindlichkeit - Schmerz, gegen:**
Acon., Agar., Alum., Am-c., Ambr., anac., ang., *Ant-c.,* ant-t., arg-n., *Arn., Ars., Ars-i.,* ars-s-f., asaf., *Asar.,* **Aur.,** aur-ar., aur-m., aur-s., *Bar-c.,* bar-i., bar-s., *Bell.,* Bry., *Cact.,* calad., calc., calc-p., calc-sil., *Camph.,* cann-s., *Canth.,* caps., carb-an., carb-v., *Carbn-s.,* **Cham.,** *Chin.,* chinin-ar., cimic., cina, *Cocc.,* **Coff.,** *Colch., Con., Cupr.,* dig., *Ferr.,* ferr-ar., ferr-p., graph., hell., **Hep.,** *Hyos.,* hyper., **Ign.,** iod., ip., kali-ar., *Kali-c.* kali-m., kali-p., lac-c., **Lach.,** lact., laur., led., **Lyc.,** *Mag-c.,* mag-m., mag-p., **Med.,** meli., merc., mez., *Morph.,* mosch., mur-ac., *Nat-c.,* nat-p., *Nat-s.,* **Nit-ac.,** nux-m., **Nux-v.,** olnd., *Petr.,* ph-ac., **Phos.,** *Phyt., Plat.,* plb., **Psor., Puls.,** ran-s., *Rhus-t.,* sabad., sabin., sars., sel., seneg., **Sep., Sil.,** *Spig.,* squil., stann., **Staph.,** stram., sulph., thuj., *Tub.,* valer., verat., vesp., viol-o., *Zinc.,* zinc-p., zinc-val."
(Synth., Seite 1640/1641)

„**Beschwerde durch Zorn:**
> **Angst,** mit: **Acon.,** alum., **Ars.,** aur., *Bell.,* bry., calc., *Cham.,* cocc., coff., *Cupr., Gels.,* hyos., **Ign.,** lyc., nat-c., nat-m., **Nux-v.,** *Op.,* petr., phos., *Plat., Puls.,* rhus-t., samb., sep., stann., stram., sulph., verat.
> **Schreck,** mit: **Acon.,** *Aur., Bell.,* calc., cocc., coff., cupr., *Gels.,* glon., **Ign.,** nat-c., *Nux-v., Op., Petr., Phos., Plat., Puls.,* samb., sep., **Stram.,** sulph., zinc.,
> **stillen Kummer:** *Acon.,* alum., am-m., ars., aur., aur-ar., bell., *Bry.,* carc., cham., *Chin., Cocc., Coloc.,* gels., hyos., **Ign., Lyc.,** nat-c., *Nat-m.,* nux-v., *Ph-ac.,* phos., plat., puls., **Staph.,** verat., zinc.
> **unterdrückten Zorn;** durch: agar., aur., carc., cham., hep., *Ign.,* **Ip., Lyc.,** Nat-m., sep., **Staph.**"
(Synth., Seite 24)

Ignatia fühlt sich müde, leer, niedergeschlagen. Ihre **Schwäche** wird gewöhnlich **in der Magengrube** lokalisiert. Zu vergleichen sind hier:

– *Sepia,* das auch dieses Leere- und Schwächegefühl im Zusammenhang mit Ptose der inneren Organe und allgemeine Erschöpfung hat.
– *Phosphor* hat dieses Gefühl hauptsächlich nachts. Er muss aufstehen und etwas essen.

Im Synthesis (11) finden wir Folgendes:

„**Leeregefühl:** *(= Schwächegefühl; Ohnmachtsgefühl; vergehendes Gefühl; Hungergefühl; flaues Gefühl):*
abies-c., abrot., acon., adon., *Aesc., Agar.,* ail., *All-c.,* all-s., aloe, alum., alumn., am-c., am-m., *Ambr.,* anac., ang., **Ant-c.,** ant-t., apoc., *Aran., Arg-met., Arg-n.,* arn., *Ars., Ars-i., Asaf.,* aster., atro., aur., aur-m., *Bapt., Bar-c.,* bar-i., bar-m., bell., *Brom.,* bry., *Bufo,* cact., *Calad., Calc., Calc-p.,* calc-s., *Camph.,* cann-s., canth., *Caps.,* carb-ac., *Carb-an.,* carb-v., carbn-s., card m., *Carl.,* castm., *Caust.,* chel., *Chin.,* chinin ar., chinin-s., chlol., *Cimic., Cina,* cinnb., clem., coc-c., coca, **Cocc.,** coff., colch., *Coloc.,* con., cop., corn., *Croc., Crot-h., Crot-t.,* cupr., cupr-ar., **Dig.,** dios., *Elaps,* ery-a., euphr., fago., ferr., *Fl-ac., Gamb., Gels.,* gent-l., *Glon., Graph., Grat.,* **Hell.,** hep., *Hipp.,* **Hydr.,** *Hydr-ac., Hyos.,* **Ign.,** ind., indg., *Iod.,* ip., jatr-c., *Kali-ar.,* kali-bi., *Kali-c., Kali-chl., Kali-fcy.,* kali-i., kali-n., *Kali-p., Kali-s.,* kalm., lac-ac., **Lac-c.,** *Lach.,* lat-m., *Laur.,* lil-t., *Lob., Lyc.,* lyss., *Mag-c.,* manc., meph., **Merc.,** merc-i-f., merc-i-r., merl., mez., mosch., *Mur-ac.,* **Murx.,** myric., naja, nat-ar., *Nat-c., Nat-m., Nat-p., Nat-s.,* nicc., nit-ac., **Nux-v.,** *Olnd., Op.,* ox-ac., *Petr.,* phel., **Phos.,** phys., phyt., plan., plat., plb., **Podo.,** ptel., **Puls.,** raph., rheum., *Rhus-t.,* rumx., ruta, sabad., *Sang.,* sarr., sars., sec., seneg., **Sep.,** sil., spig., squil., **Stann.,** staph., stram.,

„**Verzweiflung:**
(Suizidneigung – Verzweiflung/Weinen – Verzweiflung):
Acon., aesc., agar., agn., all-c., aloe, *Alum.,* alum-sil., am-c., am-m., *Ambr., Anac.,* androc., ant-t., *Arg-n.,* arn., **Ars.,** ars-h., *Ars-i.,* ars-s-f., aster., **Aur.,** aur-ar., bad., bar-c., bell., ben., bov., brom., bry., bufo., cact., **Calc.,** calc-i., calc-s., *Calc-sil.,* camph., *Cann-i.,* canth., carb-an., *Carb-v.,* carbn-s., *Caust.,* cham., chel., chin., chinin-ar., chinin-s., choc., clem., *Cocc.,* **Coff.,** colch., *Con.,* crat., crot-h., *Crot-t.,* cupr., *Cupr-act.,* cur., der., dig., euper., *Gad.,* gamb., gels., *Graph.,* **Hell.,** helon., hep., hura, hydr-ac., hydrog., hyos. **Ign.,** iod., kali-ar., kali-br., kali-i., kali-n., *Kali-p.,* kreos., *Lach.,* laur., *Lept., Lil-t.,* lith-c., **Lyc.,** med., *Merc., Mez.,* morph., naja, *Nat-ar., Nat-c., Nat-m.,* nat-s., nat-sil., *Nit-ac.,* nitro-o., nux-v., *Op.,* orig., petr., ph-ac., phos., pic-ac., plat., plb., podo., **Psor.,** *Puls., Rhus-t.,* ruta, sec., sel., sep., sil., spig., stann., *Staph., Stram.,* sul-ac., sul-i., **Sulph.,** sumb., syph., tab., ther., thuj., thymol., tub., valer., **Verat.,** verb., vip., wies."
(Synth., Seite 197/198)

Sul-i., **Sulph.**, sumb., **Tab.** *Tarent.*, tell.,
Teucr., thea, thuj., til., tril-p., *Tub.*, ust., valer.,
Verat., verb., vinc., **Zinc.**"
(Synth., Seite 704/705)

Ein weiteres Charakteristikum ist die **Abneigung gegen Tabak**, der alle Ignatia-Leiden verschlimmert.

„**Tabak-Abneigung – Rauchen:**
Camph., canth., carb-an., *Casc.*, chin.,
clem., coc-c., cocc., coff., con., euphr., ferr.,
ferr-i., grat., **Ign.**, ip., jug-r., kali-bi., kali-n.,
lach., led., lob., *Lyc.*, mag-s., meph., mez.,
nat-ar., nat-m., nat-s., nicc., nux-m., *Nux-v.*,
olnd., op., ox-ac., par., phos., plat., psor.,
Puls., rhus-t., sars., sep., spig., stann., staph.,
Sulph., tarax., tell., thuj."
(Synth., Seite 1779)

Der Gemütszustand von Ignatia ist **traurig, melancholisch, weinerlich, verschlossen als Folge von Kummer, Erregung und seelischer Erschütterung.**

- *Pulsatilla* hat auch diese traurige, melancholische sorgenvolle Stimmung, ist aber nicht so verschlossen wie Ignatia, vielmehr schüchtern, sucht Sympathie und erzählt ihren Kummer jedem, um sich bedauern zu lassen.
- *Natrium muriaticum* hat auch einen melancholischen, zu Traurigkeit neigenden Charakter und weint leicht wie Ignatia und Pulsatilla, aber – und das ist typisch – Trost verschlechtert und der Kummer ist permanent und noch tiefer (im Sinne von „verhärtet").
- *Causticum* ist voller melancholischer Traurigkeit, weint leicht und sieht alles schwarz. Er hat großes Mitgefühl mit anderen und ist insbesondere um andere besorgt, die negative Stimmung ist aber permanent im Sinne von „ausgelaugt".

„**Selbstbetrachtung** *(brütet/gedanken-versunken/Meditieren/Nachdenken/Sitzen – Neigung – versunken/Verweilen):*
Acon., alum., am-m., *Anh.*, arn., *Aur.*, bell.,
bism., bov., cann-i., canth., caps., carb-an.,
carl., caust., cham., *Chin.*, choc., cic., clem.,
Cocc., cycl., dig., dros., euph., euphr.,
gink-b., **Granit-m.**, hell., hyos., **Ign.**, *Indg.*,
Ip., lil-t., luna., lyc., mag-m., meny., mez.,
mur-ac., nux-v., ol-an., olnd., op., phel., plb.,
Puls., rheum., sabad., sars., *Sep.*, stann.,
staph., stram., *Sulph.*, verat., viol-o., viol-t."
(Synth., Seite 153)

„**Sentimental,** schwärmerisch, rührselig
(Ekstase/Weinen – Betrunkenheit):
acon., *Agn.*, alco., am-c., am-m., ambr.,
ANT-C., ars., *Aur.*, berb., cimic., *Cocc.*, *Coff.*,
con., crot-h., *Cupr.*, *Cycl.*, dig., *Graph.*, hydr-ac.,
iber., **Ign.**, *Ind.*, kali-p., kreos., lach., laur., lil-t.,
lyc., manc., mur-ac., naja, nat-c., nat-m., nat-s.,
nit-ac., *Nux-v.*, ph-ac., *Phos.*, plat., plb., *Psor.*,
Puls., rhus-t., sabad., sabin., sec., *Sel.*, *Sep.*,
Stann., staph., *Sulph.*, thuj., zinc."
(Synth., Seite 153/154)

Bei **Folgen einer seelischen Erschütterung** steht Ignatia neben

- Natrium muriaticum, Phosphoricum acidum, Aurum, Causticum, Lachesis, Phosphorus, Staphisagria etc., wenn **Kummer** der Auslöser ist.
- Acontium, Calcarea carbonica, Gelsemium, Pulsatilla, Chamomilla, Nux vomica, Staphisagria etc., wenn es sich um **schlechte Nachrichten, große Enttäuschungen** oder **heftigen Zorn** handelt.
- Aconitum, Lycopodium, Natrium muriaticum, Opium, Phosphoricum acidum, Phosphorus, Pulsatilla, Silicea etc., wenn **Angst und Schrecken** die Ursache sind.

Wenn **Eifersucht** die Ursache ist, müssen wir Folgendes vergleichen:

Im Synthesis (11) finden wir u. a. folgende Rubriken:

„**Kummer:** alum., alum-p., am-m., *Ambr.,* anac.,ant-c., *Apis, Arn.,* ars., art-v., **Aur.,** aur-ar., aur-m., aur-s., bar-s., *Bell., Bry.,* cael., *Calc., Calc-p.,* caps., carc., **Caust.,** chin., clem., **Cocc.,** colch., *Coloc.,* con., cycl., cypr., dig., *Dros., Gels., Graph., Hura., Hyos.,* **Ign.,** ip., kali-br., kali-p., **Lach.,** laur., lob-c., lob-s., lyc., mag-c., naja, **Nat-m.,** nit-ac., nux-m., *Nux-v., Op.,* **Ph-ac., Phos.,** phys., pic-ac., *Plat., Puls., Samb., Sol-o.,* **Staph.,** tarent., verat., Zinc."
(Synth., Seite 23)

„**Eifersucht:** *Apis,* **Hyos.,** *Ign., Lach.,* **Nux-v.,** phos., **Puls.,** staph."
(Synth., Seite 21)

„**Schock,** seelischen:
Ign., iod., kali-p., mag-c., nit-ac., nux-m., *Op.,* ph-ac., *Pic-ac.,* plat., sil., verat."
(Synth., Seite 23)

„**Schreck: Acon.,** act-sp., agar., anac., androc., *Apis,* arg-met., *Arg-n.,* arn., ars., *Art-v.,* aster., *Aur.,* aur-m., *Bell.,* bry., *Bufo,* calc., calc-sil., camph., carbn-s., carc., *Caust.,* cham., cimic., cina, cocc., *Coff.,* coloc., crot-h., *Cupr., Gels., Glon., Graph., Hyos., Hyper.,* **Ign.,** iod., *Kali-br.,* kali-c., *Lach.,* laur., **Lyc.,** lyss., mag-c., merc., morph., nat-c., **Nat-m.,** nit-ac., nux-m., *Nux-v.,* **Op.,** *Petr.,* **Ph-ac., Phos.,** *Plat.,* **Puls.,** ran-b., *Rhus-t.,* sabad., samb., sec., *Sep.,* **Sil.,** stann., stram., sulph. verat., visc., zinc., zinc-p."
(Synth., Seite 23)

Bei **hysterischen Zuständen** stimmt Ignatia überein mit:

- *Platinum,* das zu hysterischen Frauen oder hochmütigen, arroganten Wesen passt.
- *Hyoscyamus* bei extremer Eifersucht und Argwohn mit z. T. psychotischer Ausgestaltung.
- *Asa foetida* hat den Globus hystericus wie Ignatia. Sein Abdomen ist voller Gase, das die Lungen zusammendrückt und Dyspnoe verursacht. Das Hauptcharakteristikum ist die umgekehrte Peristaltik. Es wird außerdem als ein Mittel für hochgradig hysterische Menschen betrachtet.

„**Hysterie** *(Angst – hysterisch/Delirium – hysterisch/Froh – hysterisch/Lachen – hysterisch):*
abrot., absin., *Acet-ac., Acon.,* aether, *Agar.,* agn., aloe, *Alum.,* alum-sil., am-c., am-val., ambr., aml-ns., *Anac.,* anag., anh., ant-c., apis, aqui., arg-met., *Arg-n.,* arn., *Ars.,* ars-s-f., *Art-v.,* arund., **Asaf.,** asar., asc-c., asc-t., aster., **Aur.,** aur-ar., aur-i., aur-s., bapt., *Bar-c.,* bar-i., bar-s., bell., benz-ac., borx., brom., bry., bufo, *Cact., Caj.,* calad., *Calc., Calc-s.,* calc-sil., *Camph.,* camph-br., cann-i., cann-s., *Canth., Carbn-s., Castm., Caul.,* **Caust.,** cedr., *Cham., Chen-a.,* chim., chin., chinin-s., *Chlf., Chol.,* chlor., cic., *Cimic., Cinnm.,* cob., *Coca,* **Cocc.,** *Coff., Coff-t.,* **Con.,** conv., convo-s. cop., cor-r., cot., *Croc.,* crot-h., crot-t., cupr., cypr., *Elaps, Eup-a.,* eup-pur., *Ferr.,* ferr-ar., ferr-i., ferr-p., **Gels.,** *Graph., Grat.,* hell., hura, *Hydr-ac., Hyos.,* hyper., *Ictod.,* **Ign.,** *Indg.,* iod., ip., kali-ar., *Kali-c.,* **Kali-p.,** kali-s., kali-sil., *Lac-ac.,* lac-c., **Lach.,** lact., *Lil-t.,* lob., *Lyc.,* mag-c., **Mag-m.,** mand., mang., *Merc.,* mez., *Mill.,* morph., *Mosch.,* mygal., nat-ar., *Nat-c.,* nat-hchls., **Nat-m.,** nat-p., nat-s., nat-sil., **Nit-ac.,** nitro-o., **Nux-m., Nux-v.,** ol-an., op., orig., *Pall.,* par., *Ph-ac., Phos.,* phys., **Plat.,** *Plb.,* poly-h., **Puls.,** pyrus., *Raph., Rhus-t.,* sabad., sabin., sacc-l., sang., scut., *Sec.,* senec., **Sep., Sil.,**

spira., stann., staph., *Stict.,* stram., stry-p., succ., sul-ac., sul-i., *Sulph.,* sumb., **Tarent.,** thal., *Ther.,* thuj., thyr., *Tub.,* ust., **Valer., Verat.,** vib., *Viol-o.,* visc., xan., zinc., zinc-cy., *Zinc-val., Ziz.*"
(Synth., Seite 103/104)

Bei **Selbstmord** müssen wir differentialdiagnostisch an die großen Suizidmittel, wie Arsenicum album, Aurum, Natrium sulfuricum, Nux vomica, Psorinum, Phosphor u. a., denken.

„**Suizidneigung;** Neigung zum Selbstmord *(Abscheu – Leben/Angst – Suizidneigung/Betrunkenheit – Suizidneigung/Bett – springt/Furcht – allein – aus – verletzten/Furcht – Selbstmord/Geisteskrankheit – spalten/Geisteskrankheit – Suizidneigung/getötet zu werden/Lebensüberdruß – Anblick/Liebe – enttäuschte/qualvolle Angst – Selbstmord/Raserei – Suizidneigung/Töten – sich/Untröstlich – Selbstmord/verletzen, sich zu):* alco., *Alum.,* alum-p., alum-sil., am-c., ambr., *Anac.,* anan., anh., *Ant-c., Ant-t.,* arg-n., *Ars.,* asaf., **Aur.,** aur-ar., **Aur-m.,** aur-s., *Bell.,* buni-o., *Calc.,* calc-sil., *Caps.,* carb-v., carc., caust., chel., *Chin.,* chinin-ar., cic., *Cimic.,* clem., crot-h., cur., der., dros., fuli., gels., graph., grat., hell., *Hep.,* hipp., hydr-ac., *Hyos., Ign.,* iod., *Iodof.,* kali-ar., *Kali-br.,* kreos., *Lac-d., Lach.,* lil-t., lyc., med., meli., *Merc., Merc-aur.,* mez., morph., naja, *Nat-m.,* **Nat-s.,** nit-ac., *Nux-v.,* op., orig., phos., plat., *Plb.,* **Psor.,** *Puls.,* rauw., reser., rhus-t., rumx., sarr., sec., *Sep.,* sil., *Spig.,* staph., *Stram.,* sulph., tab., tarent., ter., thea, thlas., thuj., thuj-l. tub., ust., verat., *Zinc.,* zinc-p. ziz."
(Synth., Seite 171)

„**Suizidneigung**
– Gift, durch: ars., *Bell.,* ign., lil-t., op., puls."
(Synth., Seite 172)

Paradoxie, schneller Wechsel und übersteigerte Sensibilität sind die Kernbegriffe – die Essenz – von Ignatia.

Dabei müssen die Symptome offen an der Oberfläche liegen und die Pathologie darf sich noch nicht verhärtet oder ins Unbewusste abgesetzt haben.

Die Kontinuität der emotionalen Belastung muss ununterbrochen bleiben. Die Heilwirkung von Ignatia besteht in einem mit sich selbst auszumachenden Auseinandersetzen, einem verständnisvollen Annehmen und in liebevollem Aussöhnen.

Es kann durchaus sein, dass nach der Ignatia-Gabe weitere Konstitutionsmittel angezeigt sind, wie das schon erwähnte Natrium muriaticum, Phosphor, Acidum phosphoricum oder Tuberculinum, um nur einige zu nennen, jeweils nach der Modalität und den zugrunde liegenden Symtomen (vollständiges Symptom).

Drei Ausgestaltungen der Ignatia-Pathologie in der Weltliteratur sollen im Folgenden das Arzneimittelbild von Ignatia mit Leben erfüllen.

Ignatia in Kunst und Literatur

Hierzu haben wir uns insbesondere drei Werke herausgesucht:

- „Romeo und Julia“ von W. SHAKESPEARE
- „Tagebuch der Anne Frank“
- „Gilles Frau“ von M. BOURDOUXHE

Romeo und Julia von Shakespeare

„William, Stern der höchsten Höhe“ nannte GOETHE den Genius Shakespeare.

> *„Kein Dramatiker der Weltgeschichte hat so allumfassend wie dieser die Höhen und Tiefen irdischen Daseins in ewig gültige Worte zu kleiden vermocht. Kein Dichter der Bühne hat weder vor noch nach ihm seelischen Adel und niedrige Instinkte, zarte Romantik und erschütternde Realistik, weltweiten Humor und schmerzliche Tragik so hinreißend dargestellt. Kein Schauspiel-Dichter hat je solche Rollen geschrieben, deren dynamische Kraft und poetische Schönheit in ewig junger Sprache erglänzt. Keinem außer SHAKESPEARE ist es gelungen, dürftige Kolportage und trockene Historie in klassische Bühnenwerke zu verwandeln, die alle Epochen des Theaters überlebt haben.“ (8)*

„Romeo und Julia“ ist SHAKESPEAREs erste bedeutende Tragödie. Sie entstand wahrscheinlich 1595/96 mit dem Originaltitel „The Tragedy of Romeo and Juliet“ und geht auf ARTHUR BROOKES zurück. „Romeo und Julia“ ist die erste englische Tragödie, in der die Liebe das zentrale Thema ist. SHAKESPEAREs Stück hat jeden berührt, vom Straßenkehrer bis zur Königin von England. Bis dahin standen in den Tragödien nur die Motive von Ehrgeiz, Rachsucht, Verrat und Zwist im Mittelpunkt der Handlung, wobei das Thema der Liebe eher ein Nebenmotiv darstellte.

Für die Literatur der Renaissance hat SHAKESPEARE in „Romeo und Julia“ die große und wirkliche Liebe entdeckt. Die Geschichte von den beiden Liebenden war damals in Europa allgemein bekannt, und das Stück erfreute sich schon sehr früh großer Beliebtheit beim Publikum.

Diese Tragödie wurde in über 100 Sprachen übersetzt, und auch die stattliche Zahl von 27 verschiedenen Inszenierungen auf deutschsprachigen Bühnen zwischen 1969 und 1979 spricht für die ungebrochene Anziehungskraft des Stückes bis in unsere Tage.

Dass diese immerwährende Liebesgeschichte niemals altert und inhaltlich niemals von der Mode abhängig ist, zeigte **FRANCO ZEFFIRELLIS** Verfilmung von 1967. FRANCO ZEFFIRELLI galt als einer der heftigsten, diktatorischsten und zornigsten Männer des italienischen Filmes. Ungestüm, undiplomatisch und eigenwillig war er, ebenso leidenschaftlich wie radikal. Und doch gehörte FRANCO ZEFFIRELLI zu den großen Opern- und Filmregisseuren seines Landes. Er arbeitete mit MARIA CALLAS und SALVADOR DALI zusammen. LUCHINO VISCONTI war sein Gönner und Freund. Papst JOHANNES PAUL II. war für den „kämpferischen Christen“ ZEFFIRELLI ein „planetarischer Apostel“. ZEFFIRELLI studierte Architektur, leitete eine Studentenbühne, kämpfte 1943 als Partisan gegen die deutsche Besatzung. Nur knapp entging er der Erschießung durch die Faschisten. Zusammen mit DALI entwarf er die Kulissen für hochgelobte Inszenierungen der SHAKESPEARE-Stücke „Wie es euch gefällt“ und „Troilus und Cressida“. 1953 führte ZEFFIRELLI erstmals an der Mailänder Scala Regie, 1959 am Londoner Covent Garden, 1964 an der „Met“ in New York. 1958 erregte er internationales Aufsehen mit seiner unorthodoxen Interpretation von VERDIS Oper „La Traviata“, die er 1983 opulent verfilmte. 1960 schaffte ZEFFIRELLI den Durchbruch als Theaterregisseur mit seiner Inszenierung von

SHAKESPEARES „Romeo und Julia“. 1967 wurde die Filmversion dieser Tragödie einer seiner größten Kinoerfolge. 1973 entstand sein FRANZ-VON-ASSISI-Film „Bruder Sonne – Schwester Mond“. 1995 verfilmte er den CHARLOTTE-BRONTË -Roman „Jane Eyre“.

Die Verfilmung von 1996 von **BAZ LUHRMANN** zeigt Romeo und Julia als Liebespaar der 90er. Die Neuinszenierung spielt in einem fiktiven Ort Namens Verona Beach und handelt von schnellen Autos, Drogen und Gewalt, Rockern, aber eben auch von tiefer Liebe.

Die Aussage beider Filme ist jedoch zeitlos. Begehren, Zuneigung, Liebe über alle Gesellschaftsschichten und Schranken hinweg in all ihrer Paradoxie, ihrem schnellen Wechsel und der übersteigerten Sensibilität. So überrascht es dann auch nicht, dass in der neuen Verfilmung von 1996 die Original-SHAKESPEARE-Dialoge wiedergegeben werden.

Nachfolgend eine kurze prosaische Zusammenfassung, wobei es für uns Homöopathen sicherlich ausgesprochen interessant ist, den zeitlosen Versen des überragenden Künstlers SHAKESPEARE die präzisen Prüfungssymtome des begnadeten Begründers der Homöopathie, SAMUEL HAHNEMANN, gegenüberzustellen. Deutlich zu erkennen ist hierbei, dass auch die Homöopathie zeitlos ist.

Romeo, ein Jüngling aus dem Hause der Montagues, von blendender Schönheit und edler Sitte, verehrt Rosalinde, eine schöne, doch seine Neigung kalt zurückweisende Jungfrau. Tiefer Gram erfüllt Romeos Innerstes. Dieser Schmerz beherrscht ihn so maßlos und ausschließlich, dass alles andere rings um ihn vollständig versinkt und nicht mehr für ihn da ist. Er ist verschlossen und in tiefe Melancholie versunken.

Aus dem Original, 1. Aufzug, 1. Szene:

Gräfin Montague:	„Ach, wo ist Romeo? Saht Ihr ihn heut?“
Benvolio (Neffe und Romeos Freund):	„Schon eine Stunde, Gräfin, eh im Ost die heil’ge Sonn’ aus goldenem Fenster schaute, sah ich, so früh schon wandelnd, Euren Sohn. Ich wollt’ ihm nah’n, er aber nahm mich wahr und stahl sich tiefer in des Waldes Dickicht.“
Graf Montague:	„Schon manchen Morgen ward er dort gesehn, wie er den frischen Tau durch Tränen mehrte. Und, tief erseufzend, Wolk’ an Wolke drängte. Allein sobald im fernsten Ost die Sonne, die all’erfreu’nde, den Schattenvorhang wegzuziehn beginnt, stiehlt vor dem Licht mein finstrer Sohn sich heim und sperrt sich einsam in sein Kämmerlein, verschließt dem Schönen Tageslicht die Fenster und schaffet künstlich Nacht um sich herum. In schwarzes Mißgeschick wird er sich träumen, weiß guter Rat den Grund nicht wegzuräumen.“
Benvolio:	„Wisset Ihr den Grund?“
Graf Montague:	„Ich weiß ihn nicht und kann ihn nicht erfahren.“

Der Altmeister der Homöopathie, SAMUEL HAHNEMANN (6), hat 1833 folgende, hierzu passende Symptome in der Reinen Arzneimittellehre beschrieben:

- „Kann den Schein des Lichtes nicht ertragen“ (101)
- „Der Schein des Lichtes ist ihm unerträglich“ (102)

- „Schlaflosigkeit“ (641)
- „Schlaflosigkeit, kann nicht einschlafen, und erwacht (nachts) ohne bemerkbare Ursache“ (649)
- „Früh, im Augenblick des Erwachens fühlt er eine Schwere, eine Anhäufung, Stockung und Wallung des Geblüts im Körper, mit Schwermuth“ (668)
- „Erwacht früh über grausame Träume“ (673)
- „Vermeidet den Mund aufzuthun und zu reden, maulfaul“ (783)
- „Sitzt, dem Ansehen nach, in tiefen Gedanken, und sieht starr vor sich hin, ist aber völlig gedankenlos dabei“ (789)

Von dieser hoffnungslosen Leidenschaft fast zur Verzweiflung gebracht, beschließt Romeo, seine Vaterstadt ganz zu verlassen, kann sich jedoch nicht durchringen, sein Vorhaben auszuführen.

Aus dem Original, 1. Aufzug, 1. Szene:

Romeo: „Ach, ich verlor mich selbst; ich bin nicht Romeo.
Der ist nicht hier: er ist – ich weiß nicht wo.
Hört, Vetter, denn im Ernst: ich lieb ein Weib.
Sie meidet Amors Pfeil, sie wehrt den Sturm der Liebesbitten ab.
Sie schwor zu lieben ab, und dies Gelübd'
ist Tod für den, der lebt, nur weil er liebt.“

1. Aufzug, 4. Szene:

Mercutio: „Ihr seid ein Liebender: borgt Amors Flügel und
schwebt frei in ungewohnten Höhn.“

Romeo: „Ich bin zu tief von seinem Pfeil durchbohrt,
auf seinen leichten Schwingen hoch zu schweben.
Gewohnte Fesseln lassen mich nicht frei;
Ich sinke unter schwerer Liebeslast.“

S. Hahnemann (6) hat folgende Prüfsymptome festgestellt:

- „Verlust der gewöhnlichen Heiterkeit“ (781)
- „Eine Art von Apathie im ganzen Körper“ (784)
- „Stille ernsthafte Melancholie, zu keiner Unterredung oder Aufheiterung zu bewegen“ (785)
- „Gleichgültigkeit gegen Alles“ (786)

Von Freunden wird Romeo daraufhin überredet, am Weihnachtsball der verfeindeten Familie Capulet teilzunehmen. Dort begegnet er Julia, in die er sich sofort verliebt.

Als sie aber ihre Namen erfahren und feststellen müssen, dass sie die Kinder unversöhnlicher Feinde sind, versinken beide in Trübsal. Jedoch hegen auch beide die Hoffnung, dass ihre Liebe vielleicht gerade ein Mittel zur Versöhnung ihrer Familien werden kann.

Aus dem Original, 1. Aufzug, 5. Szene:

Romeo: „Sie sind eine Capulet?
O teurer Preis!
Mein Leben ist meinem Feind als Schuld dahingegeben.“

Benvolio: „Fort! Laßt uns gehn; die Lust ist bald dahin.“

Romeo: „Ach, leider wohl! Das ängstet meinen Sinn.“

Julia: „Geh; frage wie er heißt. – Ist er vermählt.,
so ist das Grab zum Brautbett mir erwählt."

Amme: „Sein Nam' ist Romeo, ein Montague
und Eures großen Feindes einz'ger Sohn."

Julia: „So einz'ge Lieb 'aus großem Haß entbrannt!
Ich sah zu früh, den ich zu spät erkannt.
O Wunderwerk! Ich fühle mich getrieben,
den ärgsten Feind aufs zärtlichste zu lieben."

Romeo dringt noch in derselben Nacht heimlich in den Garten der Geliebten ein. Ohne seine Anwesenheit zu ahnen, vertraut Julia ihre Sehnsucht der schweigenden Nacht an. Nun gibt sich Romeo zu erkennen und gesteht Julia seine Liebe.
Aus dem Original, 2. Aufzug, 2. Szene:

Julia: „O Romeo! Warum den Romeo?
Verleugne deinen Vater, deinen Namen!
Willst du das nicht, schwör dich zu meinem Liebsten,
und ich bin länger keine Capulet!"

Romeo: (für sich) „Hör ich noch länger, oder soll ich regen?"

Julia: „Dein Nam' ist nur mein Feind
O Romeo, leg deinen Namen ab
und für den Namen, der dein Selbst nicht ist,
nimm meines ganz!"

Romeo: „Ich nehme dich beim Wort.
Nenn Liebster mich, so bin ich neu getauft
und will hinfort nicht Romeo mehr sein."

Julia: „Sag, liebst du mich? Ich weiß, du wirst's bejahn,
und will dem Worte traun; doch wenn du schwörst,
so kannst du treulos werden; wie sie sagen,
lacht Jupiter des Meineids der Verliebten.
O holder Romeo! wenn du mich liebst:
Sag's ohne Falsch!"

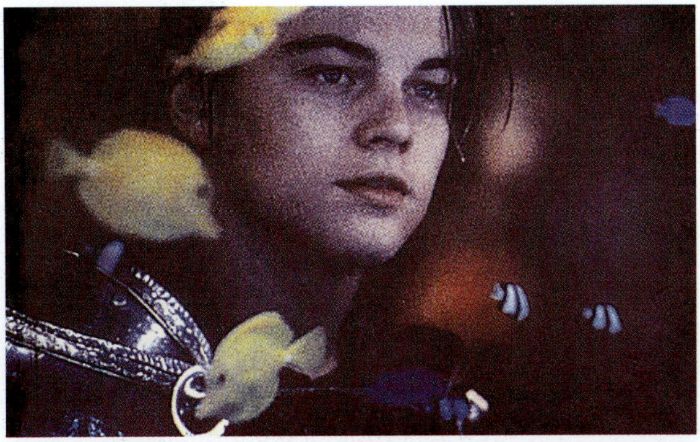

Abb. 2: Romeo: „Nenn mich Geliebter und du taufst mich neu. Ich will von nun an nie mehr Romeo sein."

Romeo: „Ich schwöre, Fräulein, beim heil'gen Mond."

Julia: „O schwöre nicht beim Mond, dem wandelbaren."

Romeo: „Wobei denn soll ich schwören?"

Julia: „Laß es ganz.
Doch willst du, schwör bei deinem edlen Selbst,
dem Götterbilde meiner Anbetung! So will ich glauben."

Das bittere Gefühl der Trennung, der mögliche Verlust des Geliebten, veranlasst beide, so schnell wie möglich zu heiraten. Julia will ihre Eltern und ihr Elternhaus verlassen, um sich Romeo „zu Eigen zu geben".

Aus dem Original, 2. Aufzug, 2. Szene:

Julia: „Wenn deine Liebe, tugendsam gesinnt,
Vermählung wünscht, so laß mich morgen wissen.
Dann leg ich dir mein ganzes Glück zu Füßen
und folge durch die Welt dir als Gebieter."

Bei S. HAHNEMANN (6) finden wir:

- „Feinfühliges Gemüth, zarte Gewissenhaftigkeit"

Romeo, der sich das Gleiche wünscht, organisiert gleich am nächsten Morgen mit Pater Lorenzo die Hochzeit. Nach der Trauung beginnt für die Liebenden eine kurze Zeit, die erfüllt ist von dem Vollgenuss ihres heimlichen Glücks und der Bangigkeit, mit der sie der Zukunft entgegensehen.

Da bricht ganz plötzlich der Hass der beiden Familien zu einem neuen blutigen Streit aus. Auch Romeo erscheint auf dem Kampfplatz, aber nur, um zu schlichten und den Angreifer zu beruhigen.

Aus dem Original, 3. Aufzug, 1. Szene:

Romeo: „Tybalt, die Ursach', die ich habe, dich zu lieben,
mildert sehr die Wut, die sonst auf diesen Gruß sich ziemt.
Ich bin kein Schurke, drum lebe wohl!
Ich seh, du kennst mich nicht."

Tybalt: „Nein, Knabe! Dies entschuldigt nicht den Hohn,
den du mir angetan: Kehr um und zieh!"

Romeo: „Ich schwöre dir, nie tat ich Hohn dir an.
Ich liebe mehr dich als du denken kannst."

S. HAHNEMANN (6) hat folgende Prüfungssymptome erkannt:

- „Ist äußerst mürrisch, tadelt und macht Vorwürfe" (770)
- „Unbeständigkeit, Ungeduld, Unentschlossenheit, Zank" (771)
- „Still vor sich hin, innerlich, ärgerlich und grämlich" (788)

Es kommt zum Kampf und Romeos bester Freund Mercutio wird von Tybalt getötet. Da kann Romeo sich nicht mehr halten und tötet in wilder Wut den Angreifer und Cousin seiner Geliebten. Wie betäubt blickt er auf den Getöteten und erkennt mit Schaudern das Entsetzliche seiner Lage und stürzt davon.

Aus dem Original, 3. Aufzug, 1. Szene:

Romeo: „Um meinetwillen wurde dieser Ritter, mein eigner Freund,
verwundet auf den Tod; mein Ruf befleckt.
O süße Julia! Deine Schönheit hat so weibisch mich gemacht,
sie hat den Stahl der Tapferkeit in meiner Brust erweicht.“

Benvolio: „O Romeo! Der wahre Freund ist tot!“

Romeo: „Am Leben! Siegreich! Und mein Freund erschlagen!
Nun flieh gen Himmel, schonungsreiche Milde!
Entflammte Wut, sei meine Führerin!
Der Geist Mercutios schwebt nah noch über unsern Häuptern hin,
und harrt, daß deiner sich ihm zugeselle.
Du oder ich! Sonst folgen wir ihm beide.“
(Sie fechten, Tybalt fällt.)

Benvolio: „Flieh, Romeo! Die Bürger sind in Wehr, und Tybalt tot.
Steh so versteinert nicht! Flieh, flieh! Der Prinz verdammt
zum Tode dich, wenn sie dich greifen.
Fort! Hinweg mit dir!“

Romeo: „Weh mir, ich Narr des Glücks!“

S. Hahnemann (6) schreibt hierzu in seiner Reinen Arzneimittellehre:

- „Dusterheit und Eingenommenheit des Kopfes“ (12)

Romeo wird zur Strafe aus seiner Heimatstadt verbannt. Dieses Urteil übt eine so furchtbare Wirkung auf Romeo aus, dass er in grenzenloser Verzweiflung seine Kleider zerreißt, sich das Haar rauft, zu Boden wirft und Geburt, Erde und Himmel verflucht.

Auch Julias Schmerz und Verzweiflung sind groß. Sie bricht zunächst in bittere Vorwürfe gegen Romeo aus, wendet sich aber dann, dies bereuend, gegen sich selbst. Julia bricht völlig zusammen.

Aus dem Original, 3. Aufzug, 3. Szene
(Gespräch zwischen Romeo und Pater Lorenzo):

Romeo: „Verbannung? Sei barmherzig? Sage: Tod!
Verbannung trägt der Schrecken mehr im Blick, weit mehr als Tod
Die Welt ist nirgends außer diesen Mauern;
nur Fegefeuer, Qual, die Hölle selbst.
Von hier verbannt, ist aus der Welt verbannt.
Und solcher Bann ist Tod.“

Romeo: „Du kannst von dem, was du nicht fühlst, nicht reden.
Wärst du so jung wie ich und Julia dein,
vermählt. Seit einer Stund’, erschlagen Tybalt,
wie ich von Lieb‘ entglüht, wie ich verbannt:
Dann möchtest du nur reden, möchtest nur das Haar dir raufen,
dich zu Boden werfen, wie ich,
und so dein künft’ges Grab dir messen.“

Amme: „O heil’ger Herr! O sagt mir, heil’ger Herr:
Des Fräuleins Liebster, Romeo, wo ist er?“

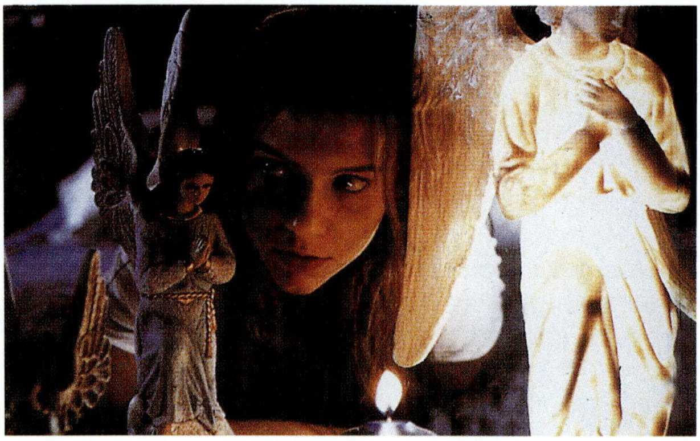

Abb. 3: Julia: „ Komm Nacht, schließ deine schwarzen Wimpern, Liebesnacht. Und gib mir meinen Romeo."

Lorenzo: „Am Boden dort, von eignen Tränen trunken."

Amme: „O, es ergeht wie meiner Herrschaft ihm, ganz so wie ihr.
Gerade so liegt sie, winselnd und wehklagend, wehklagend und winselnd, sie sagt kein Wort, sie weint und weint."

Folgendes Prüfungssymptom von S. HAHNEMANN (6) ist hier passend:

- „Verlangt unschickliche Dinge, und weint laut, wenn man sie ihm versagt" (775)

Julias Amme und Pater Lorenzo verhelfen den Verzweifelten, die letzte Nacht zusammen zu verbringen. Auch die bekannte amerikanische Homöopathin C. R. COULTER (4) weist in ihrem Buch auf das übereilte Verhalten von Ignatia in einer fiebernden Liebesbeziehung, die von den Umständen vereitelt wird, hin. In Zusammenhang mit Ignatia erwähnt sie auch Romeo und Julia und führt hierzu Folgendes aus:

„Unter dem Einfluß ihrer Leidenschaft zeigen die Liebenden die unerklärlichen Verhaltensweisen und Stimmungen des Mittels, schwanken zwischen ungezügelter Hochstimmung und vorschneller Verzweiflung. Selbst die, die ihnen nahestehen, Julias alte Amme und der Mönch, der den giftigen Schlaftrunk mischt, die es besser hätten wissen müssen und den hartnäckigen Forderungen der Liebenden nicht hätten nachgeben sollen, werden von ihrer Hysterie gefangen und handeln zweifellos, als seien sie von Ignatias 'mangelnder Urteilsfähigkeit' (Kent) geleitet."

Doch wird diese letzte Nacht der beiden Liebenden nicht wie sonst in Freude und Lust, sondern in Trübsal und Klage von ihnen durchlebt und durchlitten. Am Trennungsmorgen will Julia ihren Romeo zuerst zurückhalten, als sie die Gefahr erkennt, drängt sie ihn jedoch zu gehen.

Aus dem Original, 3. Aufzug, 5. Szene:

Julia: „Willst du schon gehn? Der Tag ist ja noch fern.
Es war die Nachtigall und nicht die Lerche,
die eben jetzt, dein banges Ohr durchdrang.
Sie singt des Nachts auf dem Granatbaum dort.
Glaub', Lieber mir, es war die Nachtigall."

Romeo: „Die Lerche war's, die Tagverkündigerin.
Die Nacht hat ihre Kerzen ausgebrannt,
der muntre Tag erklimmt die dunst'gen Höhn;
Nur Eile rette mich, Verzug ist Tod."

Julia: „Trau mir, das Licht ist nicht das Tageslicht.
Die Sonne hauchte dieses Luftbild aus,
dein Fackelträger diese Nacht zu sein,
dir auf dem Weg nach Mantua zu leuchten;
Drum bleibe noch: zu gehn ist noch nicht Not!"

Romeo: „Laß sie mich greifen, ja, laß sie mich töten!
Ich gebe gerne mich drein, wenn du es willst.
Tod sei willkommen! Julia will es so.
Nun, Herz? Noch tagt es nicht, noch plaudern wir."

Julia: „Es tagt, es tagt! Auf! Eile! Fort von hier!
Es ist die Lerche die so heiter singt.
Die Stimm' ist's ja, die Arm aus Arm uns schreckt.
Dich von mir jagt, da sie den Tag erweckt.
Stets heller und heller wird's: Wir müssen scheiden."

Romeo: „Hell? Dunkler stets und dunkler unsre Leiden!"

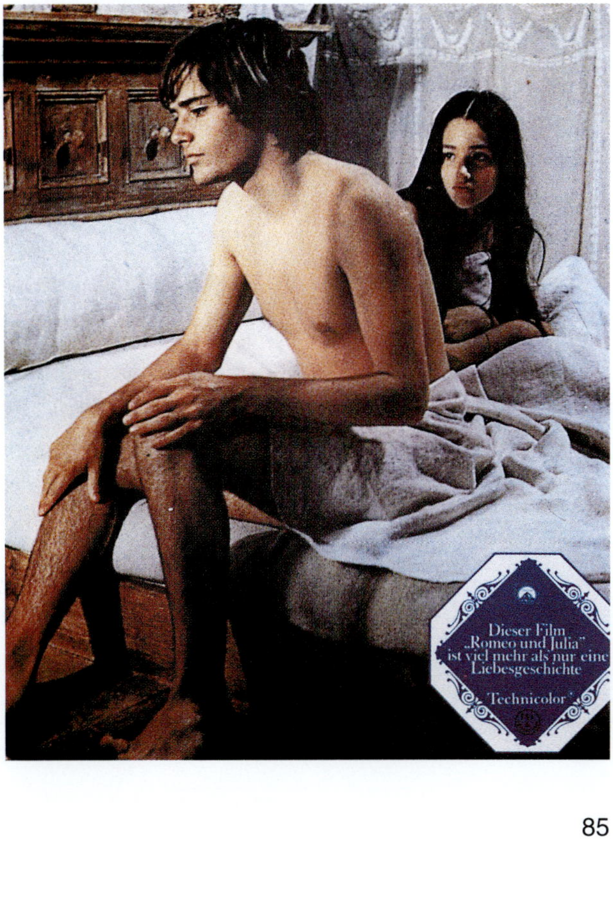

Abb. 4: „Stets heller und heller wird's. Wir müssen scheiden." „Hell? Dunkler stets und dunkler unsre Leiden."

In der Reinen Arzneimittellehre schreibt S. HAHNEMANN (6):

- „Unglaubliche Veränderlichkeit des Gemüths, bald spaßt und schäkert er, bald ist er weinerlich" (772)
- „Zärtliches Gemüth, mit sehr klarem Bewußtsein" (793)
- „Wehmüthig" (795)

Der Schmerz, dem Julia sich nach ihrer Trennung rückhaltlos überlässt, veranlasst ihre besorgten Eltern, sie zur Hochzeit mit dem Grafen Paris zu zwingen. Julias Ablehnung gegen diese Hochzeit bleibt unerhört.

Julia wendet sich in ihrer Bedrängnis an Pater Lorenzo, den die verzweifelte Stimmung von Julia dazu verleitet, ihr einen Schlaftrunk zu empfehlen, der sie in einen todähnlichen Zustand versetzen kann, was eine Beisetzung in der Gruft ihrer Väter zur Folge haben soll. Hier soll nun Romeo zur bestimmten Zeit ihr Erwachen erwarten, und Julia könnte ihn dann in die Verbannung begleiten. Mit Freude ergreift Julia den verheißungsvollen Vorschlag des Mönches. In derselben Nacht nimmt sie den Trank zu sich und verfällt bald in einen todähnlichen Schlaf.

Aus dem Original, 4. Aufzug, 3. Szene:

Julia: (Gedanken, bevor sie den Kelch leert)
Wie aber? wenn ich, in die Gruft gelegt, erwache vor der Zeit,
da Romeo mich zu erlösen kommt? Furchtbarer Fall!
Werd ich dann nicht in dem Gewölb ersticken?
Dort im Gewölb', in alter Katakombe,
wo die Gebeine aller meiner Ahnen
seit vielen hundert Jahren aufgehäuft,
wo frisch beerdigt erst der blut'ge Tybalt
im Leichentuch verwest; wo, wie man sagt,
in mitternächt'ger Stunde Geister hausen –
O wach ich auf, werd ich nicht rasend werden
umringt von all den greuelvollen Schrecken.
Ich komme, Romeo! Dies trink ich dir.

Bei S. HAHNEMANN (6) finden wir hierzu in der Reinen Arzneimittellehre Folgendes:

- „Angst, als wenn man etwas Böses begangen hätte" (750)
- „Ängstlichkeit von kurzer Dauer" (751)
- „Ängstlichkeit" (752)
- „Äußerste Angst, welche das Reden verhindert" (754)

Der Bote, der Romeo informieren soll, wird durch eine Seuche an der Abgabe des von Pater Lorenzo verfassten Briefes gehindert. Statt dessen erhält Romeo die Nachricht vom plötzlichen Tod seiner geliebten Julia. Das Schicksal seiner Gattin zu teilen, ist sofort sein einziger Gedanke.

Aus dem Original, 5. Aufzug, erste Szene:

Romeo: „Was macht mein teures Weib? Ist meine Julia wohl?
Denn nichts kann übel stehn, geht's ihr nur wohl."

Balthasar (Romeos Diener): „Ihr Körper schläft in Capulets Begräbnis und ihr
unsterblicher Teil lebt bei den Engeln.
Ich sah sie senken in der Väter Gruft.
O Herr, verzeiht die schlimme Botschaft mir."

Romeo: „Ich biet euch Trotz, ihr Sterne."

Balthasar: „Verzeiht, ich darf Euch so nicht verlassen, Herr.
Ihr seid so blaß und wild, und Eure Blicke weissagen Unglück."

Romeo: „Ich komme gleich zu Haus.
Wohl, Julia! Heute nacht ruh ich bei dir."

Bei S. HAHNEMANN (6) finden wir hierzu im oben genannten Werk:

- „Fixe Idee, z. B. von Musik und Melodien, abends vor und nach dem Niederlegen" (790)
- „Eine fixe Idee, die er in Gedanken verfolgt, oder im mündlichen Vortrage allzu eifrig und vollständig ausführt" (791)

Er besorgt sich bei einem Apotheker das stärkste Gift und dringt heimlich in die Gruft seines Feindes ein. Beim Anblick Julias bricht Romeo in heftige Klagen aus. Unter Liebesbeschwörungen leert er das Fläschchen Gift.

Aus dem Original, 5. Aufzug, 3. Szene:

Romeo: „Liebe Julia, warum bist du so schön noch?
Soll ich glauben – Ja, glauben will ich (komm lieg mir im Arm)
Ich will aus diesem Palast dichter Nacht, nie wieder weichen.
Hier, hier will ich bleiben.
Augen, blickt euer letztes!
Arme, nehmt die letzte Umarmung!
und o Lippen, ihr, die Tore des Odems, siegelt mit rechtmäß'gem Kusse,
den ewigen Vertrag dem Wuchrer Tod.
Komm, bittrer Führer! Widriger Gefährt'! Verzweifelter Pilot!
Nun treib auf einmal sturmerkranktes Schiff in Felsenbrandung!
Dies auf dein Wohl, wo du auch stranden magst!
Dies meiner Lieben! Und so im Kusse sterb ich."

Romeo stirbt in dem Moment, als Julia erwacht und zärtlich nach Romeo ruft und ihn tot neben sich vorfindet. Julia erkennt die Situation, kein Wort der Klage entflieht ihren Lippen, nur Worte der Liebe und der Hingabe. Sie fasst den Dolch ihres Gatten und ersticht sich.

Aus dem Original, 5. Aufzug, 3. Szene:

Julia: (erwachend) „O Todesbringer! Wo ist mein Gemahl?
Wo ist mein Romeo?"

Lorenzo: „Kommt Fräulein, flieht. Komm, o komm.
Dein Gatte liegt an deinem Busen tot,
Verweil mit Fragen nicht, die Wache kommt.
Geh, gutes Kind. Ich darf nicht länger bleiben."

Julia: „Geh nur, entweich! denn ich will nicht von hinnen
Was ist das hier?
Ein Becher, festgeklemmt in meines Trauten Hand?
Gift, seh ich, war sein Ende vor der Zeit.
O Böser! alles zu trinken, keinen güt'gen Tropfen mir zu gönnen,
der mich zu dir brächt'?
Ich will Dir deine Lippen küssen.
Ach vielleicht hängt noch ein wenig Gift daran

und läßt mich an einer Labung sterben. (Sie küßt ihn.)
Deine Lippen sind warm. –
Wie? Lärm? – dann schnell nur –
(Sie ergreift Romeos Dolch.)
O willkommener Dolch!
Dies werde deine Scheide. Roste da, und laß mich sterben."
(Sie fällt auf Romeos Leiche und stirbt.)

Anhand der Geschichte von Romeo und Julia können wir sehr schön die für Ignatia typischen **„unglaublichen Veränderlichkeiten des Gemüths"** (S. HAHNEMANN) erkennen. Die Hauptdarsteller erleben extreme Stimmungswechsel, schwanken ständig zwischen „himmelhoch jauchzend" und „zu Tode betrübt". NASH meint hierzu, kein Mittel kommt Ignatia bei Stimmungswechseln gleich.

Diese übersteigerte Verzweiflung führt dann schlussendlich zu dem von SHAKESPEARE sehr feinfühlig beschriebenen, übereilten Selbstmord von Romeo und Julia. Auch hier finden wir das **Paradoxe, den schnellen Wechsel und die Hypersensibilität unseres Arzneimittels.**

Das Tagebuch der Anne Frank

Das „Tagebuch der Anne Frank", das in über 55 Ländern erschienen ist und von dem über 20 Millionen Exemplare verkauft wurden, ist nicht nur ein Zeitdokument, sondern auch eine präzise Darstellung der körperlichen, seelischen und geistigen Entwicklung eines jungen Mädchens zur Frau, unter ganz besonderen äußeren und inneren Bedingungen, unter extremen Einschränkungen und Abhängigkeiten. ANNES Lebensgeschichte muss man im Zusammenhang mit der Geschichte ihrer Zeit sehen, einer Zeit, die es den Menschen nicht leicht machte, etwas anderes zu sein als Opfer oder Täter. ANNE FRANK hat noch nicht einmal 16 Jahre gelebt. Vieles von dem, was ihr Leben ausmachte, geschah zwangsläufig. Sie hatte wenig Raum für Entscheidungen.

ANNE FRANK wurde am 12. Juni 1929 als Tochter großbürgerlicher Eltern geboren. Und sie war Jüdin.

Zu ihrem 13. Geburtstag bekam ANNE ihr erstes Tagebuch geschenkt, dem sie, wie sie schreibt, alles anvertrauen wollte und von dem sie hoffte, dass es eine große Stütze für sie sei. Sie personifizierte es, indem sie eine persönliche Beziehung aufbaute, zu einer „Freundin", der sie den Namen Kitty gab.

ANNE war im Februar 1933 nach Amsterdam gekommen. Sie besuchte den Montessori-Kindergarten und absolvierte die ersten Schuljahre in der Montessori-Schule, musste dann jedoch in eine jüdische Schule wechseln. Sie stand oft im Mittelpunkt, war gesellig, neugierig und gesprächig. Das Lernen fiel ihr leicht.

Kurz nach dem Tod ihrer Großmutter, zu der ANNE ein sehr intensives Verhältnis hatte, musste ANNE mit ihren Eltern und ihrer Schwester untertauchen. Sie war darüber sehr erschrocken, weinte, musste jedoch das Unvermeidliche akzeptieren.

Im „Hinterhaus" lebte die gesamte Familie FRANK, zusammen mit Familie VAN PELS, mit derem Sohn PETER und einem gewissen Herrn PFEFFER. Das bedeutete, dass acht nach Alter, Herkunft und Charakter so verschiedene Menschen auf ca. 50 qm zusammengepfercht über zwei Jahre leben mussten.

Eine Umstellung, die für alle Betroffenen sehr einschneidend war, man bedenke nur den jähen Wechsel von der großen Wohnung und dem „Sich-frei-bewegen-Können", auf die Enge und das Eingesperrtsein im „Hinterhaus".

Hier erlebten drei Jugendliche, nämlich ANNE, ihre Schwester und PETER, einen Alltag ohne Abwechslung, ohne körperliche Bewegung, ohne tägliche Pflichten – und das über Wochen und Monate, ohne dass ein Ende abzusehen war.

Zunächst empfand ANNE das Untertauchen als Abenteuer. Sie wollte sich nicht unterkriegen lassen. Traurigkeit, Ärger und Angst wechselten sich ab mit Fröhlichkeit.

Am 20. November 1942 schreibt sie in ihr Tagebuch: „Wir hören Berichte über die traurigen Schicksale von Bekannten. Es ist grauenhaft und barbarisch. Es herrscht im Hinterhaus eine Niedergeschlagenheit, die das Hinterhaus in ein Trauerhaus verwandelt. Manchmal glaube ich, ich kann es kaum noch ertragen."

ANNES Angst, von den Nazis in ihrem Versteck entdeckt zu werden, wurde dadurch noch verstärkt, dass ihre Eltern sie häufig ermahnten, sich ruhig und unauffällig zu verhalten. Eine zweite konkrete Angst beschreibt sie als Angst vor Flugzeugen und Schießereien. Sie fühlte sich der Bedrohung von außen hilflos ausgeliefert. Zweifel machten sich breit: „Wird alles gutgehen?"

Tagebucheintrag 30. Januar 1943: „Liebe Kitty – ich bin außer mir vor Wut, aber ich darf es nicht zeigen. Ich möchte mit den Füßen stampfen, schreien. Ich möchte Ihnen entgegenschreien: 'Lasst mich doch, gönnt mir doch Ruhe.' Muss ich jeden Abend meine Kissen nassweinen und mit brennenden Augen und zentnerschwerem Kopf einschlafen? Laßt mich, ich möchte fort von allem, am liebsten hinaus in die Welt. Aber es nützt nichts. Sie haben ja keine Ahnung von meiner Verzweiflung. Sie wissen nichts von den Wunden, die sie mir schlagen."

ANNE FRANK sah den Weg, der vor ihr lag in einem dunklen Licht. Auch Todesangst musste sie durchleben.

Am 16. September 1943 schreibt sie: „Ich schlucke jeden Tag Baldriantabletten gegen Angst und Depressionen, aber das verhütet doch nicht, daß meine Stimmung am Tag darauf noch miserabler ist." Sie fragt sich nach dem Sinn des Lebens. Das Eingesperrtsein sieht sie als Symbol für Hoffnungslosigkeit.

Am 29. Oktober 1943 schreibt sie: „Ich lege mich hin und schlafe, um die Stille und auch die schreckliche Angst abzukürzen, denn abzutöten ist sie nicht."

Tiefe Verzweiflung machte sich breit. Sie fand Trost in Gott und vertraute auf ihn. Das half ihr, ihre Lebensangst zu vermindern. Nach außen war ANNE fröhlich, lachte, gab freche Antworten – innen sah es jedoch ganz anders aus – da war sie die stille, verzweifelte, hoffnungslose ANNE.

8. November 1943 Brief an Kitty: „Wenn Du meine Briefe einmal hintereinander durchlesen würdest, würdest Du merken, in welch verschiedenen Stimmungen sie geschrieben sind. Es ist dumm, daß ich hier im Hinterhaus so abhängig bin von Stimmungen. Aber ich bin es nicht allein, wir sind es alle. ... Du merkst sicher, daß ich wieder in einer ganz niedergeschlagenen Stimmung bin, und es liegt kein Grund vor."

24. Dezember 1943: „Ich habe schon öfter davon gesprochen, daß wir hier alle sehr unter Stimmungen leiden. Bei mir wird das in letzter Zeit immer stärker: 'Himmelhochjauchzend, zu Tode betrübt'. 'Himmelhochjauchzend' bin ich, wenn ich daran denke, wie gut wir es hier haben, besonders im Vergleich zu anderen jüdischen Menschen. 'Zu Tode betrübt', ja es überfällt mich, wenn ich höre, wie das Leben draußen weitergeht."

Am 7. März schreibt sie: „Ich stand allein vor der schwierigen Aufgabe, mich so zu verändern, dass ich keine Tadel mehr hören mußte, die drücken mich nieder bis zur schrecklichen Mutlosigkeit."

Ihre ganze Entwicklung stand im Zeichen dieses Kampfes mit der eigenen Widersprüchlichkeit, mit den zwei Seiten ihrer Persönlichkeit, die in ständigem Widerstreit lagen. Einerseits war sie hochsensibel und dünnhäutig, andererseits spöttisch und frech.

Sie verfügte über einen scharfen Verstand, andererseits verspürte sie eine tiefe romantische Sehnsucht. Auch Gefühle und Stimmungen waren gekennzeichnet vom Gegensatz und Zwiespalt: euphorische Glücksgefühle und depressive Zustände, Lebenslust und Angst, Hoffnung und Resignation.

Ihre romantische Seite erlebte ANNE mit PETER, einem ruhigen, zurückhaltenden Jungen, der für ANNE die ideale Voraussetzung bot, etwas in ihn hineinzudenken. ANNE, die ihre körperliche Entwicklung zur Frau im „Hinterhaus" erfuhr, wollte unbedingt eine Liebesgeschichte erleben.

Ihr Interesse an PETER war schlagartig da, ausgelöst durch einen Traum. In diesem Traum wurde sie sich ihrer eigenen Sehnsüchte bewusst. Sie träumte von Zärtlichkeit und körperlicher Nähe. Doch im „Hinterhaus" gab es nur einen Jungen, nämlich PETER, mit dem sie ihre so plötzlich und vehement erwachten emotionalen und sexuellen Bedürfnisse ausleben konnte. Sie musste ihn hochstilisieren, damit sie sich in ihn verlieben konnte.

Sie erlebte eine Liebesgeschichte mit Höhen und Tiefen, mit Gefühlstumulten und Momenten überschwappenden Glücks. Am 13. Juni 1944 löste sie sich jedoch von PETER, der zwar lieb und gut war, trotzdem enttäuschte sie vieles an ihm. Sie erkannte, dass sie sich ein Traumbild von ihm geschaffen hatte.

Nach ihrer Entdeckung am 4. August 1944 wurden die Untergetauchten nach Auschwitz gebracht. Für ANNE fing nun ein Leben an, das an Grausamkeit und Leiden kaum vorstellbar war. ANNE musste erleben, dass ein Mensch nichts galt. Nach kurzer Zeit in Auschwitz wurden sie und ihre Schwester MARGOT nach Bergen-Belsen überstellt und somit von ihren Eltern getrennt.

Dort waren sie in überfüllten Baracken untergebracht, bei Kälte und ohne Essen. Das Lager war überfüllt, als ANNE und MARGOT dort ankamen, es fehlten die hygienischen Einrichtungen. Krankheiten brachen aus, und da es fast keine Medikamente gab, konnte auch eine Typhusepidemie nicht eingedämmt werden. Beide Mädchen starben daran. Von den acht Untergetauchten überlebte nur ANNES Vater dieses Inferno.

In der Lebensgeschichte von ANNE FRANK können wir aufgrund ihrer Tagebucheintragungen einige typische Ignatia-Beschwerden erkennen:

Blättern wir im Synthesis (11), finden wir folgende Gemütssymptome:

S. 5 Angst (2)
S. 23 Beschwerde durch seelischen Schock (2)
S. 23 Beschwerde durch Schreck (3)
S. 23 Beschwerde durch Tadel (2)
S. 23 Beschwerde durch schlechte Nachrichten (2)
S. 24 Beschwerde durch Zorn (3)
S. 24 Beschwerde durch unterdrückten Zorn (2)
S. 62 Furcht (3)
S. 111 stiller Kummer (3)
S. 154 sentimental (3)
S. 164 veränderliche, wechselhafte Stimmung (3)
S. 176 Traurigkeit (3)
S. 242 Weinen (3)
S. 254 Zorn abwechselnd mit Fröhlichkeit (2)

Die Scheinwelt / innere Traumwelt von ANNE FRANK stimmt mit der äußeren / wirklichen Welt (Realität) nicht überein. Hier das feine, sensible und innere Erleben, dort die graue, brutale, tödliche Normalität. An dem äußeren / faschistischen Zwang geht sie zugrunde.

„Gilles Frau“ von Madeleine Bourdouxhe

In dem Drama „Gilles Frau“ von Madeleine Bourdouxhe wird eine leidenschaftliche, selbstlose Liebe sehr eindrucksvoll beschrieben. Der Roman wurde nach seinem Erscheinen 1937 von der Pariser Kulturszene enthusiastisch aufgenommen. Doch erst vor kurzem wurde er von Feministinnen wieder gelesen und für unsere Zeit neu entdeckt. Als Roman besitzt „La Femme de Gilles“ viele Merkmale der klassischen Tragödie in ihrer Schlichtheit und Unentrinnbarkeit.

Hier eine kurze Beschreibung der Innenwelt von Elisa, Gilles Frau.

Elisa lebte zusammen mit ihrem Mann Gilles, einem Fabrikarbeiter und ihren beiden kleinen Zwillingstöchtern am Rande einer Industriestadt. Erfüllt von der Liebe zu ihrem Mann, wartete sie jeden Tag sehnsüchtig auf die Heimkehr von Gilles. Sie bewunderte ihn, er war ihr Leben. Diese Familienidylle zerbrach, als Gilles sich plötzlich sehr stark zu Victorine, Elisas jüngerer Schwester, hingezogen fühlte.

Die feinfühlige Elisa bemerkte die Veränderungen, die von ihrem Mann und ihrer Schwester ausgingen. Sie empfand Angst vor der plötzlichen Bedrohung und mochte sich dem nicht stellen.

Wochen später erst war sie in der Lage, sich einzugestehen, dass Gilles sie nicht mehr liebte. Sie wollte ihn um Hilfe bitten, wie sie es immer tat, musste jedoch erkennen, dass sie in ihrem Leid allein war. Sie biss die Zähne zusammen, weinte lautlos und kämpfte um ihre Beherrschung. Sie gewöhnte sich an den Schmerz, der ihren Körper und ihre Seele durchdrang, und ihr Leben verlief weiter in der Monotonie; wie es zu glücklichen Zeiten verlaufen war, so verlief es auch jetzt, im Unglück.

Auch die beiden Kinder, die Elisa sehr liebte, konnten ihr keinen Trost geben, da sie für Elisa die Fortsetzung ihrer Liebe zu Gilles waren.

Die innere Wandlung blieb Elisas sorgsam gehütetes Geheimnis. Sie lächelte unverändert auf ihre schöne, aufrichtige Art, bewegte sich ebenso lebhaft wie anmutig und ihr Blick war strahlend und heiter wie immer.

Sie lebte weiter in der Hoffnung, Gilles würde zu ihr zurückkommen, da ihre Liebe so stark war, dass er sich ihr nicht einfach entziehen konnte. Ihre Tage bestanden aus Warten, Warten auf Gilles Rückkehr, auf winzige Zärtlichkeiten von ihm und aus der Hoffnung, die ihr half, zu überleben. Es vergingen viele Nächte, in denen sie wach lag und lautlos in ihre Kissen weinte.

Ihre Gedanken drehten sich nur um Gilles.

Die Wochen verstrichen, ohne dass sich das Geringste veränderte. Auch die Geburt des dritten Kindes, an welches sie so viele Hoffnungen geknüpft hatte, veränderte nicht das Geringste. Durch die Enttäuschung hatten die Kräfte Elisas nachgelassen. Sie fühlte sich so allein in ihrem Schmerz.

Als Victorine sich anderen Männern zuwandte, litt Gilles sehr unter dieser Situation, und er weinte sich bei seiner Frau aus und gestand ihr alles. Und obwohl Elisa sehr litt, tröstete sie ihren Mann und zeigte Verständnis.

Seit fast einem Jahr lebte sie nun ohne Gilles Liebe; sie hatte das Gefühl, es sei nur ein einziger, endlos langer Tag ohne Hoffnung. Aufgrund Victorines Untreue kam es zu einer heftigen Auseinandersetzung zwischen Gilles und Victorine, und sie trennten sich.

Elisas Gedanken kreisten ausschließlich um Gilles, sie hielt Hilfe und Trost für ihn bereit. Gilles Gedanken kreisten ausschließlich um ihn selbst. Elisa half ihm tatsächlich. Gilles ging es besser. Wochen später gesteht Gilles Elisa, er habe Victorine getroffen, und sie habe ihn kaltgelassen. Er sah seinen Irrtum ein. Jetzt erfüllte ihn nur noch eine große Gleichgültigkeit.

Elisas Herz raste. Der ersehnte Augenblick war da! Sie konnte endlich wieder anfangen zu leben. Doch im Moment war sie so müde und ging ins Bett. Erst in der Nacht erinnerte sie sich ihrer Hochstimmung und empfand diese plötzlich als etwas Totes. Sie merkte auf einmal, dass in ihrem Herzen etwas verwelkt war.

Elisa bestand aus nichts anderem als aus der Liebe zu Gilles. Ohne diese Liebe war sie nichts. Sie war erfüllt von einer merkwürdigen Leere und sie konnte ohne diese Liebe nicht leben, nicht einen einzigen Tag.

Sie verübte Selbstmord.

In dem Roman „Gilles Frau“ wird aufgezeigt, dass der Auslöser für Ignatia-Situationen stets auf einen konkreten, klar definierten Kummer zurückzuführen ist. Der Auslöser bei Elisa war die Enttäuschung, Kränkung und Demütigung, die ihr Ehemann Gilles durch seine Untreue verursacht hatte.

Sehr einfühlsam werden auch die emotionale Belastung und der stille Kummer, den Elisa erträgt, beschrieben. Als sie ihre Situation erkennt, verübt sie Selbstmord.

Wir finden hierzu im Synthesis (11) folgende Rubriken:

S. 21	Beschwerde durch verletzte Ehre (1)
	Beschwerde durch Eifersucht (2)
S. 22	Beschwerde durch Enttäuschung (4)
	Beschwerde durch Erwartungsspannung (3)
S. 23	Beschwerde durch Kummer (3)
	Beschwerde durch Kränkung / Demütigung (3)
	Beschwerde durch enttäuschte Liebe (4)
	Beschwerde durch seelischen Schock (2)
	Beschwerde durch Sorgen (1)
S. 111	Stiller Kummer (3)
S. 171	Suizidneigung (2)
S. 176	Traurigkeit (3)
S. 242	Weinen (weinerliche Stimmung) (3)

Auch hier ist das Paradoxe der Höhepunkt und gleichzeitig das Ende der Erzählung. Gilles kommt zu seiner Frau zurück und glaubt für sich, es sei alles wieder in Ordnung. In dieser Situation, nach der sich Elisa so lange gesehnt hatte, verübt sie Selbstmord. Schließlich gehen beide durch den **plötzlichen Wechsel – „rapid alternations“ – zwischen Hoffnung und Enttäuschung und die an sich paradoxe, widersinnige Reaktion** zugrunde.

Kasuistik: Ignatia und Neurodermitis

Ein 8-jähriger Junge kam zur Vorstellung wegen einer zunehmend stärker werdenden Neurodermitis mit starkem Juckreiz (endogenes Ekzem), das sich durch Schwitzen, Süßigkeiten und „Stress“ verschlechterte. Besserung hingegen durch Seesonne und durch Zusammensein mit seinem Vater.

Auf Befragung war zu erfahren, dass der Vater als Schulungsleiter für Autoverkäufer unter der Woche weg war. Von der Mutter wurde ihm ein Verhältnis mit einer seiner zahlreichen Sekretärinnen unterstellt, was sich später auch bestätigt hat. Als größten Wunsch gab der kleine Patient an, dass der Vater wieder hier arbeiten sollte.

Die Mutter des Jungen klagte parallel hierzu über Globusgefühl, Herzrasen und meinte: „Ich kann nicht mehr.“ Beide, Mutter und Sohn, erhielten Ignatia in einer C 200 und berichteten nach zwei Wochen, dass ihnen das Mittel gut getan hätte, wobei die Mutter zu einem bewährten Psychotherapeuten überwiesen wurde und später noch Natrium muriaticum erhielt.

Die Frau konnte ihrem Mann den Seitensprung vergeben. Sie zogen zusammen in eine kleine Schwarzwaldgemeinde und leben seitdem zufrieden.

Kasuistik: Ignatia – Bauchkrämpfe und Verhaltensveränderungen durch Kummer

Schlankes, hochgewachsenes, schlaksiges 16-jähriges Mädchen mit langen Extremitäten, blasser Haut, klarem offenem Gesicht, lebhafter Mimik, dünnem Haar. Das Kind ist sehr sensibel, leicht überreizt durch Erlebnisse und Sinneseindrücke. Euphorisch, ausgelassen bis niedergeschlagen, gedrückt. Großes Harmoniebedürfnis. Sie sucht Gesellschaft, beim Alleinsein eher bedrückt und gelangweilt. Sie ist sehr beliebt, freundlich im Umgang, belebend in der Gruppe, am Abend aber dann oft überreizt, unausgeglichen. Sie richtet sich oft nach anderen, bei Zurücksetzung eigener Bedürfnisse. Erschöpfbar, Konzentrationsprobleme. Ängstlich in Dunkelheit, beim Alleinsein. Benötigt Licht beim Einschlafen, abends unruhig, schläft unruhig, Träume von „schlimmen Dingen", Nachtschweiße, vor allem am Kopf, Hitzeempfindungen im Bett, die am Schlafen hindern. Liebt über alles Eis und kalte Getränke. Mag kaum Süßigkeiten, eher herzhafte Speisen. Häufige Bauchschmerzen, Foetor ex ore. Keine auffällige Blutungsneigung, aber rezidivierende Hämatome an Schienbeinen und Armen. Bei Erkältungen finden sich vorwiegend Tracheitis, oft „Kitzelhusten". Ab und zu unwillkürlicher Harnabgang bei Aufregung, Lachen. Verschlechterung bei Kälte, abends, beim Alleinsein. Verbesserung nach Ruhe und Schlaf.

Konstitutionstyp: Phosphorus

Das junge Mädchen verlor innerhalb von sechs Wochen Tante und Großmutter mütterlicherseits und den Großvater väterlicherseits durch Tod. Sie reagierte darauf mit Depressionen, angstvollem Sichzurückziehen, Kontaktverweigerung, Eltern sollten die gemeinsame Wohnung nicht mehr verlassen. Psychologische Interventionen, lange familiäre Gespräche, ein gemeinsamer einwöchiger Urlaub brachten keine wesentliche Besserung. Verabreichung von Phosphor C 200 und C 1000 (Firma Schmidt-Nagel) je 2 bis 3 Globuli ohne wesentlichen Effekt.

Die Verhaltensauffälligkeiten wechseln zwar, bleiben aber insgesamt über 3 bis 4 Wochen unverändert. Die Patientin weint täglich, hat Bauchkrämpfe, wird phasenweise apathisch, inaktiv. Sie wird mehrfach von der Schule nach Hause gebracht, die schulischen Leistungen sinken ab. Sie will nicht mehr sprechen, nichts essen. Nach Nichtansprechen des „eigentlichen" Konstitutionsmittels (s. o.) verordnen wir Ignatia C 30 (Firma Gudjons) 1 x 3 Globuli an zwei aufeinanderfolgenden Tagen.

Repertorisation

Beschwerde, Tod Eltern, Verwandte oder Freunde von:	SR I, Sp. 16	Ign. (4)
Kummer nach Verlust von Dingen	SR I, Sp. 568	Ign. (3)
Stimmung veränderlich, unbeständig	SR I, Sp. 761	Ign. (3)
Erschöpfung durch langandauernden Kummer	SR I, Sp. 804	Ign. (3)
Schlaflosigkeit durch Kummer	Kent I / 382	Ign. (2)
Bauchschmerzen nach innerer Erregung	Kent III / 543	Ign. (3)

Im Verlauf der nächsten drei Tage wird das Kind deutlich aktiver und lebhafter, sie spricht über ihren Kummer und äußert, dass es der „Liebe Gott" doch wohl übertrieben habe. Sie beginnt zu essen und besser zu schlafen. Nach einer Woche: Ignatia C 200. Nach weiteren zwei Wochen berichten die Eltern, dass ihre Tochter wieder nach außen

Kontakte knüpfe, viel weniger ängstlich sei und die Eltern das Haus ohne Sorgen verlassen könnten. In den nächsten Wochen hält die Besserung weiter an.

Beurteilung

Ein interessanter Fall, in dem durch eine starke Kummersymptomatik das „eigentliche", tiefere Konstitutionsmittel nicht greifen konnte. Durch Ignatia wird zunächst die eigentliche Kummerschicht „abgetragen".

Kasuistik: Ignatia und Enteritis

Kind Natalie, 3 Jahre, wohnhaft mit ihren Eltern am Luganer See, kommt seit 10 Monaten mit der Mutter zu den Großeltern zu Besuch. Kind in zweiter Ehe der Mutter (47-jährige Apothekerin; Vater 60-jährig, Pensionär). Beide Eltern arbeiten nicht mehr, wollen sich ausschließlich auf sich selbst und auf das gemeinsame Kind konzentrieren. Besonders intensiv sei die Beziehung zwischen Vater und Kind. Das gemeinsame Leben der letzten Jahre sei ausgesprochen harmonisch gewesen, besonders seit Natalie auf der Welt sei. Das Kind war nie krank bis auf einzelne leichte grippale Infekte. Vorsorgen und Entwicklung unauffällig.

Spontanbericht

Natalie wird vorgestellt wegen Bauchschmerzen, Erbrechen, dabei sehr still bis teilnahmslos, sei sonst sehr lebhaft, jetzt beherrschte Ängstlichkeit. Verhalten zur Mutter teils anhänglich, teils ablehnend.

Klinisch-internistische Untersuchung: zierliches, asthenisches Kind, große dunkle Augen, braune Haare, Zeichen einer leichten Enteritis bei mäßigem Infekt der oberen Atemwege. Sonographie des Abdomens, serologische Untersuchung, Urin- und Stuhluntersuchung ohne pathologischen Befund.

Verordnung

Diät, Flüssigkeit, Ruhe, Zuwendung, Bauchwickel. Am nächsten Tag Zunahme der Symptomatik mit gehäuften Bauchkrämpfen, heftige Phasen mit Anhänglichkeit und mit Ablehnung der Mutter. Stille bis Apathie, Phasen von „Nichts-essen-Wollen" und dann Äußerung von Hunger, wechselnd. Nach Essen besser, heftige Krämpfe im Magen-Darm-Bereich nach 2 bis 3 Stunden. Mutter ist zutiefst beunruhigt. Lokalbefund unverändert, eher besser.

Daraufhin homöopathische Anamnese (siehe auch oben): zierliches, sensibles Kind, lebhaft, freudig, aufgeweckt. Oft schreckhaft bis ängstlich, verletzbar, möchte viel Zuwendung. Bei Enttäuschung heftiges Weinen oder Zurückziehen, „sich in die Ecke verkriechen". Schlaf gut, nur nach aufregenden Tagen Unruhe im Schlaf und Träume. Abneigung gegen Fleisch und Wurst. Habe häufiger Beschwerden nach dem Essen. Weitere Anamnese zu Modalitäten warm, kalt, Tag, Nacht, Meer, Berge usw. unergiebig **(gelenkter Bericht).** Bisher keine besonderen Erkrankungen gehabt.

Repertorisation:

KENT:	Kummer, behält ihn für sich	I/66	Ign. 2
	Kummer, stiller	I/66	Ign. 3
	Stimmung wechselt	I/99	Ign. 3

	Schlaflosigkeit durch Kummer	I/382 Ign. 2
	Bauchschmerz, anfallsweise	III/541 Ign. 2
	Bauchschmerz, nach innerer Erregung	III/543 Ign. 3
	Abneigung gegen Fleisch	III/417 Ign. 2
Synthetisches Repertorium:	Kummer nach Verlust von Dingen	SR I, Sp. 568 Ign. 3
	Kummer, stiller	SR I, Sp. 569 Ign. 3
	veränderliche, unbeständige Stimmung	SR I, Sp. 761 Ign. 3
	Erschöpfung, durch langandauernden Kummer	SR I, Sp. 804 Ign. 3

Therapie und Verlauf

Nach einer Gabe Ignatia D 30 schläft das Mädchen sehr unruhig, wälzt sich hin und her, spricht, schreit auf, schwitzt. Am nächsten Morgen ist sie wie umgewandelt, hat keine Beschwerden mehr, erzählt munter und fragt, wann endlich der Papa kommt. Gegen Nachmittag, 16.00 Uhr, erneut Bauchkrämpfe, nachdem das Kind sehr aktiv war, keine Apathie, etwas Ängstlichkeit. Auf Anruf der Mutter, Empfehlung drei Globuli Ignatia D 30 in 1 Glas Wasser aufzulösen und 1 Teelöffel zu verabreichen. Am nächsten Morgen ist das Kind nach ruhiger Nacht völlig unauffällig. Besserung hält an. Die Mutter teilt mir zwei Tage später mit, dass das Kind gesund sei und sich auf den Vater freue, der am nächsten Tag kommen solle.

Beurteilung

Abdominale Symptomatik mit widersprüchlicher Ausprägung, angstvolle Überlagerung in fremder Umgebung bei erstmaliger Trennung vom Vater, Sorge, Kummer.

Kasuistik: Ignatia und Eifersucht

8-jähriger Lukas, ältester von drei Kindern, wird zunehmend unausgeglichener, reizbarer und, wie die Mutter sagt, sehr eifersüchtig auf die jüngeren Zwillinge.

Die Mutter berichtet im **Spontanbericht** wörtlich: „Er war der Kronprinz – und dann kamen gleich zwei."

Die Mutter bringt uns auch ein kleines Protokoll mit, das wir im Sinne eines **Spontanberichtes** wörtlich zitieren:

„Die Fotos der Zwillinge hängen bei den Großeltern an der Wand im Bilderrahmen, und sie sind per Foto auf einer Kerze 'verewigt‘. Kommentar von Lukas: 'Jetzt hängen die zwei schon im goldenen Rahmen, und jetzt sind sie auch noch auf der Kerze verewigt‘."

Therapie und Verlauf

Noch in der Untersuchungssituation malte uns das Kind Lukas eine Tierfamilie (Abb. 5 und 6).

Er ist das erste Kind in unserer Praxis, das die Tierfamilie auf zwei getrennte Blätter malt. Auf dem ersten Blatt Mama als Elefant, die Zwillinge als Larve und Maus, Oma als Löwe, Opa als Ente. Auf Abb. 6 malt der Patient zunächst den Papa als Kamel und den Doktor als Zauberer. Das Kind Lukas ist gar nicht da. Auf meine Frage: „Wo bist denn Du?", antwortet er erstaunt: „Muss ich mich auch malen?". Lucas malt sich dann als kleiner schwarzer Rabe über den Zauberer und den Papa.

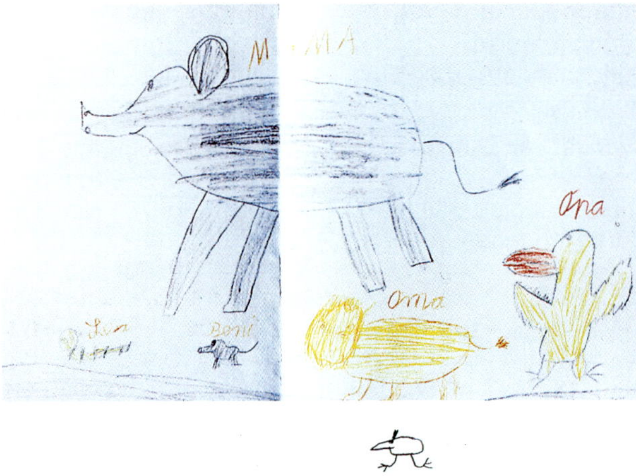

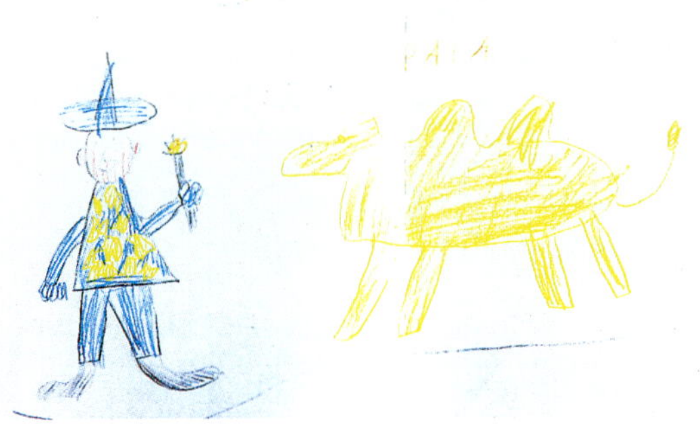

Abb. 5 und 6: Tierfamilie.

Eine Gabe Ignatia XM (3 Kügelchen, Staufen Pharma) haben ein Wunder vollbracht. Die Eltern sagen, er ist wie ausgewechselt.

Literatur

1. ARPE, W.: Knaurs Schauspielführer. Droemersche Verlagsanstalt Th. Knaur, 1968.
2. BOURDOUXHE, M.: Gilles Frau. R. Piper GmbH + Co. KG, München, 2. Auflage, 1996.
3. CLARKE, J. H.: Eine Enzyklopädie für den homöopathischen Praktiker, Band 4. Verlag für Literatur, Bielefeld, 1992.
4. COULTER, C.R.: Portraits homöopathischer Arzneimittel II. Karl F. Haug Verlag, Heidelberg, 1995.
5. GAWLIK, W.: Arzneimittelbild und Persönlichkeitsportrait. Hippokrates Verlag, Stuttgart, 1990.
6. HAHNEMANN, S.: Reine Arzneimittellehre, Band 2. Karl F. Haug Verlag, Heidelberg, 1962.
7. LEESER, O.: Lehrbuch für Pflanzliche Arzneistoffe, Band I. Karl F. Haug Verlag, Heidelberg, 1973.
8. Meyers Grosses Taschenlexikon. Bibliographisches Institut Mannheim, Wien, Zürich. Meyers Lexikonverlag.
9. PRESSLER, M.: Die Lebensgeschichte der Anne Frank. Beltz Verlag, Weinheim, 5. Auflage 1997.
10. SHAKESPEARE, W.: Romeo und Julia. Philipp Reclam jun. GmbH, Stuttgart, 1990.
11. SCHROYENS, F.: Synthesis, Repertorium homoeopathicum Syntheticum. Hahnemann-Institut, 1995.
12. STAUFFER, K.: Klinische Homöopathische Arzneimittellehre. Johannes Sonntag Verlagsbuchhandlungs GmbH, Stuttgart, 1993.
13. Synthetic Repertory: Band I, II, III. Karl F. Haug Verlag, Heidelberg, 1987.

4. KAPITEL

Natrium muriaticum: Zwischen gelassen / gelöst und verbittert / verhärtet

Etymologie

„Natrium muriaticum, Natrium chloratum, Sal culinare, Kochsalz", so lautet die Überschrift zu SAMUEL HAHNEMANNS wunderbarer Einleitung zu dem Kapitel in den Bänden „Die chronischen Krankheiten", die uns seit 1838 vorliegen (13).

Er spricht hierbei von einer **„heroischen und gewaltigen Arznei"** sowie eine **„der kräftigsten antipsorischen Arzneien"** und geht in diesem Zusammenhang gleich auf die Argumentation der Gegenseite ein, der ja völlig unbegreiflich erscheint, wie ein zum täglichen Gebrauch benutztes, sozusagen krudes Nahrungsmittel ein Heilmittel werden kann.

Die Gegner der Homöopathie argumentieren nunmehr seit 1½ Jahrhunderten fast ausnahmslos mit dieser scheinbaren Unsinnigkeit, hohe Natrium-muriaticum-Potenzen zu verordnen, obwohl bekanntlich massive Dosen davon täglich mit unserer Nahrung verzehrt werden.

Sie können einfach nicht verstehen, wie aus einer kruden Materie, einer rohen Substanz, aus einem nicht aufgeschlossenen Zustand sich über den Weg der **Potenzierung / Dynamisierung** eine **„tatsächliche Umwandlung",** sozusagen eine **„neue Schöpfung"** vollziehen kann, die dann darüber hinaus noch eine **„heroische gewaltige Arznei"** sein soll.

Es handelt sich eben nicht um eine bloße Verdünnung – und das muss leider den Gegnern der Homöopathie immer wieder entgegengehalten werden –, sondern um einen Schüttelungsvorgang, bei dem anscheinend etwas neu geschaffen wird, etwas **ent-materialisiert** wird.

Nennen wir es ruhig ohne Scheu eine geistartige Substanz.

Diese geistartige Substanz existiert wirklich – das wissen wir aus ihrer Wirkung in der täglichen homöopathischen Praxis – und wurde in den verschiedenen Zeiten von den verschiedensten Kulturen verschieden benannt, so von den alten Chinesen als „Qi", von den Indern als „Prahna", von den Griechen als „Dynamis", von den Römern als „Vis vitalis".

SAMUEL HAHNEMANN spricht von **Lebenskraft.**

Doch kommen wir nochmals auf die atemberaubende Erkenntnis und zugleich eine der wichtigsten Grundannahmen der Homöopathie zurück, die Gegner und Befürworter unüberwindlich trennt: eine Wirksamkeitssteigerung oder besser eine **Aufschließung,** eine Umwandlung durch die Eigenart der homöopathischen Zubereitung, durch den Prozess der Dynamisierung / Potenzierung.

Lassen Sie bitte den nachfolgenden dichten und etwas barocken Sprachmonolithen von SAMUEL HAHNEMANN auf sich wirken, indem Sie folgende Passage vielleicht dreimal lesen (13):

„ ... dass die der Homöopathik eigne Zubereitung der Arzneisubstanzen gleichsam eine neue Welt von Kräften, die in den rohen Substanzen, von der Natur bisher ver-

schlossen, lagen, an den Tag bringt, so ist es gewiss die Umschaffung des in rohem Zustande indifferenten Kochsalzes zu einer heroischen und gewaltigen Arznei, die man nach dieser Zubereitung Kranken nur mit grosser Behutsamkeit reichen darf. Welche unglaubliche und doch thatsächliche Umwandlung! – eine anscheinend neue Schöpfung!

Das reine Kochsalz (wie andre homöopathische Körperkraft dynamisiert), ist eine der kräftigsten antipsorischen Arzneien.“

Wiederholen wir nochmals für uns: Umschaffung des in rohem Zustand indifferenten Kochsalzes zu einer heroischen und gewaltigen Arznei. Welche unglaubliche und doch tatsächliche Umwandlung – eine anscheinend neue Schöpfung. Diese Originalzitate von S. HAHNEMANN mögen manchem, besonders dann, wenn er nur in einem linear-kausalen Denken verhaftet bleibt, zu mythologisch und spekulativ erscheinen, umfassen aber geradezu prismenartig zentriert den eigentlichen Kern der Homöopathie.

Chemie

Vorkommen

Das Natriumchlorid oder Kochsalz findet sich bis zu 3% im Meerwasser, in größerer Konzentration in den Salzsolen und fest als Steinsalz, z. B. in Straßfurt, Berchtesgaden.

Gewinnung

Aus den Steinsalzlagern wird es bergmännisch gewonnen. Aus dem Meerwasser erhält man es durch Verdunsten oder Ausfrieren des Wassers in sogenannten Salzgärten, das ist ein System flacher, durch Gräben miteinander verbundener Ausschachtungen, die an der Meerküste, besonders in Spanien und Portugal, angelegt werden.

Aus den Salzsolen wird es gewonnen, indem man dieselben zunächst durch Verdunstung konzentriert. Dies geschieht durch Herablaufenlassen in sogenannten Gradierhäusern über hohe Dornreisigwände. Dabei scheidet sich der größte Teil schwerer löslicher Beimengungen (besonders Kalzium- und Magnesiumsalze) als „Dornstein“ auf dem Reisig ab. Die auf diese Weise gereinigte und konzentrierte Salzsole wird dann in großen Pfannen weiter eingedampft und gereinigt.

Eigenschaften

Das Natriumchlorid kristalliert in regulären Würfeln ohne Kristallwasser, die sich in etwa 3 Teilen Wasser lösen. Da sie in Hohlräumen meist noch Mutterlauge eingeschlossen enthalten, dekrepitieren sie beim Erhitzen, d. h. die Kristallrinde zerspringt. Die häufigste Verunreinigung des Kochsalzes ist das hygroskopische Magnesiumchlorid, weshalb es an der Luft leicht feucht wird, und Magnesiumsulfat.

Es wird von diesen Salzen befreit durch Versetzung seiner Lösung mit Bariumchlorid, wodurch die Lösung sulfatfrei wird, und nachhaltigen Zusatz von Natriumkarbonat zur Entfernung des Überschusses an Bariumchlorid und des Magnesiumchlorids. Beim Eindampfen des klaren Filtrats erhält man dann das reine Natriumchlorid als ein kristallinisches Pulver. Es bildet den Hauptbestandteil der offiziellen Solutio Natrii chlorati phychologica und der in der Anlage 4 des DAB 6. aufgeführten physiologischen Lösung nach RINGER.

Arzneimittelbild

Bleiben wir doch ob dieser Sprachgewalt weiter bei SAMUEL HAHNEMANN und lesen die vielfältigen Indikationen, die diese „heroische und gewaltige Arznei" abdeckt.

Der Anfänger wird sich vielleicht verwundert, vielleicht auch spöttisch die Augen reiben und ungläubig fragen: „Von Traurigkeit, Kummer und Besorgnis wegen der Zukunft bis zu ... allzu leichter und heftiger Schweiß bei Bewegung: Früh-Schweiß: ..., für was soll denn dieses Mittel noch alles gut sein? Macht ihr euch da nicht wirklich lächerlich?"

Dem ist zugleich entgegenzuhalten, dass es sich bei dieser Aufzählung um ein vom Kopf zum Fuß geordnetes Schema handelt, bei dem die Ergebnisse der Arzneimittelprüfungen (AMP) am Gesunden minutiös aufgelistet, durch die Ergebnisse der Toxikologie ergänzt und dann auch durch die Erfahrung der täglichen Praxis verifiziert werden. Diese Ergebnisse finden dann Eingang in unsere umfangreichen Nachschlagewerke **(Repertorien)** sowie Symptomensammlungen **(Materia medica).** Sehen wir demnach im Folgenden, was uns SAMUEL HAHNEMANN als Indikation für potenziertes Natrium muriaticum in die Hand gegeben hat (13):

„Traurigkeit; Kummer und Besorgnis wegen der Zukunft; Aengstlichkeiten; Schreckhaftigkeit; Aergerliche Reizbarkeit: Schwindel, wo sich alle Gegenstände vor den Augen drehen, zum vorwärts Fallen; Schwindel mit Rucken im Kopfe und Unbesinnlichkeit; Gedaechtnis-Schwäche; Denk-Unvermögen; Eingenommenheit des Kopfes; Düseligkeits-Kopfschmerz; Tägliche Kopf-Schwere, besonders im Hinterhaupte, die Augenlider zuziehend; Früh-Kopfweh; Pressen im ganzen Kopfe und in den Schläfen; Kopfweh, früh, beim Erwachen; Kopfweh, als sollte der Kopf zerspringen; Reissendstechender Kopfschmerz, zum Liegen zwingend; Stiche über den Augen; Druck-Schmerz über den Augen; Stiche im Seitenbeine; Klopfen und Ziehen in der Stirn; Schlagen im Kopfe; hämmernder Kopfschmerz; Schlagen und Klopfen im Kopfe bei Körperbewegung; Schorfe auf dem Haarkopfe; Ausschlags-Blüthen an der Stirn; Schründen in den Augen; Entzündung der Augen; Klebrige Materie in den äussern Augenwinkeln; Nächtliches Zuschwären der Augen; Thränen der Augen; Scharfe Thränen; Abendliche Verschließung der Augenlider; Schwarzwerden vor den Augen, beim Gehen und Bücken; Jählinge Verdunkelung der Augen, beim Antritte reissend stechenden Kopfwehes; Trübsichtigkeit, wie Federn vor den Augen; Florig vor den Augen, dass er gar nicht sehen kann; Langsichtigkeit; Doppelt-Sehen; zusammenlaufen der Buchstaben beim Lesen; Schwarze Punkte und Lichtstreifen vor den Augen; Angehende Amaurose; Stechen in den Ohren; Eiter-Ausfluss aus den Ohren; Klingen im Ohre; Läuten in den Ohren; Brummen und Sausen in den Ohren; Schwerhörigkeit; Geruchs-Mangel; Unterschworenheits-Schmerz in den Backen-Knochen, beim Kauen; Jücken im Gesichte; Gesichts-Blüthen; Flechte um den Mund; Geschwulst der Oberlippe; Schrundige, aufgeborstne Oberlippe; Blut-Blasen an der Inseite der Oberlippe, bei Berührung schmerzhaft; Oefteres Anschwellen der Unterkiefer-Drüsen; Zahnfistel; Blasen auf der Zunge; Langwieriges Halsweh, als müsse sie über einen Knoll wegschlucken; Schleim-Rachen; Schleim-Auswurf, früh; Nüchterner, fauler Mund-Geschmack; Saurer Mund-Geschmack; Bitterkeit im Munde; Aufstossen; Saures Aufstossen; Widriges Aufstossen nach Fett- und Milch-Genuss; Sodbrennen; Brennen aus dem Magen herauf; Appetitlosigkeit; Verlorner Appetit zu Brod; Uebermässiger Appetit, Mittags und Abends; Heisshunger mit Vollheit und Sattheit nach wenigem Essen; Heftige Begierde zu bittern Dingen und bitterm Biere; Ekel vor fetten Speisen; Steter Durst; Beim Essen, Schweiss im Gesichte; nach dem Essen, leeres

Aufstossen; nach dem Essen, Sodbrennen; nach dem Essen, Uebelkeit; Würmerbeseigen und darauf saures Erbrechen der Speisen; Magendrücken; Drücken im Magen, früh; Magendrücken mit Uebelkeit und jählingem Sinken der Kräfte; Drücken in der Herzgrube; Magen-Krampf; Schmerz der Herzgrube beim Aufdrücken; Geschwollne, beim Anfühlen wie unterschworen, schmerzende Herzgrube; Greifen in der Herzgrube; Rucke in der Herzgrube; Klamm im Zwergfelle beim Bücken; Stiche in der Leber-Gegend;Stiche unter den linken Ribben; Schmerz in der Milz-Gegend, Druck-Schmerz im linken Unterbauche; Aufgetriebenheit des Bauches; Bauch-Geschwulst; Storren in der linken Bauch-Seite; Tägliches Leibschneiden; Blähungs-Versetzung; Kollern im Bauche; Lautes Knurren im Unterleibe; Leibverstopfung, einen Tag um den andern; Langwierige Leibverstopfung; Schwieriger Stuhl-Abgang, mit reissend stechenden Schmerzen im After und Mastdarm; Allzuofter Stuhlgang; langwierig weicher Stuhl; Brennen im Mastdarme beim Stuhlgange; Brennen im After; Stechen im Mastdarme; Schründen und Klopfen im Mastdarme; After-Blutknoten; Schmerz der Afteraderknoten; Unwillkürliche Abgang des Harns, beim Gehen, Husten, Niesen; Nacht-Harnen; Schleimfluss aus der männlichen Harnröhre; Nachtripper; Uebermässige Erregtheit der Geschlechtstheile; Uebermässige Erregtheit der Phantasie zu Begattung; Impotenz; Allzu lange Regel; Allzu starke Regel; Allzu frühe Regel; Allzu späte und geringe Regel; Vor, bei und nach der Regel, Kopfschmerz; Vor der Regel, Aergerlichkeit; Vor der Regel, Schwermuth; Bei Eintritt der Regel, Traurigkeit; Bei der Regel, Krampf-Schmerz im Unterbauche; Jücken in der Scham; Weibliche Abneigung vor Beischlaf; Weissfluss; Schärfe des Weissflusses. Nasen-Verstopfung; Stock-Schnupfen; Trockenheit der Nase; Schnupfen und Niesen; Versagendes Niesen; Heiserkeit; Räuspern; Belegte Brust mit Husten; Schnärcheln auf der Brust; Kitzel-Husten, beim Gehen und tief Athmen; Langwieriger kurzer Husten; Krampfhafter Stick-Husten, Abends im Bette; Beim Husten, Kopfschmerz, der die Stirn zersprengen will; Kurzäthmigkeit beim schnell Gehen; Engbrüstigkeit bei Hände-Arbeit; Giemen beim Athemholen, Abends im Bette; Brustbeengung; Spann-Schmerz in der Brust; Stechen in der Brust beim tief Athmen; Brust-Stechen beim Husten; Herzklopfen mit Aengstlichkeit; Herzklopfen bei jeder Körper-Bewegung; Stechen in einer der Brüste; Scharfes Durchziehen in den Hüften und dem Kreuze; Schneiden im Kreuze; Lähmiger Zerschlagenheits-Schmerz im Kreuze; Ziehendes Drücken im Rücken; Spann-Schmerz im Rücken; Müdigkeit im Rücken; Drücken im Nacken; Kropf; Schorfe in der Achselgrube; Lähmige Schwere des Armes; Mattigkeit der Arme; Wühlender Schmerz im Oberarme; Stiche im Handgelenke; Eingeschlafenheit und Kriebeln der Finger; Hüft-Schmerz, wie verrenkt; Zieh-Schmerz in den Beinen; Schmerzhafte Verkürzung der Kniekehl-Flechsen; Flechten in den Kniekehlen; Mattigkeit in den Knieen und Waden; Geschwür-Schmerz am Fussknöchel, beim Befühlen und Auftreten; Schwere in den Füssen; Brennen der Füsse; Fuss-Geschwulst; Drückendes Ziehen in den Gliedmassen; Beschwerden von vielem Sprechen; Böse Folgen von Aerger; Nachtheile von sauren Speisen; Nachtheile von Brod-Essen; Leicht Verheben und Verrenken; Krampf-Adern; Hühneraugen; Magerkeit; Verkältlichkeit; Schwerfälligkeit des Körpers; Trägheit nach dem Aufstehen, früh; Mattigkeit; Tages-Schläfrigkeit; Schwärmerischer Schlaf; Aengstliche Träume, mit Weinen; Schwere Träume, Nachts, und stundenlanges Wachen oder schweres wieder Einschlafen, Nachts, nach Erwachen; Nacht-Durst; Nächtliche Rückenschmerzen; Nächtliches Zittern in den Nerven; Nächtliches, allstündiges Harnen; Oefterer innerer Frost; Unruhe mit Frösteln; Stete Frostigkeit und Mangel an Lebens-Wärme; Kälte der Hände und Füsse; Schweiss beim Gehen; Allzu leichter und heftiger Schweiss bei Bewegung; Früh-Schweiss; Wechselfieber durch China-Missbrauch verdorben.“

Diese **Symptom-Indikations-Auflistung** wird viele – auch nach mehrmaligem Lesen – verwirren und lässt sich nur wirklich verstehen und therapeutisch anwenden und, um bildlich zu sprechen, mit Leben erfüllen, indem wir täglich, tatsächlich täglich, in unsere Materia medica lesend tiefer eindringen und mit unseren Repertorien ganz konkret an den uns anvertrauten Patienten arbeiten. Erfolgreiche und sauber dokumentierte Kasuistiken, wie beispielsweise in der „Allgemeinen Homöopathischen Zeitung" (12, 24) und das lebendige Gespräch mit unseren befreundeten Kollegen, in dem nicht nur Erfolge zur Sprache kommen, werden uns dann langsam, sehr allmählich und durchaus in anstrengender Art und Weise zu bescheidenen, demütigen und guten homöopathischen Ärzten machen.

Aus dieser Beschäftigung und aus einer langjährigen Dozententätigkeit heraus sind die beiden nachfolgenden Abbildungen zu Natrium muriaticum entstanden, die **auf seelisch-geistiger und körperlicher Ebene** versuchen, die mannigfache Vielfalt der Geistes-, Körper- und Gemüts-Symptome auf einige wenige grundlegende Eigenschaften zurückzuführen (Abb. 1 und 2).

Abb. 1 und 2 sind kurz, prägnant und konkret und stellen die jeweilig gesunden und kranken Anteile in ihrer **dynamischen Wechselwirkung und Ausprägung** dar. So wie es auch im wirklichen Leben ist, finden sich positive und negative Eigenschaften zum Teil gemischt, zum Teil wechselnd, in der jeweiligen lebensgeschichtlichen Situation angelegt. Es besteht eben eine **Ambivalenz von positiven und negativen Eigenschaften,** und so gehört zur Liebessehnsucht auf der einen Seite eben der Liebesmangel auf der anderen Seite, und so gehört zur Ebene der Eintracht geradezu die Ebene der Zwietracht und zur lebendigen Bewegung eben die tödliche Starre.

Das ist natürlich uraltes Wissen. Wir haben schon mehrfach darauf hingewiesen (9, 10, 11), dass wir im Gegensinn der Urworte diese Ambivalenz antreffen, und so ist beispielsweise im Lateinischen „altus" = hoch / tief, „sacer" = ruchlos / heilig, im Englischen „gift" = Gabe/Gift, um nur einige dieser Urworte zu nennen.

Im Zentrum der **Abb. 1** steht das Natrium-muriaticum-Kristall in Oktaederform, chemisch gesehen als $NaCl$ mit einer positiven Na-Ladung und einer negativen Cl-Ladung, wobei jedes dieser beiden Elemente für sich allein außerordentlich reaktionsfreudig ist. Überraschenderweise befindet sich in dieser Oktaederstruktur noch eine Flüssigkeitsansammlung von Kristallwasser, was die Chemiker als Mutterlauge bezeichnen; wir haben in unserer Abbildung diese Struktur mit einem Kreis innerhalb des Oktaeders kenntlich gemacht.

Ansonsten erkennt man in der Abbildung leicht die positiven / gesunden / gelösten Anteile in der oberen Hälfte der Abbildung und die negativen / kranken / starren Anteile in dem unteren Teil. Des weiteren ersieht man die positiven und negativen Eigenschaften in ihren gegenseitigen, ambivalent orientierten Entsprechungen.

Ganz im Zentrum befindet sich in der positiven Ausgestaltung **Liebessehnsucht** und in der negativen Form **Liebesmangel.** Nun mag der eine oder der andere entgegnen, dass Liebessehnsucht / Liebesmangel ubiquitär vorhanden sind und wir Sehnsucht und Mangel nach Liebe auch bei den anderen großen Polychresten vorfinden.

Dennoch haben wir bei Natrium muriaticum eine besondere Ausgestaltung, eine für Natrium muriaticum spezifisch angelegte Liebessehnsucht, die gleichsam durch **eine Art sprachlosen Verständnisses, durch eine Art einverständlicher Symbiose** charakterisiert ist. Diese Spezifität ist vielleicht dann durch eine tiefe eigene Unsicherheit während der persönlichkeitsprägenden Phasen der ersten Kindheit angelegt.

Diese Forderung nach sprachlosem Verständnis, dieses Einfordern von Gemeinsamkeit, dieses verzweifelte sehnsuchtvolle, eigentlich unrealistische Suchen nach Lie-

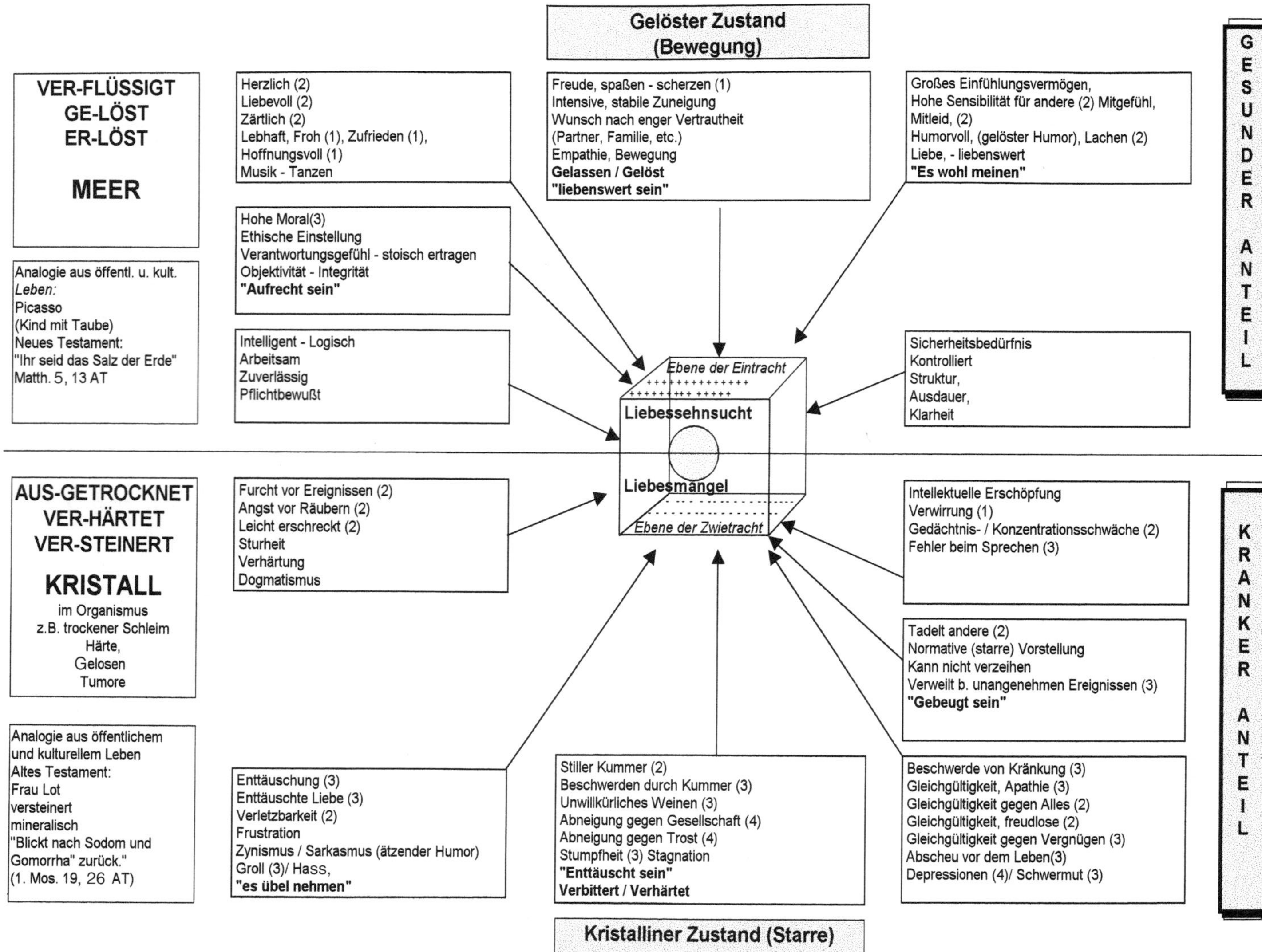

Abb. 1: Dynamische Darstellung von Natrium muriaticum im seelischen Bereich: Ambivalenz von Liebessehnsucht und Liebesmangel, Ebene der Eintracht und Zwietracht sowie Bewegung und Starre in ihrer eigenen Entsprechung.

be, bei eigenen höchsten Ansprüchen an sich und den Anderen oder besser Geliebten, halten wir für Natrium-muriaticum-Persönlichkeiten als hoch signifikant.

Gestalten sich die lebensgeschichtlichen Einflüsse günstig, ist insbesondere der Liebes-/Lebenspartner verlässlich, dauerhaft und treu (zur Symbolik der Permanenz s. u.), so lebt der Natrium-muriaticum-Persönlichkeitstyp ausgesprochen glücklich und zufrieden.

Die hierzu passenden Geistes- und Gemütssymptome aus dem Synthetischen Repertorium (3) lauten (Anmerkung: Die Wertigkeiten sind hierbei von 1 bis 4 angegeben, wobei die klinische Relevanz mit Höhe der Wertigkeit steigt):

> Herzlich (2), liebevoll (2), zärtlich (2), Freude, spaßen, scherzen (1), hohe Sensibilität für andere (2), Mitgefühl, Mitleid (2). Er befindet sich in einem gelösten, gelassenen Zustand.

Kommt es hingegen zu einer lebensgeschichtlichen Katastrophe, wie den Verlust des geliebten Lebenspartners etwa durch Tod oder Scheidung, Verlust eines wichtigen Arbeitsplatzes, so treten dann die für Natrium muriaticum so typischen Reaktionen auf.

(Anmerkung: Bei den leider so häufigen Ehescheidungen unserer sogenannten modernen Zeit hat sich Natrium muriaticum in unseren Praxen als außerordentlich hilfreich erwiesen, und so können wir die Empfehlungen unseres Altmeisters SAMUEL HAHNEMANN (13) in diesem Zusammenhang nur wiederholen:

> *„Das so zubereitete Natrium muriaticum läßt sich nach einem Zwischenmittel auch mit Vorteil wiederholen, wenn es noch homöopathisch angezeigt ist."*

Stiller Kummer (2), Beschwerden durch Kummer (3), unwillkürliches Weinen (3), Abneigung gegen Gesellschaft (4), Abneigung gegen Trost (4), Stumpfheit (3), Enttäuschung (3), enttäuschte Liebe (3), Verletzbarkeit (2), Hass, Groll (4), tadelt andere (2), verweilt bei unangenehmen Ereignissen (3), Beschwerden von Kränkung (3), Gleichgültigkeit gegen Vergnügungen (3), Abscheu vor dem Leben (3), Depressionen (4), Schwermut (3).

Bei dem alleinigen Lesen all dieser dunklen und depressiven Eigenschaften könnte man schon selbst in eine „Natrium-muriaticum-Situation" verfallen, zumal auffallend ist, wie hoch die einzelnen negativen Eigenschaften in ihrer Wertigkeit angegeben sind und was dafür sprechen kann, wie schwer wir es uns und dem anderen in diesem „Tale der Tränen" machen.

Als für den Natrium-muriaticum-Patienten hoch spezifisch, geradezu als Essenz für einen negativ strukturierten Natrium-muriaticum-Lebensabschnitt, halten wir das übelnehmende Verharren in Depression auf der einen Seite und auf der anderen Seite die Verbitterung und Verhärtung in Hass und (hierfür gibt es ein wunderschönes deutsches Wort) Groll.

SAMUEL HAHNEMANN benennt das mittels seiner dichten Sprache mit den Symptomen Nr. 1, Nr. 3 und Nr. 10 in seinem Buch „Die chronischen Krankheiten":

> *„Traurig und niedergeschlagen, (auf Nessel-Ausschlag folgend.) – Sehr melancholisch. – Gebeugtes Gemüth. Melancholische Gemüths-Stimmung; Beleidigungen, die er Jemandem und die man ihm zugefügt, konnte er nicht aus den Gedanken los werden, was ihn so verstimmte, dass er zu Nichts Lust hatte."*
>
> *„Melancholische Niedergeschlagenheit und traurige bängliche Zaghaftigkeit den ganzen Tag, ohne bewusste Ursache, mit ununterbrochenem Herzklopfen, ohne körperliches Uebelbefinden. – Schnelle, doch kurze Anfälle von Melancholie. – Wehmüthig und kummervoll. – Kummervoll quält er sich selbst , indem er lauter unange-*

nehme Ideen aufsucht, was ihn schwächt. – Stundenlang in Gedanken versunken, was aus ihm werden solle."

„Hitziges Auffahren, ohne besondere Veranlassung. – Hitziges Auffahren über jede Kleinigkeit, gegen Abend: vormittags maulfaul und träge. Er wird sehr leicht zornig. – Jede Kleinigkeit reizt ihn zum Zorn. – Beleidigungen, die er ehedem Jemandem und die man ihm zugefügt hatte, lagen ihm immer im Gedanken; er konnte sich nicht von ihnen losmachen und dies verstimmte ihn so dass er zu nichts Lust hatte."

„Er sucht in Gedanken immer die ehemaligen Unannehmlichkeiten auf, um darüber, sich kränkend, nachzudenken. – Sie nimmt Alles von einer bösen Seite und weint und heult. – Wenn sie allein ist, macht sie sich Gedanken und muss weinen. – Wenn sie an die längst vergangene Noth nur denkt, treten ihr die Thränen in die Augen. – Aus jedes Menschen Blicken schloss er, dass man ihn seines Unglücks wegen bedaure und er weinte."

Wir kennen in der Homöopathie noch eine ganze Reihe anderer Kummer- und Trauermittel, an die wir differentialdiagnostisch denken müssen:

Acidum phosphoricum: Hier herrscht neben Trauer und Kummer, auch Liebeskummer, charakteristischerweise eine ausgeprägte Schwäche im geistigen, körperlichen und seelischen Bereich. Diese Schwäche kann so stark sein, dass selbst körperliche Funktionen in Mitleidenschaft gezogen werden (z. B. Blasenlähmung).

Arsenicum album: Trauert nach Verlust in einer ganz spezifischen Art und Weise. Schon primär hat er sich aus seiner egoistisch-egozentrischen Art heraus dem Gegenüber vielleicht nicht gänzlich verschrieben oder aber er hat aus einer tiefen Angst heraus, allein gelassen zu werden und nicht mehr versorgt zu sein, die Situation so gestaltet, dass es gar nicht erst zur Trennung kommt. Ist er dann trotzdem allein, wird er verzweifelt versuchen, durch eine ausgeprägte Aktivität, herausragende Leistungen, glänzende Organisationen seine tiefen Ängste um sich und seine Zukunft zuzudecken.

Bryonia: Bei dem im weitesten Bereich auch zu den Kummermitteln gehörenden Bryonia – es ist aber mehr ein Zornmittel – herrscht eher eine berechtigte und eine sich zum Teil direkt in körperliche Symptomatik konvertierende flammende Wut vor, wobei der Enttäuschte, der Verlassene und der Betrogene sich zurückzieht und nur einfach seine Ruhe haben will: „Gleichsam wie ein durstiger alter müder Hofhund leckt er seine Wunden."

Ignatia: Mit einer sehr ausgeprägten, zumeist hochakuten Kummer-Symptomatik, reagiert ausgesprochen heftig und zum Teil sehr widersprüchlich auf Zurücksetzung, Enttäuschung und Kummer, wobei sie oder er (Ignatia findet sich zunehmend in beiderlei Geschlecht) selten nur auf die Idee kommt, eine Verschuldung für das stattgehabte Zerwürfnis bei sich selbst zu suchen. Auch eine zum Teil hysterisch erscheinende Ausgestaltung wird von der leidenden Person nur am Rande bemerkt; eine Konversion ins Körperliche hinein ist häufig, und auch hier überrascht dann die widersprüchliche, z. T. hysterisch anmutende körperliche Ausgestaltung.

Phosphor: Dieses schöne Mittel – und viele Anfänger in der Homöopathie möchten selbst Phosphor (= Lichtträger, Lichtbringer) sein – ist ja ungemein empfindlich, beeindruckbar mit einer hohen Sensibilität; wie Arsen sehr Ich-bezogen und leidet nach Kummer, Liebesleid sehr stark; es kann hierbei sogar gleichsam übersprungsartig und plötzlich zu einem Suizid kommen (siehe hierzu die berühmte Phosphorprotagonistin aus der Literatur: Anna Karenina von L. TOLSTOJ). Dennoch, und das mag auf den ersten Blick überraschen, gehen Sensibilität, Kummer und Leid nicht so tief wie bei Natrium muriaticum und halten auch nicht ein Leben lang an.

Sulphur: Leidet natürlich auch an Enttäuschungen und Liebeskummer, kann sich dann aber relativ schnell in seinen „gesunden Egoismus“ zurückziehen, um dann hier in seinem ureigensten Bereich durch Hinwendung an seine Interessen und Hobbys, zum Teil ohne die geringste Rücksicht auf seine Umgebung, gleichsam an sich selbst Heilung zu finden.

Lycopodium: Auch er leidet an Enttäuschung und Liebeskummer, insbesondere dann, wenn durch eine Zurücksetzung oder Missachtung seine eigenen, imaginierten oder tatsächlich vorhandenen Minderwertigkeiten erneut aktiviert werden; er wird dann versuchen, sekundär – mit seiner Macht und in seinem Allmachtsverhalten – die alten Wunden zuzudecken, zu kompensieren.

Sepia: Schlussendlich wird sie ebenfalls durch enttäuschte Liebe verletzt und getroffen, fühlt auch tief und zeigt sich durchaus nicht empfindungslos; aber um überleben zu können, schließt sie sich völlig ab, zieht sich total zurück, verschließt sich sogar vor jenen, die ihr alles bedeuten, lebt dann ihr eigenes Leben und versucht so zu überleben. Sepia rettet sich, indem sie sich gleichsam in das Dunkel ihrer eigenen Tintenfarbe zurückzieht.

So lassen sich auch für weitere Polychreste sehr feine, diffizile – eben individuelle – Reaktionsmuster aufspüren, die uns homöopathisch arbeitende Ärzte immer wieder aufs Neue in Erstaunen versetzen.

Wird dann dieser Kummer überwunden – vielleicht mit einer homöopathisch hergestellten Natrium-muriaticum-Gabe, vielleicht durch eine tiefe menschliche Begegnung, vielleicht durch innere Stärke, vielleicht durch eine göttliche Fügung oder aber vielleicht durch eine Kombination aus alledem –, ist dann der Seelenschmerz überwunden oder gleichsam gewandelt, kann eine große, tiefe Weiterentwicklung stattfinden.

In welche Dimensionen Natrium muriaticum hineinreicht, werden wir erkennen, wenn wir uns die historische Geschichte, eben das archäologisch Ge-schichtete, die ewigen Riten, die uralten Symbole hierzu ansehen.

In den nachfolgenden Ausführungen

- Salz in der Geschichte und in dem alltäglichen Gebrauch,
- Salz als Opfergabe, Salz als Zeichen des göttlichen Bundes und der religiösen Verbundenheit,
- Salz als Zeichen der freundschaftlichen Verbindung beim gemeinsamen (Tisch-) Mahl,
- Salz als positives Symbol (Permanenz) und Salz als negatives Symbol (Fluch)

wird das eben Gesagte noch transparenter werden.

Das bereits in Abb. 1 Beschriebene lässt sich ohne größeren Zwang auch im **körperlichen Bereich** wiederfinden **(Abb. 2)**. Auch hier finden wir wieder einen **positiven Zustand,** wobei wir im gelösten Zustand folgende gesunde Anteile von Natrium muriaticum finden:

„In sich ruhen“ – körperliche Ausgeglichenheit und gesundes verantwortliches Leben, Leistungsfähigkeit gesteigert – „Dynamis“, vermehrter Appetit (3), großer Durst (3), gesteigerte Diurese (1), Diarrhö (2), Verlangen nach Salz (3), Saurem (2), Bitterem (2), wässrige, wundmachende Schleimhautabsonderungen, Absonderungen amel. (1), großes Schlafbedürfnis (2), Besserung durch frische Luft (2), Ruhe (2), Schwitzen (3). Auch hier haben wir wieder die Wertigkeiten aus dem Synthesis angegeben, wobei mit klinischer Relevanz die Wertigkeiten anstanden.

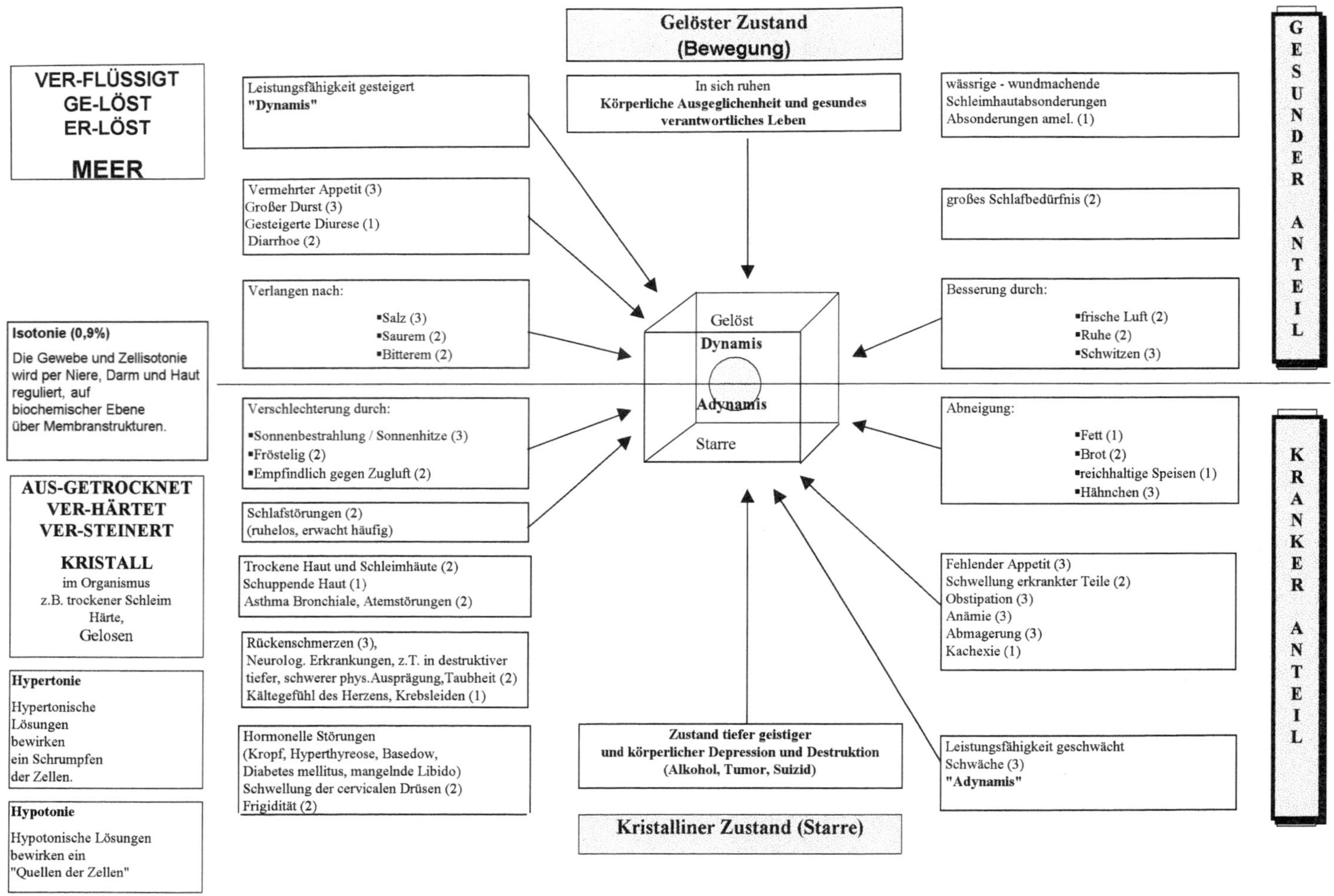

Abb. 2: Dynamische Darstellung von Natrium miriaticum im körperlichen Bereich.

Im Mittelpunkt der Zeichnung steht das ungesonderte NaCl, d. h. nicht erlöst und nicht erstarrt, wobei noch auf die eigenartige Mutterlauge hingewiesen werden sollte (Chemie), auf deren Symbolgehalt wir in diesem Zusammenhang nicht voll eingehen können. Dem Leser mag jedoch der Hinweis genügen, dass es sich bei NaCl um ein sehr altes Mittel, nach unserer Erfahrung sogar um ein pränatales Mittel, handelt (siehe Arbeit HADULLA / WILHEMER, Documenta Homoeopathica, Band 18).

Im **unteren Teil** findet sich der kristalline, erstarrte Anteil mit folgenden Charakteristika:

Kristalliner Zustand / Starre, Zustand tiefer geistiger und körperlicher Depression und Destruktion (Alkohol, Tumor, Suizid), Leistungsfähigkeit geschwächt, Schwäche (3), Adynamis, Verschlechterung durch Sonnenbestrahlung / Sonnenhitze (3), fröstelig (2), empfindlich gegen Zugluft (2), Schlafstörungen (2) – ruhelos, erwacht häufig, trockene Haut und Schleimhäute (2), schuppende Haut (1), Asthma bronchiale, Atemstörungen (2), Rückenschmerzen (3), neurologische Erkrankungen, z. T. in destruktiver, schwerer psychologischer Ausprägung, Taubheit (2), Kältegefühl des Herzens, Krebsleiden (1), hormonelle Störungen (Kropf, Hyperthyreose, BASEDOW, Diabetes mellitus, mangelnde Libido), Schwellung der zervikalen Drüsen (2), Frigidität (2), Abneigung gegen Fett (1), Brot (2), reichhaltige Speisen (1), Hähnchen (3), fehlender Appetit (3), Schwellung erkrankter Teile (2), Obstipation (3), Anämie (3), Abmagerung (3), Kachexie (1).

Salz in der alten Kulturgeschichte und in der modernen Kunst

Salz war in alten, uralten Zeiten gut bekannt, besonders im Nahen Osten, wo es, bedingt durch Salzwasser, Salzmeere, Salzablagerungen und Salzwüsten, ein erstaunlich reiches Vorkommen gab. In zusammenfassenden Texten berichtet PRITCHARD (21),dass schon in Assyrien und Akkadien, bei den Hethitern und Ägyptern Salz weite Anwendung fand und mit Salz gehandelt wurde. Diese Berichte gehen zum Teil bis ins 20. Jahrhundert vor Christi zurück, und so überrascht es dann auch nicht, dass im Alten Testament sowohl häufig von Salz im praktischen Gebrauch als auch als Symbol berichtet wird:

„Ißt man denn Fades, ohne es zu salzen ...“ (Hiob 6,6)

„Bei deiner Geburt war es so: Am Tag, als du geboren wurdest, wurde deine Nabelschnur nicht abgeschnitten; auch hat man dich nicht mit Wasser gebadet, damit du sauber würdest, dich nicht mit Salz abgerieben ...“ (Hesekiel 16,4)

„Und der Herr sprach zu Mose: Nimm dir Spezereien: Balsam, Stakte, Galbanum und reinen Weihrauch, von einem soviel wie vom andern, und mache Räucherwerk daraus, gemengt nach der Kunst des Salbenbereiters, gesalzen, rein, zum heiligen Gebrauch.“ (2. Mose 30, 34.35)

„Alle deine Speiseopfer sollst du salzen, und dein Speiseopfer soll niemals ohne Salz des Bundes deines Gottes sein; bei allen deinen Opfern sollst du Salz darbringen.“ (3. Mose 2,13).

In der griechischen Antike hat HOMER (14) die Gabe von Salz als Opferritus besungen (Ilias 9,205):

„Also sprach er, und Patroklos folgte dem lieben Gefährten.
Selbst nun stellt er die Fleischbank nieder im Scheine des Feuers,
Legte darauf den Rücken der feisten Zieg und des Schafes,
Legt auch des Mastschweins Schulter darauf, voll blühenden Fettes.
Während Automedon hielt, zerschnitt es der edle Achilleus;
Wohl zerstückt er das Fleisch und steckt es alles an Spieße.

Mächtige Glut entfachte Menoitios göttlicher Sprosse.
Als nun die Lohe verlöscht und des Feuers Blume verwelkt war,
Ordnete dieser die Kohlen und richtete drüber die Spieße,
Hob sie auf stützende Gabeln und streute vom heiligen Salze."
(ἁλὸς θείοιο = *heiliges Salz)*

Salz als Opfergabe, Salz als Zeichen des göttlichen Bundes und der religiösen Verbundenheit

Beim Unterzeichnungsritual, Aushandeln und Vertragsabschluss war der Verzehr von Speisen mit Salz eine wichtige Handlung, und so wurden die Begriffe „Salz des Bundes – Salzbund" geprägt.

„Alle deine Speiseopfer sollst du salzen, und dein Speiseopfer soll niemals ohne Salz des Bundes deines Gottes sein; bei allen deinen Opfern sollst du Salz darbringen." (3. Mose 2,13)

„Alle heiligen Opfergaben, die die Kinder Israels dem Herrn darbringen, habe ich dir gegeben und deinen Söhnen und deinen Töchtern mit dir als ewiges Anrecht. Das soll ein Salzbund sein für immer vor dem Herrn für dich und für deine Nachkommen mit dir." (4. Mose 18,19)

„Und Abia stellte sich hin oben auf den Berg Zemarajim, der im Gebirge Ephraim liegt, und sprach: Hört mir zu, Jerobeam und ganz Israel! Wisset ihr denn nicht, daß der Herr, der Gott Israels, das Königtum über Israel David gegeben hat ewiglich, ihm und seinen Söhnen durch einen Salzbund." (2. Chronik 12,4)

Salz als Zeichen der freundschaftlichen Verbindung beim gemeinsamen (Tisch-)Mahl

Es gibt keinen Zweifel, dass Salz geradezu ein Symbol für das gemeinsame Mahl am Tische war. Bei den Alten und noch heute bei uns finden wir die schöne Sitte, – zumindest zu Weihnachten – Brot, das Kruzifix und Salz auf den Tisch zu stellen. Im Alten Testament, im Buch Esra, geschrieben im dritten Jahrhundert vor Christi finden wir hierzu folgende Stellen, die uns den Ursprung dieser schönen Sitte belegen:

„Weil wir aber das Salz des Königshauses essen und die Schmach des Königs nicht länger sehen wollen, darum schicken wir hin und lassen es den König wissen." (Esra 4,14)

Auch der griechische Philosoph ARISTOTELES schreibt in seiner nicomacheischen Ethik (2):

„Solch eine Freundschaft ist selbstverständlich selten, weil es nur wenige solcher Männer gibt ... wie man so sagt: Du kennst jemanden nicht, bis du mit ihm nicht die sprichwörtliche Menge an Salz gegessen hast."

Salz als positives Symbol (Permanenz) und Salz als negatives Symbol (Fluch)

In den vorangegangenen Beschreibungen „Salz als Opfergabe", „Salz als Zeichen des göttlichen Bundes", „Salz als Zeichen von Freundschaft beim gemeinsamen Mahl" trat schon Salz als positives Symbol (Permanenz) und als negatives Symbol (Fluch) vor Augen.

So wie es in der Homöopathie keine positiven oder negativen Mittel, sondern gegenseitige Entsprechungen, Wandlungsphasen und bzw. oder Ambivalenzen gibt (9, 10, 11, 23), zeigen auch die Symbole einen ambivalenten Charakter: So wie Salz die Speise vor Vergehen, Verderben, Verwesen bewahrt, so soll es als Symbol einer Beziehung einem Vertrag, einer Freundschaft **Dauerhaftigkeit / Permanenz** verleihen. Permanenz – diesen Begriff halten wir nach dem eben Gesagten für das eigentlich Wesentliche, für die positive symbolische Bedeutung von Salz. Eine Freundschaft, die den Namen Freundschaft verdient, muss verlässlich, dauerhaft, eben unvergänglich, permanent sein.

Auch in völlig anderen Kulturkreisen, wie z. B. in China, wird Salz als Zeichen eben dieser Permanenz verwendet: So bringt der Bräutigam seiner Braut Brot als Zeichen des „Nie-Hunger-haben-Müssens" und eine Schale Salz mit, damit diese Verbindung dauerhaft, ewig sein soll.

Es gibt aber eine Reihe von Passagen im Alten Testament, in denen Salz als Bestrafung und sogar als Fluch eingesetzt wird:

„Er machte Bäche trocken und ließ Wasserquellen versiegen, daß fruchtbares Land zur Salzwüste wurde wegen der Bosheit derer, die dort wohnten." (Psalm 107,33)

„So kämpfte Abimelech gegen die Stadt den ganzen Tag und eroberte sie und tötete das Volk, das darin war, und zerstörte die Stadt und streute Salz darauf." (Richter 9,45)

Es existieren auch eine Reihe anderer Texte aus dem nahen Orient, in denen Salz als Bestrafung und sogar als Fluch eingesetzt wird, ja sogar auf eine Universalität von Salz als Fluch und verfluchtes Land hindeuten.

So triumphiert der assyrische König ASHURBANIPAL (668-633 v. Chr.) in seinem Sieg über Elam:

„I broke their gods and soothed the heart of the lord of lords. Its gods, its goddesses, its goods, its prosperity, the people small and great I took as booty to Assyria. Sixty double hours of land within Elam I laid waste. Salt and cress I scattered over them." (21)

„Wohlan, so wahr ich lebe! Spricht der HERR Zebaoth, der Gott Israels: Moab soll wie Sodom und die Ammoniter wie Gomorra werden, ein Unkrautfeld und eine Salzgrube und ewige Wüste. – Die Übriggebliebenen meines Volkes sollen sie berauben, und der Rest von meinem Volk soll sie beerben." (Zephania 2,9)

„Der wird sein wie ein Dornstrauch in der Wüste und wird nicht sehen das Gute, das kommt, sondern er wird bleiben in der Dürre der Wüste, im unfruchtbaren Salzlande, wo niemand wohnt." (Jeremia 17,6)

Im Synthetischen Repertorium finden wir hierzu Folgendes:

SR III. Sp. 610: Sterility (3)

Eine andere schöne Begebenheit aus dem Alten Testament, zum Thema Reinigung und Verhinderung von Infertilität durch das Salz, finden wir in der Geschichte von **Elischa.**

„Das Wunder des Elischa
*Die Männer der Stadt sagten Elischa: Unser Herr sieht, daß man in dieser Stadt gut wohnen kann; nur das **Wasser ist ungesund** und in der Gegend gibt es **viele Fehlgeburten.** Elischa befahl: Bringt mir eine neue Schüssel, und schüttet Salz hinein!*

Man brachte es ihm und er ging zur Wasserquelle und warf das Salz hinein mit den Worten: So spricht der Herr: Ich mache dieses Wasser gesund. Es wird keinen Tod und keine Fehlgeburt mehr verursachen. Daher ist das Wasser bis zum heutigen Tag gesund, wie es Elischa vorausgesagt hatte.“ (2. Kön. 2,19-22)

SR III. Sp. 610: Sterility (3)
Sterilität

Wir hatten oben gesehen, dass die „Basic Symbols“ meistens eine ambivalente Bedeutung haben mit einem negativen und einem positiven Aspekt.

Salz ist da keine Ausnahme: **Als positives Symbol gilt es quer durch alle Zeiten und Völker als ein Zeichen für Dauer, Verlässlichkeit, Freundschaft, Permanenz; als negatives Symbol universell als Zeichen von Unfruchtbarkeit und Fluch.**

Eine schöne Stelle aus der Weisheit des Sirach, in der dieser Doppelaspekt gut zutage tritt – Segen und Fluch – sei im Folgenden zitiert:

„Denn sein Segen fließt daher wie ein Strom und tränkt die Erde wie eine große Flut. Ebenso trifft sein Zorn die Heiden, wie damals, als er ein wasserreiches Land in ein Salzmeer verwandelte.“ (Sirach 39, 27-28)

Dieser Aspekt führt uns zu **Lots Frau,** einer Stelle der Bibel, die wegen der tiefen Eindringlichkeit und Bildhaftigkeit wohl die meisten kennen:

„Da ließ der Herr Schwefel und Feuer regnen vom Himmel herab auf Sodom und Gomorra und vernichtete die Städte und die ganze Gegend und alle Einwohner der Städte und was auf dem Lande gewachsen war. Und Lots Weib sah hinter sich und ward zur Salzsäule.“ (1. Mose 19, 24-26)

Versuchen wir diesen Text in unserem homöopathisch-tiefenpsychologischen Ansatz verstehend zu interpretieren, so treten insbesondere drei Gesichtspunkte in den Mittelpunkt:

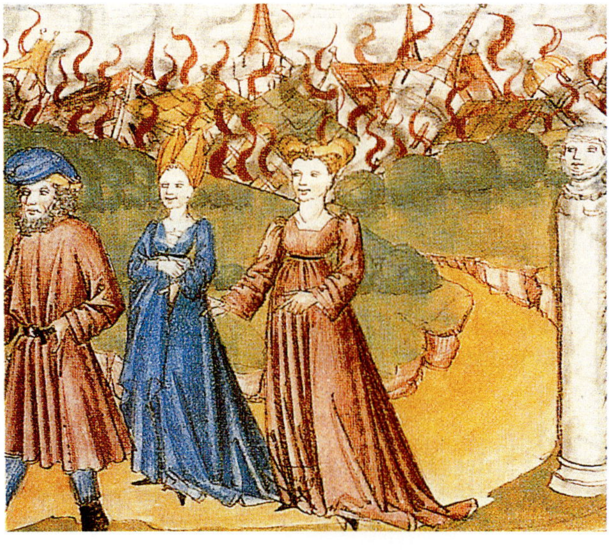

Abb. 3: Lots Frau ist zur Salzsäule erstarrt. Illustration aus einer deutschen Bibel des 15. Jahrhunderts.

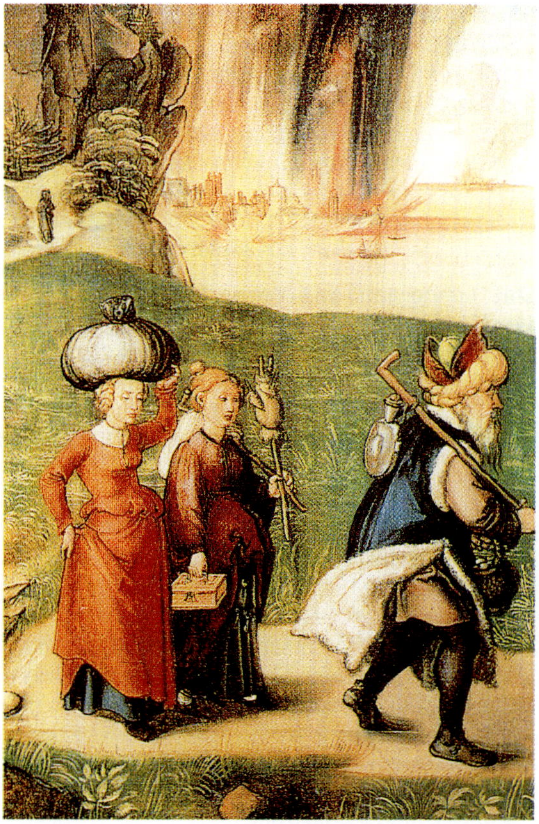

Abb. 4: Albrecht Dürer: Lot flieht mit seiner Familie aus Sodom. (Ganz klein im Hintergrund erkennt man die Gestalt von Lots Frau, die zu einer Salzsäule erstarrt ist.)

1. Lots Frau blickt zurück, sie kann sich nicht von dem Vergangenen lösen, sie kann nicht in die Zukunft voranschreiten, sie erstarrt. Siehe hierzu die oben geschilderten Prüfsymptome von SAMUEL HAHNEMANN und unsere Abbildungen.
2. Lots Frau verharrt, versteinert in Leid und Erinnerung und ist nicht mehr fähig, weiterzuleben, man könnte auch sagen, sie erkrankt an einer schweren chronischen Krankheit, an einer „Krankheit zum Tode".
3. Das Verbot zurückzublicken, ist in der Antike oft bezeugt. So auch bei HOMER, wo Leukothea Mitleid mit Odysseus hat und dem Untergehenden einen Schleier zuwirft, der ihn vor dem Ertrinken rettet; sie gibt ihm diesen Schleier mit dem Befehl, ihn in die Fluten zu werfen, sobald er das rettende Ufer erreicht hat, doch mit dem Rücken zum Meere, ohne sich umzuwenden. Ähnliches geschieht bei dem römischen Dichter OVID in seiner Schilderung von Orpheus und Euridike.

   hebräisch: (מֶלַח) = Salz

Der mehrfach zitierte W. GAWLIK (10) schreibt Folgendes:

„Diese Frau erleidet an diesem Morgen eine schreckliche Not. In einer gewaltigen Naturkatastrophe wird vor ihren Augen etwas zerstört, das auch ein Teil ihrer selbst

war. Sie steht da und sieht, wie gerade ihre Heimat vernichtet wird, der Boden, der sie ernährt hatte und auf dem sie gewachsen war, wird aufgerissen und umgepflügt. Das war notwendig nach Gottes Willen, aber deswegen wird ihr Schmerz nicht geringer. Diese Not kann ihr niemand lindern – nicht die Einsicht, nicht die Liebe, nicht einmal der Himmel. Und daß sie sich doch – entgegen dem Rat des rettenden Engels – umdreht, wer will ihr das verdenken. Das war der Abschied von der Heimat, von 'zu Hause', von der Basis des bisherigen Lebens, von den Gräbern der Eltern, von allem Gewachsenen – da mußte sie sich umschauen – 'und ward zur Salzsäule'. Sie versteinerte innerlich, sie erstarrte vor Kummer und Not."

Das Verharren, das Verhärten und das Versteinern in negativer Erinnerung, in Leid, in dunkler Vergangenheit, das Nicht-mehr-fähig-Sein, in die Zukunft hoffnungsvoll vorauszublicken und mutig voranzuschreiten, ist eine weitere Essenz von Natrium muriaticum: siehe hierzu nochmals die oben genannte Abb. 1.
Hier kann das potenzierte Natrium muriaticum helfen und heilen, indem es löst.

Ein weiteres positives Symbol ist das **Salz der Weisheit, Sal Sapientiae,** aus der römisch-katholischen Liturgie.

Bei der Taufzeremonie wurde es gegeben mit dem Segen: *„Accipe sal sapientiae = Empfange das Salz der Weisheit ... Möge es Dir für immer Gottes Gunst geben."*

Diese Taufzeremonie, diese Donatio salis, und das nachfolgende Gebet mit dem Ritus der Sapentia salis spielten über Jahrhunderte hinweg eine große symbolische Rolle in der katholischen Kirche, bis sie leider in der Liturgiereform von 1969 abgeschafft wurde, wie so viele bewährte Riten und Symbole. Abgeschafft, aber folgerichtig, da der sogenannte moderne Mensch von seinen Quellen / Roots weitgehend getrennt ist und an eben dieser Trennung so sehr leidet. Wir werden hierauf in späteren Arbeiten zurückkommen, insbesondere auch auf die wichtigen Erkenntnisse der C4-Homöopathie von V. EHRLER und J. BECKER (4).

Nach der Darstellung von Salz in der alten Kulturgeschichte wenden wir uns nunmehr der modernen Kunst zu.

Picasso – Tod seines Freundes Casagemas und die blaue Periode

CASAGEMAS, einer der besten Freunde von PICASSO, brachte sich im Jahre 1901 wegen einer unglücklichen Liebe um. Dieser wilde, exzentrische, jugendliche Freund war im gleichen Alter wie PICASSO, stammte aus der gleichen Heimat wie PICASSO und war von seinem Freund PABLO – gegen den Willen seiner Mutter – zum Aufenthalt in Paris überredet worden. CASAGEMAS Tod erschütterte PABLO PICASSO fundamental, und er verfiel daraufhin in eine schwere Depression.

Die Porträts aus dieser Zeit zeigen überwiegend traurige, blasse, hohlwangige und in sich gekehrte Menschen mit sehr schmal dargestellten Lippen und schwer in den Händen aufgestützten Köpfen, die eine geradezu beklemmende Traurigkeit ausstrahlen (Abb. 5 und 6).

Im KENTschen Repertorium (15) finden wir hierzu die folgenden Arzneirubriken angegeben:

Sadness, mental depression: u. a.:	Nat-m. (3).
Face, Discoloration, pale: u. a.:	Nat-m. (3).
Face, Discoloration, earthy: u. a.:	Nat-m. (2).
Face, red lips: u. a.:	Nat-m. (2).
Face, Expression, haggard: u. a.:	Nat-m. (2).

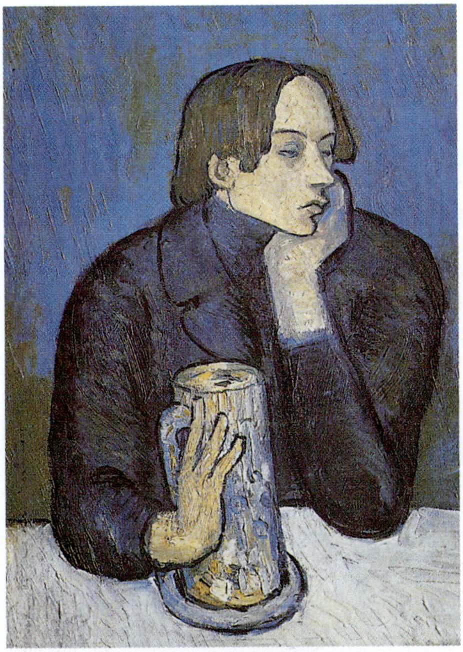

Abb. 5: P. Picasso: Der Dichter Sabartés. 1901, Puschkin-Museum, Moskau.

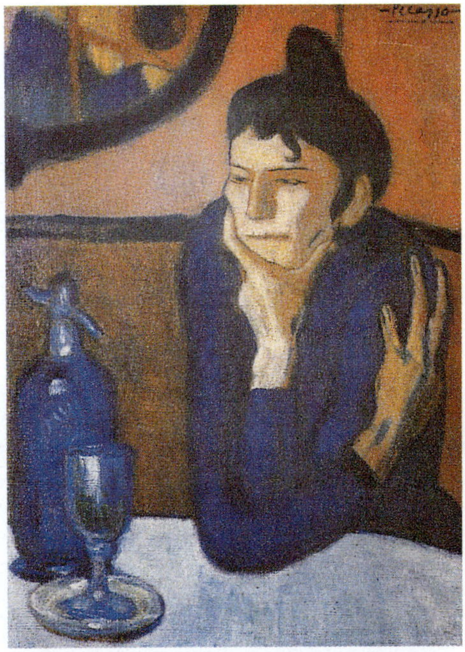

Abb. 6: P. Picasso: Die Absinth-Trinkerin. 1901, Hermitage, St. Petersburg.

Face, Expression, old looking: u. a.: Nat-m. (3).
Face, Expression, sickly: u. a.: Nat-m. (2).

PICASSO bemerkte zu dieser für ihn sehr dunklen Zeit später lakonisch:

„An CASAGEMAS denkend, fing ich an, in Blau zu malen."

Häufig in einem blauen Farbton, der – nach der charakterologischen homöopathischen Einordnung zur Simillimumfindung von H. V. MÜLLER in den letzten Jahren (19) – exakt die Farbe von Natrium muriaticum wiedergibt: die tiefe Melancholie von dunklem Blau.

Über diese Lebensphase von PICASSO liegen etliche ausgezeichnete Biographien vor, wobei eine der lebendigsten, vitalsten – und vielleicht die ureigenen, negativen Natrium-muriaticum-Anteile abwehrende – Schilderung NORMAN MAILER verfasst hat.

Dem zweimaligen PULITZER-Preisträger und Verfasser von über 30 Büchern gelingt es meisterhaft, uns in das künstlerische, exzessive und gefährliche Pariser Milieu um 1900 einzuführen. Folgen wir – nachdem wir vielleicht das Bild von „Le Moulin de la Galette" visualisiert haben – NORMAN MAILER über eine längere Strecke und stürzen uns in das Milieu, in dem CASAGEMAS so kläglich versinken sollte (18):

„Der Montmartre der Jahrhundertwende glich in mancher Hinsicht der heutigen Lower East Side von New York. Es war dort ähnlich schwierig, ein Atelier zu finden. Ganoven, die ihre Sexualität in Form von Federschmuck präsentierten – die 'Apachen', – und Huren bestimmten das Straßenbild. Auf der Butte Montmartre war alles im Wandel begriffen – die Bauernhöfe und Windmühlen, die ein gutes Jahrzehnt zuvor VAN GOGH

bezaubert hatten, wichen den kopfsteingepflasterten Straßen der Stadt Paris. Obwohl PICASSO kein Französisch sprach, war er auf dem Montmartre selten allein, da in diesem Viertel viele katalanische Künstler lebten.

Er und CASAGEMAS zogen bald in die Rue Gabrielle, ins Atelier ... ging PICASSO – inspiriert von den Arbeiten COROTS, COURBETS, DAUMIERS, DAVIDS, DELACROIX, INGRES, MANETS und diverser Impressionisten, die er nun jederzeit in den verschiedenen Museen und Galerien besichtigen konnte – sofort mit großem Eifer an die Arbeit ... PICASSO war gerade erst neunzehn geworden. Er befand sich in einem wahren Schaffensrausch und durchstreifte stets aufs neue die Avantgarde-Galerien ... Er fühlte sich auch herausgefordert. Sobald er von einem anderen Maler beeindruckt war, vertiefte er sich in dessen Werk, entwarf es neu, ahmte es nach und versuchte den Stil des jeweiligen Malers so tief nachzuempfinden, bis er die Wirklichkeit mit dessen Augen sah.

Tatsächlich läßt sich nicht sagen, daß PICASSO vor der Blauen Periode einen eigenen Stil besaß. Er war hochbegabt und orientierte sich an wechselnden Vorbildern ... 'In Paris begriff ich, was für ein großer Maler LAUTREC war', sagte er, und der Beweis dafür ist ein ehrgeiziges Ölgemälde mit dem Titel 'Le Moulin de la Galette'. Wie die Frauen auf diesem Bild die Männer beherrschen! Sie sind hübsch, kokett, miteinander vertraut und wirken in ihrer Gesamtheit alles andere als harmlos. Man spürt bereits, welchen Eindruck Paris auf PICASSO machte. Das zeigen diese emanzipierten, weltgewandten Frauen. Sie beherrschen die Kunst, einen Mann an der Leine tanzen zu lassen, sicher tausendmal besser als die spanischen Huren, die PICASSO kennt. So betrachtet er die französischen Frauen voll prickelnder Erwartung und mit dem tiefen Respekt eines Neunzehnjährigen, der Raubtierdompteur werden will. Ganz Paris ist ein Aphrodisiacum ...

CASAGEMAS, PALLARES und PICASSO lebten nun mit drei Frauen zusammen. Wenn ihre neuen französischen Freundinnen sich als Modelle ausgaben, so war das nicht völlig unwahr; die Frauen machten die Runde bei CANALS, NONELL und diversen anderen in Paris lebenden katalanischen Künstlern ...

CASAGEMAS verliebte sich unsterblich in GERMAINE ... wuchs sich die Situation für CASAGEMAS zu einer Katastrophe aus. Liebesspiele müssen in diesem Atelier oft den Charakter einer Vorführung angenommen haben. CASAGEMAS sexuelle Probleme, die er bisher zu verbergen versucht hatte ... dürften unter diesen Umständen auf demütigende Weise ans Tageslicht gekommen sein ... Inmitten solch orgiastischer Wahlfreiheiten muß sich CASAGEMAS in einem Zustand erwartungsvoller Hochspannung, sexueller Angst, heftiger Eifersucht und akuter homosexueller Panik befunden haben. Nun teilte er zum ersten Mal das Bett mit einer Frau und brachte doch nicht mehr zustande, als sie zu streicheln. Diese Situation belastete ihn so sehr, daß er an ihr zu zerbrechen drohte.

PICASSO, den die Gemütsverfassung seines Freundes zusehends beunruhigte, beschloß, mit ihm nach Barcelona zurückzukehren ... CASAGEMAS willigte erst nach viel gutem Zureden ein, mit PICASSO nach Barcelona zurückzukehren. Er bezeichnete GERMAINE inzwischen als seine Verlobte – obwohl sie ihn eines Nachts wegen seiner Impotenz verspottet hatte ... Gleich nach Weihnachten fuhr PICASSO mit CASAGEMAS nach Malaga hinunter. Die auch im Winter warme Sonne Andalusiens würde CASAGEMAS Nerven vielleicht beruhigen ... den liebeskranken CASAGEMAS quälte inzwischen nur noch die bange Frage, was GERMAINE ohne ihn wohl treiben mochte. GERMAINE, die Unersättliche, allein in Paris!

... wurde CASAGEMAS Sehnsucht nach GERMAINE so übermächtig, daß er ihr zweimal täglich Briefe schickte, in denen er sie anflehte, ihn zu heiraten ... Schließlich

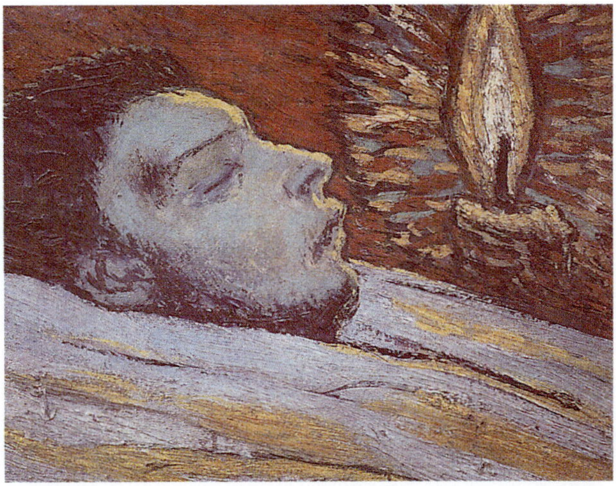

Abb. 7: P. Picasso: Der Tod von Casagemas. 1901, Musée Picasso, Paris.

kündigte er ihr seine Rückkehr nach Paris an ... GERMAINE erwartete ihn ..., um ihm zu eröffnen, daß sie ihn nie heiraten würde ... CASAGEMAS lud ... Germaine und ein paar Freunde für den Abend zu einem Abschiedsessen in ein nahegelegenes Restaurant ein. Den ganzen Nachmittag über verfaßte er Briefe, in denen er alle möglichen Leute über seinen Selbstmord unterrichtete. Beim Abendessen schien er seine Depressionen überwunden zu haben, ja gerade in Hochstimmung zu sein. Er stand sogar auf, um auf Französisch eine Rede zu halten und zog gleichzeitig einen Brief für GERMAINE hervor ... CASAGEMAS zog eine Pistole aus der Tasche ... zu GERMAINE gewandt: 'Voila pour toi!' ...

CASAGEMAS, der seinen Racheakt vollzogen glaubte, schoß sich mit dem Ausruf 'Et voila pour moi!' ins Gehirn und fiel um, krümmte sich über einen Stuhl ... CASAGEMAS Selbstmord bestürzte alle Jungen seiner Generation, aber niemanden so sehr wie PICASSO. Das Ereignis hatte nachhaltigen Einfluß auf seine Farbenwahl, doch es sollte noch einige Monate dauern, bis ein dunkles Blau zum alles beherrschenden Grundton seiner Bilder wurde ... Ja, die Blaue Periode hatte begonnen. Dieses Porträt von SABARTES leitet sie ein. Ein paar Jahre lang werden PICASSOS Bilder am Rande der Leere Atem schöpfen, in einer kahlen mitternächtlichen Ebene, in der das Leben jeden Augenblick zu erlöschen droht. PICASSO tritt in die dunkelste und längste Depression seines Lebens ein. CASAGEMAS Selbstmord beherrscht nun seine Vorstellungswelt. Die Sexualität verabschiedet sich aus seinem Werk und Grauen macht sich auf jedem Bild breit." (Abb. 7).

So weit die Schilderung von NORMAN MAILER, die den Beobachtungen, die wir als homöopathische Ärzte zu den Geistes- und Gemütssymptomen von Natrium muriaticum nahezu täglich machen können, entsprechen.

J. H. CLARKE hat in einer der besten Materiae medicae (8), die uns Ärzten vorliegen, zu den Geistes- und Gemütssymptomen von Natrium muriaticum Folgendes geäußert:

„Melancholy, sadness, which induces a constant recurrence to unpleasant recollections, and much weeping; all attempts at consolation. – Obliged to weep. – Hypochondriacal, tired of life. – Joyless, taciturn. – Great tendency to start. – Hurriedness,

with anxiety and fluttering of heart. – Prefers to be alone. – Anthropophobia. – Anxiety respecting the future."

Während die oben genannte Abbildung des Dichters SABARTES (Abb. 5) noch eine Trauer zeigt, die temporär ist, d. h. in wenigen Tagen oder Wochen einem Lächeln weichen könnte, zeigt die oben genannte Abbildung der Absinth-Trinkerin (Abb. 6) eine irreversible, konstant vorhandene Trauer.

Der Endzustand, in den ein trauernder, immer wieder enttäuschter, immer wieder verratener Mensch fallen kann: Alles ist verhärtet – das Glas, die Flasche, der Tisch, das Licht, die Finger, der Mund, das Gesicht, die Körperhaltung – einfach alles, und drückt eine beklemmende, geradezu feindliche Atmosphäre aus.

Die depressive Episode fand ihr Ende durch eine neue tiefe Begegnung: FERNANDE OLIVIER, in die er sich maßlos verliebte und die er heiraten wollte.

Die Blaue Periode war abgeschlossen und die freundliche Rosa Periode begann.

Kasuistik: Natrium muriaticum und Suizidalität im Pubertätsalter

Kind Stefanie, 15 Jahre alt, wird von der sehr erschreckten und außerordentlich besorgten Mutter vorgestellt. Sie berichtet mit Tränen in den Augen von den Schulproblemen ihrer ältesten Tochter und insbesondere davon, dass Stefanie in eine Außenseiterposition hineinmanövriert wurde. Stefanie ist völlig isoliert, wird von den Klassenkameraden gehänselt, weil sie zurückhaltend, ängstlich und „rappeldürr" ist.

Die besorgte und sehr geängstigte Mutter meint in diesem Zusammenhang wörtlich: „Sie will nicht mehr in die Schule ... kann kaum schlimmer werden", und es fällt ihr auf, dass sich Stefanie in Horrorfilme und Horrorbücher flüchtet.

Um die Sache noch richtig beängstigend zu machen, bringt die Mutter uns noch folgenden Brief des Kindes mit (Abb. 8 und 9), den sie als eine Art Abschiedsbrief auffasst, und den wir im Sinne eines **Spontanberichtes** wörtlich zitieren möchten:

> „Liebe Mama!
>
> Es tut mir sehr leid, aber es geht nicht anders. In der Schule ärgert mich jeder, und ich nerve die Familie. Ich bin ganz allein. Ich hätte mich damals vor einem Jahr mit meiner allerbesten Freundin Lena nicht streiten dürfen. Ich bin an allem Schuld. Deswegen habe ich es nicht anders verdient. Es ist für alle besser so. Sage bitte allen anderen, die mich kannten, daß ich sie trotz allem noch sehr gern habe. Auch meinen Freundinnen, außer Jana und Julia, denn sie haben mein Leben zerstört. Sag ihnen das aber nicht. Bitte, bitte sei nicht so traurig. Ich mach das nicht, um bei Euch Mitleid zu erregen, sondern weil ich das alles nicht mehr aushalte. Und ich möchte mich einfach nicht weiter quälen. Wegen all diesen Dingen und noch mehr, bringe ich mich um. Versuche das nicht zu verhindern, denn mein Leben ist schon Hölle genug, auch wenn Du das nicht glaubst. Du warst und bist für Silke die allerbeste Mama, die man sich vorstellen kann. Dich liebte ich am aller - aller - aller - allermeisten. Bitte halte mich nicht für verrückt, aber ich glaube, ich bin übersensibel oder so etwas ähnliches. Auf jeden Fall halte ich es nicht mehr aus zu leben.
>
> In Liebe, Deine Tochter Stefanie
>
> PS: Ich habe Dich immer noch so lieb!!!!
>
> PS II: Ich habe niemals geraucht oder Drogen genommen. Bitte glaube mir."

Im **gelenkten Bericht** ist von der Mutter noch zu erfahren, dass Stefanie auf ihre drei Jahre jüngere Schwester ausgesprochen eifersüchtig ist, sich gerne zurückzieht und insgesamt ein mangelndes Selbstvertrauen zeigt. Die Mutter meint, dass hierin auch einer der Gründe, neben der ausgesprochenen Abmagerung (wörtliches Zitat: „rappeldürr"), für die Außenseiterrolle in der Schule liegt.

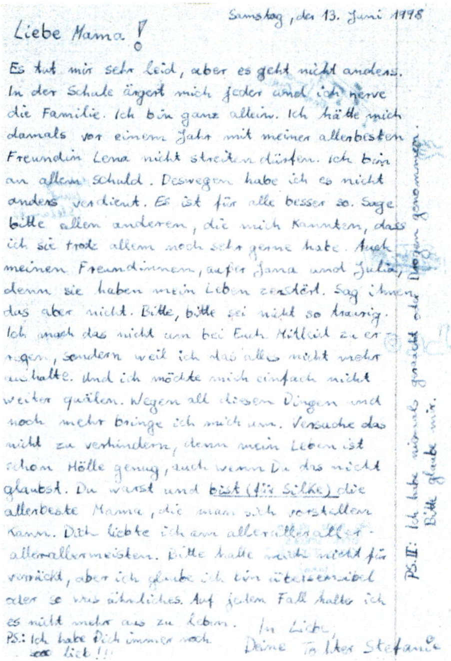

Samstag, den 13. Juni 1998

Liebe Mama!

Es tut mir sehr leid, aber es geht nicht anders. In der Schule ärgert mich jeder und ich nerve die Familie. Ich bin ganz allein. Ich hätte mich damals vor einem Jahr mit meiner allerbesten Freundin Lena nicht streiten dürfen. Ich bin an allem schuld. Deswegen habe ich es nicht anders verdient. Es ist für alle besser so. Sage bitte allen anderen, die mich kannten, dass ich sie trotz allem noch sehr gerne habe. Auch meinen Freundinnen, außer Jana und Julia, denn sie haben mein Leben zerstört. Sag ihnen das aber nicht. Bitte, bitte sei nicht so traurig. Ich mach das nicht um bei Euch Mitleid zu erregen, sondern weil ich das alles nicht mehr aushalte. Und ich möchte mich einfach nicht weiter quälen. Wegen all diesen Dingen und noch mehr bringe ich mich um. Versuche das nicht zu verhindern, denn mein Leben ist schon Hölle genug, auch wenn Du das nicht glaubst. Du warst und bist (für Silke) die allerbeste Mama, die man sich vorstellen kann. Dich liebte ich am alleralleraller-allerallermeisten. Bitte halte mich nicht für verrückt, aber ich glaube ich bin übersensibel oder so was ähnliches. Auf jeden Fall halte ich es nicht mehr aus zu leben.

In Liebe,
Deine Tochter Stefanie

PS: Ich habe Dich immer noch sooo lieb!!!

PS. II: Ich habe niemals geraucht oder Drogen genommen. Bitte glaube mir.

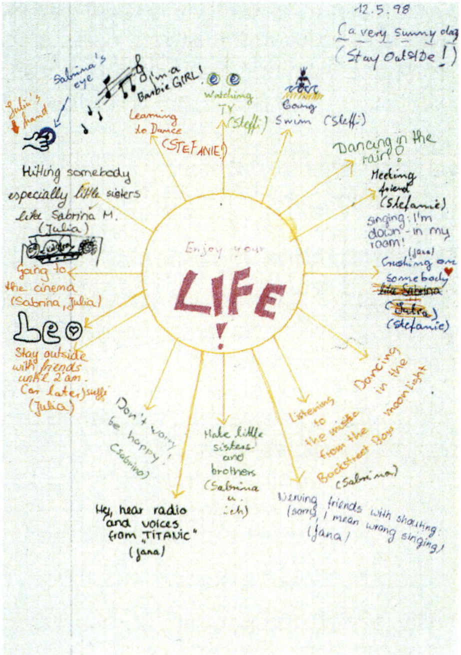

12.5.98
(a very sunny day
(Stay OutSIDe!)
Enjoy your
LIFE!
Sabrina's eye
Julia's hand
I'm a Barbie GIRL!
Learning to Dance (STEFANIE)
Watching TV (Steffi)
Going Swim (Steffi)
Dancing in the rain!
Meeting friend (Stefanie)
singing: I'm down - in my room! (Jana)
Crushing on somebody like Sabrina (Julia) (Stefanie)
Dancing in the moonlight
Listening to the music from the Backstreet Boys (Sabrina)
Nerving friends with shouting (sorry, I mean wrong singing) (Jana)
Hate little sisters and brothers (Sabrina u. ich)
Hey, hear radio and voices from „TITANIC" (Jana)
Don't worry be happy! (Sabrina)
Stay outside with friends until 2 am. (or later) Steffi (Julia)
Leo
Going to the cinema (Sabrina, Julia)
Hitting somebody especially little sisters like Sabrina M. (Julia)

Abb. 8 und 9: Abschiedsbrief.

Befund

15-jähriges, blasses, sehr verängstigtes Mädchen, deutlich untergewichtig. Internistisch und neurologisch, bis auf das oben beschriebene Untergewicht, ohne Befund.

Therapie und Verlauf

Stefanie ist sehr zurückhaltend, ein Dialog kommt in der ersten Stunde kaum zustande. Dennoch bestätigt das Kind die oben genannten Schulprobleme und ergänzt wörtlich: „Keiner … (in der Schule) mag mich … ."

In der Tierfamilie (Abb. 10) stellt sie sich als Biene dar. Auf die Frage, warum ausgerechnet eine Biene, ergänzt sie wörtlich: „Die Biene ist zwar klein, aber sie kann sich wehren."

Die Mutter wird als Vogel Strauß dargestellt, der im wahrsten Sinne des Wortes „den Kopf in den Sand steckt". Der Vater steht als Elefant unbeteiligt dabei, er wendet sich sogar ab.

In dieser beängstigenden Situation erwägen wir primär eine Einweisung in eine psychosomatische / psychiatrische Klinik. Cave: Angekündigte Suizide von Kindern (insbesondere Pubertierenden) sehr ernst nehmen! Wir finden jedoch in der Kürze der Zeit keine passende kinderpsychiatrische Abteilung. Gegen die Aufnahme in eine Universitätspsychiatrie sperren sich die Eltern vehement.

Wir einigen uns auf folgende Strategie, wobei die tägliche Kontaktaufnahme zwischen Kind, Mutter und dem behandelnden Arzt eine Conditio sine qua non ist.

1. Zunächst wird das Kind aus der pathologischen, krankmachenden Schulsituation herausgenommen. Es wird für drei Wochen krank geschrieben und danach, es ist mittlerweile Sommer, in ein anderes Gymnasium eingeschult.
2. Jegliche Horrorfilme und Horrorbücher werden per expressis verbis verboten.
3. Die Mutter ruft uns jeden Tag an. Das Mädchen bekommt jede Woche einen ausführlichen Termin zum Gespräch.
4. Es erfolgt die Gabe von Natrium muriaticum C 200 (Gudjons, 3 Kügelchen).

Repertorisation (Synthesis)

Gemüt:	Beschwerde durch enttäuschte Liebe	S. 23	Nat.-m. 3-wertig
	Beschwerde durch Kummer	S. 23	Nat.-m. 3-wertig
	Eifersucht	S. 40	Nat.-m. 1-wertig
	Eifersucht, zwischen Frauen	S. 40	Nat.-m. 1-wertig
	Eifersucht, zwischen Kindern	S. 40	Nat.-m. 1-wertig
	quält sich	S. 130	Nat.-m. 1-wertig
	Selbstvertrauen, Mangel an	S. 153	Nat.-m. 2-wertig
	Suizidneigung	S. 171	Nat.-m. 2-wertig
	tadelt sich selbst (Schuld)	S. 173	Nat.-m. 2-wertig
Gesicht:	Farbe blass	S. 541	Nat.-m. 3-wertig
Allgemein:	Abmagerung, Kinder, Marasmus	S. 1620	Nat.-m. 3-wertig

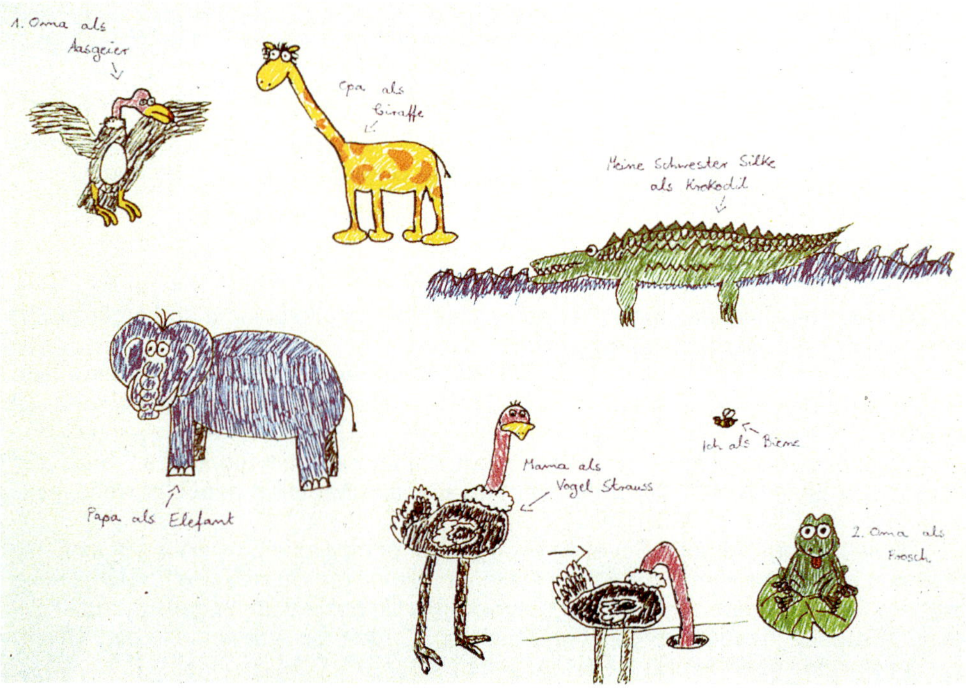

1. Oma als Aasgeier
Opa als Giraffe
Meine Schwester Silke als Krokodil
Papa als Elefant
Mama als Vogel Strauss
Ich als Biene
2. Oma als Frosch

Abb. 10: Tierfamilie.

Verlauf

Deutliche Entspannung. Das Kind entwickelt sich in der neuen Schule / Gymnasium unauffällig. Die Mutter ist ganz begeistert und überglücklich. Auf die nochmalige insistierende Frage, was hat am meisten geholfen, meint sie: „Die Kügelchen haben Stefanie sehr gut getan. Sie ist insgesamt liebevoller und schmusiger geworden." Auf die Frage, was denn von den oben genannten Punkten 1 bis 4 geholfen habe, meint sie abschließend: „Ist ja auch egal, meinem Kind geht es sehr gut."

Anmerkung

Drei Monate später wird mir Stefanie nochmals vorgestellt. Sie macht sich Sorgen, im Vergleich zu den Alterskameraden: „Ich bin die Letzte!" Damit meint sie, sie sei die Letzte bezüglich ihrer Menarche.

Genitale, weiblich	verzögerte Menarche	S. 963	Nat-m. 3-wertig

Kasuistik: Natrium muriaticum und chronische Bronchitis

Es handelt sich um die 7-jährige Franziska, die Mutter ist Hebamme, erfolgreich im Beruf, geschieden und stellt das Kind primär wegen nächtlichen Hustens, der seit 4 bis 5 Monaten anhaltend ist, vor. Vorstellungen bei verschiedenen Ärzten brachten bisher keinen Erfolg.

Daneben berichtet sie noch, dass sich das Kind auffällig oft räuspere und nicht mehr so fröhlich sei **(Spontanbericht).**

Auf nähere Befragung führt sie dann noch ergänzend aus **(gelenkter Bericht),** dass sie seit 2 Jahren getrennt lebe, das Kind seinen Vater alle 2 Wochen sieht. Der Vater kümmert sich sehr um Franziska.

Ergänzend zum Körperlichen ist noch zu erfahren, dass das Kind auffällig viel salzt und dass Franziska eine trockene Haut hat. In der Untersuchungssituation fällt auf, dass die kleine Franziska sehr traurig aussieht und auffällig häufig seufzt.

Therapie und Verlauf

Aufgrund der oben beschriebenen Symptomatik:

Gemüt, Beschwerden durch Kummer	Synthesis S. 23	Natrium-mur. 3-wertig
Gemüt, Beschwerden durch Uneinigkeiten zwischen den Eltern	Synthesis S. 24	Natrium-mur. 1-wertig
Seufzen	Synthesis S. 154	Natrium-mur. 1-wertig
Magen, Verlangen Salziges	Synthesis S. 735	Natrium-mur. 3-wertig
Larynx, Trachea, Räuspern	Synthesis S. 991	Natrium-mur. 2-wertig
Husten nachts, trocken	Synthesis S. 1048	Natrium-mur. 2-wertig
Haut trocken	Synthesis S. 1611	Natrium-mur. 2-wertig

Es erfolgt die einmalige Gabe von Natrium muriaticum C 200, 3 Kügelchen (Schmidt-Nagel).

Beim Wiedervorstellungstermin ist das Kind auffallend munter und fröhlich. Die Mutter meint in ihrer direkten Hebammenart: „Husten besser ..., weniger motzig und zickig ... Natrium hat ihr gut getan."

Kasuistik: Natrium muriaticum und Pollenallergie

34-jähriger, jugendlich wirkender, durchtrainierter Mann, Typ gepflegt und schön, ähnlich einem „Californian Dream Man", Vater zweier Kinder, arbeitet im Strafvollzug und wird uns von seiner Hausärztin wegen einer Pollenallergie, die seit Jahren besteht und jetzt wieder stärker wird, überwiesen.

Der Patient nimmt täglich ein Kortisonspray, möchte dies aber absetzen.

Im **Spontanbericht:** „Seit ein paar Jahren ..., von Mai bis Juni ..., sei die Nase ständig zu ..., die Augen brennen ..., ... zum Teil habe er Atemprobleme ..., die Augen sind trocken ..."

Im **gelenkten Bericht** ergänzt der Patient noch, dass die Allergie nach dem Tod des Vaters zum ersten Mal aufgetreten sei. Hierzu näher befragt, erzählt der Patient, dass der Vater Alkoholiker gewesen sei und viel Leid über die Familie gebracht hätte. Der Vater kam dann wohl unter Alkoholeinfluss durch einen Leitersturz zu Tode. Der Patient war darüber eigentlich froh. Auch seine jüngere Schwester, um die er sich sehr gekümmert habe, und seine Mutter hätten unter dem Alkoholkonsum des Vaters sehr gelitten.

Therapie und Verlauf

Noch in der Behandlungssituation bekam der Patient Natrium muriaticum XM (3 Kügelchen, Firma Staufen).

Drei Wochen später kam der Patient und berichtete, dass er eigentlich keine körperlichen Symptome mehr habe.

Er hatte von dem Tod seines Vaters geträumt und stand an dem Grab. Es gab dort eine Kordel, die irgendwie ins Grab des Vaters ging. Hierzu assoziativ befragt, erinnerte er sich daran, dass der alte Pfarrer früher so eine Kordel um die Soutane getragen habe. Unser Patient war früher Messdiener.

In diesem Zusammenhang berichtete er über einen anderen Traum, den er früher immer wieder gehabt habe: „Der Vater hat mich gehalten, ich wollte mich lösen, und es ging nicht." Und ihm fällt dann noch ein: „Gestern vor 15 Jahren, am Geburtstag meiner Mutter, ist der Vater von der Leiter gestürzt."

Ich schaute den Patienten an und sagte: „Sie söhnen sich mit dem Vater aus" und betonte **aus** und **söhnen.** Er verstand, nickte und fing an zu weinen.

Später berichtete er mir, dass er zum ersten Mal an das Grab seines Vaters gegangen sei und mit ihm gesprochen habe, etwa in folgendem Sinne: „Er hatte auch seine Probleme, er durfte sich nicht selbständig machen, Mutter und Schwiegermutter lebten im Haus, es war wenig Platz und gab viele Gründe für ihn, zu trinken."

Seitdem ist der Patient beschwerdefrei.

Literatur

1. Appell, R. G.: Homoöpathie, Psychotherapie & Psychiatrie. Hahnemanns weiterwirkender Impuls. Karl F. Haug Verlag, Heidelberg, 1993.
2. Aristoteles: Nikomachische Ethik.
3. Barthel, H., W. Klunker: Synthetisches Repertorium Band 1 (3. Auflage). Karl F. Haug Verlag, Heidelberg, 1987.
4. Becker, J., W. Ehrler: Die C4-Homöopathie. Einstieg in das Wesen der Arznei. Institut für Homöopathische Heilmittel-Forschung. Freiburg, 1989.
5. Bibel: Lutherbibel, Standardausgabe. Deutsche Bibelgesellschaft, Stuttgart, 1985.
6. Candegabe, E. F.: Vergleichende homöopathische Arzneimittelbilder. Burgdorf Verlag, Göttingen, 1994.
7. Cicero: Dialogus de Amicitia: Laelius, XIX, 67.
8. Clarke, J. H.: A Dictionary of Practical Materia (4th Edition), London, 1900.
9. Coulter, C. R.: Portraits homöopathischer Arzneimittel. Karl F. Haug Verlag, Heidelberg, 1990.
10. Gawlik, W.: Arzneimittelbild und Persönlichkeitsportraits. Hippokrates Verlag, Stuttgart, 1990.
11. Hadulla, M. M., J. Wachsmuth: Homöopathische Archetypen bei Homer. Karl F. Haug Verlag, Heidelberg, 1996.
12. Hadulla, M. M., J. Wachsmuth, A. Evangeliou: Akute Intoxikation durch Trachinus vipera (Drákena) und erfolgreiche Behandlung mittels Lachesis. Allgemeine Homöopathische Zeitung (AHZ), Heft 4 (1995).
13. Hahnemann, S.: Die chronischen Krankheiten. Band 5 (5. Nachdruck). Karl F. Haug Verlag, Heidelberg, 1991.
14. Homer: Ilias. Übertr. von Hans Rupé. 9. Aufl. Artemis Verlag. München und Zürich (Sammlung Tusculum), 1990.
15. Kent, J. T.: Kents Repertorium der homöopathischen Arzneimittel. Neu übersetzt u. hrsg. von G. v. Keller u. Künzli v. Fimmelsberg. 13. Auflage, Karl F. Haug Verlag, Heidelberg, 1993.
16. Landberg, Carlo von: Critica Arabia. Leiden, Vol. 5 (1898) 157-158.
17. Latham, J. E.: The Religious Symbolism of Salt. Theologie Historique. Editions Beauchesne Paris,1982.
18. Mailer, N.: Picasso. Portrait des Künstlers als junger Mann. Piper Verlag, München, 1956.
19. Müller, H. V.: Die Farbe als Mittel zur Simillimumfindung in der Homöopathie. 2. überarb. Auflage, Karl F. Haug Verlag, 1991.
20. Plutarch: De amicorum multitudine. III Scripta Moralia.
21. Pritchard, B.: Ancient Near Eastern Texts relating to the Old Testament. Princeton University Press, 1950.
22. Stauffer, K.: Klinische homöopathische Arzneimittellehre. J. Sonntag Verlag, Stuttgart, 1993.
23. Whitmont, E. C.: Psyche und Substanz. Essays zur Homöopathie im Lichte der Psychologie C. G. Jungs. M. Burgdorf Verlag, Göttingen, 1988.
24. Wachsmuth, J., M. M. Hadulla: Schwere Influenza-Erkrankung und erfolgreiche Behandlung mit Homöopathie. Allgemeine Homöopathische Zeitung (AHZ), Heft 6 (1996).
25. Zimmern, H.: Beiträge zur Kenntnis der babylonischen Religion. J. C. Hunricks, Leipzig (1901) 95.

5. KAPITEL

Nux vomica: Sensibilität, Sensitivität und Spastizität

„Wenn ich nur ein einziges Mittel mit auf eine Insel nehmen dürfte, so würde ich Nux vomica mitnehmen."

(Farrington, 1897)

Etymologie

Strychnos nux vomica, Brechnuss, Krähenaugen, Strychninbaum, N. S. Loganiaceae.

Die Brechnusssamen sind seit dem Ende des 15. Jahrhunderts in Europa bekannt. Sie fanden im 16. und 17. Jahrhundert im allgemeinen nur zum Vergiften von Mäusen und Ratten Verwendung, doch wurden sie auch zur Stillung heftiger Schmerzen, später vor allem als Emagogum, als Brechmittel, verwendet, worauf die Namensgebung – **Brechnusssamen** – hinweist. Die Namensgebung **„Krähenauge"** erfolgte deshalb, weil die Samen in der durchgeschnittenen Frucht einem Krähenauge ähneln (Abb. 1); **Strychninbaum,** weil die Samen des Baumes als Hauptalkaloid das berüchtigte Strychnin enthalten.

Botanik

Der Strychninbaum, Brechnussbaum aus der Familie der Brechnussgewächse (Loganiaceae), wächst meist als kleiner Strauch, kommt aber auch als ein bis zu 15 m hoher Baum vor.

Die Frucht ist eine zur Reifezeit orangerote, hartschalige, kugelige Beere mit weißem Fruchtfleisch, die meist 2 bis 4 Samen enthält. Die getrockneten Samen oder Kerne sind als Brechnüsse oder Krähenaugen bekannt geworden.

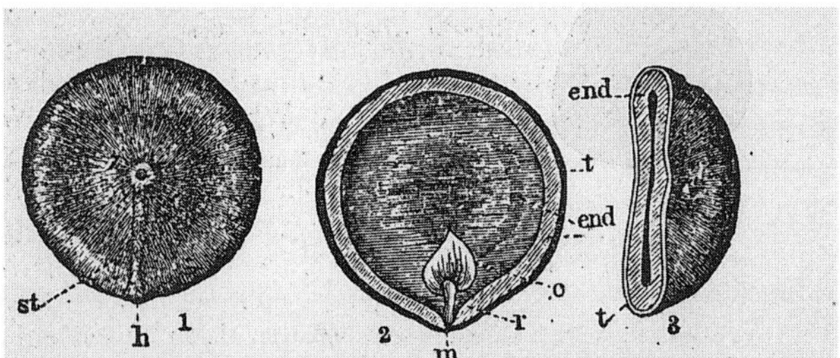

Abb. 106. Semen Strychni. 1. von außen, *h* Mikropyle. 2. Der Länge nach aufgeschnitten, *m* Mikropyle, *r* Radicula, *c* Keimblätter, *end* Endosperm, *t* Samenschale. 3. Quer durchschnitten.

Abb. 1: Brechnusssamen: von außen, Längs- und Querschnitt.

Man stellte auch fest, dass die Samen in der richtigen Dosierung ein äußerst starkes Aphrodisiakum abgeben, besonders dann, wenn ihnen in einer Mischung der „Alten" noch Opium, Stechapfel und Hanf beigefügt wurden. **„Alte Mischung"** deshalb, weil schon die arabischen Ärzte im 10. bis 12. Jahrhundert, und hier insbesondere der große arabische Gelehrte ABU ALI I'BEN SINA, bekannt unter dem Namen AVICENNA (980-1037), diese Mischung mit großem Erfolg eingesetzt haben.

Die Samen dieser Droge enthalten Alkaloide und Glykoside, von denen das Wichtigste das berüchtigte Strychnin ist. Das Gift Strychnin ist in geringer Dosis ein wirkungsvolles **Aphrodisiakum,** in mittlerer Dosis ein starkes **Psychedelikum** und in höherer Dosis (60 bis 90 mg) ein **tödliches Gift.**

Beim Gebrauch von Brechnuss (Strychnos nux vomica) in der kruden Form ist allerhöchste Vorsicht geboten, das Gleiche gilt für die verwandte Ignatiusbohne (Strychnos ignatii).

Bei J. H. CLARKE (1) finden wir Folgendes:

„Strychnos nux vomica ist ein mittelgroßer Baum, der an der Küste Ostindiens und 'Cochin Chinas' (im heutigen Vietnam) beheimatet ist. Die Frucht ähnelt in ihrem Aussehen sehr der Orange und enthält zahlreiche Samen von abgeflachter, kreisrunder Form, etwa von der Größe eines „Halbpenny" (etwa einem Groschen), aschgrau, mit feinen, seidigen Haaren bedeckt. Die Samen sind intensiv bitter, dank der Anwesenheit von Strychnin und Brucin, die zusammen mit bestimmten eigentümlichen Säuren darin vorkommen. Aber das Fruchtfleisch ist harmlos, und man sagt, es werde von Vögeln gefressen. Das Holz des Baumes ist sehr bitter. Es wird in Indien bei Wechselfieber und bei Schlangenbissen verwendet. Ein Aufguß der Blätter wird äußerlich bei Rheumatismus angewendet.

Im Fall von Vergiftungen mit Nux vomica ist das ausgeprägteste Merkmal Spasmen und Konvulsionen, die durch Aussetzen der Atembewegungen zum Tode führen. 'Konvulsionen bei vollem Bewußtsein'. 'Spasmen mit tetanischer Starre fast aller Muskeln des Körpers.'"

Arzneimittelbild

Nux vomica ist, wie auch Sulphur, ein großer Reiniger. Das Mittel findet bei Patienten Anwendung, die mit verschiedensten Hausmitteln überdosiert sind, aber auch bei homöopathischer Überdosierung. Es wurde des Weiteren erfolgreich eingesetzt bei Menschen, die gegen ihre Suchtprobleme kämpfen und sich davon lösen möchten, wie z. B. Alkoholiker und Drogenabhängige.

Nux-vomica-Patienten reagieren extrem überempfindlich, ja höchst hypersensibel auf Geräusche, Gerüche, Musik und insbesondere auf Lärm. Um konzentriert arbeiten zu können, braucht Nux vomica absolute Stille.

Nux vomica, der besonders morgens gereizt, abends aber geistig hochaktiv ist, leidet oft an Einschlafstörungen. Schläft er dann endlich ein, ist er um 3 Uhr morgens wieder wach und kann aufgrund vielfältigster Gedanken, Wünsche und Sorgen nicht mehr einschlafen. Erst in den frühen Morgenstunden findet er wieder Schlaf und erwacht dann beim Weckerklingeln unausgeschlafen, zerschlagen und gereizt. Es ist daher auch nachvollziehbar, dass in den frühen Morgenstunden alle Symptome von Nux vomica am schlimmsten sind.

Aufgrund der geschilderten übersteigerten Sensibilität reagiert der Nux-vomica-Patient äußerst empfindlich auf alle Unstimmigkeiten und Störungen taktiler, visueller, optischer und akustischer Art in seiner Umgebung. Er ist übergenau, braucht Ordnung, Sauberkeit und insbesondere Ruhe für seinen Seelenfrieden.

Er ist dabei gereizt und selbst schnell beleidigt, tadelt aber andere leicht und ist manchmal auch ohne Selbstbeherrschung.

In der Ambivalenz erleben wir Nux vomica aber auch als rücksichtsvoll, feinfühlig und äußerst sensibel. Er kann sehr mitfühlend, ja geradezu zärtlich und empfindsam sein, fast wie Pulsatilla. Der Nux-vomica-Patient ist also hochambivalent, wobei Sanftheit und Rücksichtnahme sich mit Ausbrüchen von Reizbarkeit und sogar Brutalität abwechseln.

Nux vomica ist leicht empfänglich, und sowohl auf der **körperlichen** als auch auf der **geistigen** und **seelischen** Ebene fühlt er alles sehr intensiv. Daher ist es nicht verwunderlich, dass Nux vomica auch bei Kummer, Leid und unglücklicher Liebe gute Dienste leisten kann. Wie gesagt, ist Nux vomica hypersensibel, leicht empfänglich und zeigt sich bei überarbeiteten, gestressten und wettbewerbsorientierten Personen, die in unserer modernen und schnellebigen Zeit gefangen sind.

Diese Menschen arbeiten übermäßig viel, sind dabei intelligent, einfallsreich und kompetent, was immer sie auch tun.

Sie unterscheiden sich von anderen Mitteln, wie z. B. Arsenicum, dadurch, dass der Nux-vomica-Patient sich wie Lachesis abends besser fühlt. Arsenicum z. B. ist dagegen ein Morgenmensch, dabei noch viel genauer, aber im Gegensatz zum Nux-vomica-Patienten sparsam, z. T. sehr geizig.

Im Arzneimittelbild von Nux vomica finden wir, wie bei Arsen und Phosphor, auch viele Ängste, wie z. B. bezüglich seiner Arbeit, Zukunft, finanzieller Sicherheiten, Sorgen um die Gesundheit und auch Ängste im sexuellen Bereich (Versagensängste).

Charakteristisch für Nux vomica ist auch, dass diese Menschen immer in Eile sind, nie Zeit haben, viele Dinge gleichzeitig tun und leicht ungeduldig werden.

Der Nux-vomica-Patient hat vielfältigste Interessen, ist anspruchsvoll, kritisch und hat einen ausgeprägten Sinn für Schönheit.

Trifft man einen Nux-vomica-Patienten abends in einer „Szene-Bar" bei Alkohol, anregender Musik, interessanten Menschen, so ist er lebhaft, temperamentvoll, geistreich, charmant, und er versteht es spielerisch, mit Worten und Ideen umzugehen. Er zeigt eine feine sensible Art, und so überrascht es dann auch nicht, dass er in der Lage ist, wie Phosphor andere Menschen zu fesseln. Anders aber als Phosphor zeigt er eher ein profunderes und größeres Wissen, eine tiefere Integrität, leider aber auch eine vitale Aggressivität.

C. COULTER (2) schreibt:

„Nux vomica macht sich häufig als verantwortungsbewußter und empfindsamer Mensch von hoher Gesinnung auf den Lebensweg, besitzt jedoch nicht allzu viel an Kraft und innerem Gleichmut. Er ist stark, aber es handelt sich eher um eine unzuverlässige Stärke. Die harten Lektionen, die das Leben mit sich bringt, können sein emotionales Gleichgewicht zerstören und seine cholerische Seite betonen. Seine Unfähigkeit, mit emotionalen oder in seiner Umgebung herrschenden Mißklängen oder Enttäuschungen zurecht zu kommen, kann ihn reizbar, unbeherrscht oder emotional instabil machen. Dann nimmt er Zuflucht zu Alkohol oder Drogen, häufig reagiert er auch aggressiv auf eine verständnislose oder feindliche Umgebung.

Der glückliche Nux-vomica-Mensch, der nicht allzu viel an Härte und emotionalen Belastungen durchmachen mußte, der sich erfolgreich überwunden hat oder dessen Empfindlichkeit nicht über die Maßen strapaziert worden ist, besitzt häufig großes Feingefühl, moralische Skrupel und Integrität, die zusammen mit seiner feinen Art, seiner Sensibilität und seinem kontrollierten Gleichgewicht eine wirklich interessante und angenehme Persönlichkeit aus ihm machen."

Im Zentrum des Arzneimittelbildes von Nux vomica stehen insbesondere drei Hauptwirkungen:

1. Spasmus
2. übersteigerte Sensibilität
3. Frostigkeit

Dabei ist ***„Spasmus"*** die wichtigste Keynote von Nux vomica. Die Spasmen greifen hier alle willkürlichen Muskeln und auch die unwillkürliche Muskulatur des Körpers an: Ösophagus, Magen, Intestinum, Uterus, Blase, Rektum. Überall führt hier eine übersteigerte Sensibilität zu Spasmen, die sich durch das ganze Arzneimittelbild ziehen – Spasmen in fast allen organischen Bereichen, und – man kann es so auch übertragen – in den seelischen Bereich.

Diese erhöhte Sensibilität, übersteigerte Empfindlichkeit zeigt sich im körperlichen Bereich besonders in Blase und Rektum mit ständigem Stuhl- und Harndrang, Prolaps des Rektums bei Obstipation oder Incontinentia urinae et alvi. Aber auch das Genitalsystem ist hierbei betroffen mit Abwärtsdrängen des Uterus und Prolaps, Krämpfen während der Menses und Druck auf Blase und Rektum.

Sogar schon fixierte organische Befunde, wie Inguinalhernien, werden mit Nux vomica erfolgreich behandelt.

Wie wir bereits verdeutlicht haben, betrifft diese **übersteigerte Sensibilität, erhöhte Reizbarkeit** und die **exzessive Empfindlichkeit** von Nux vomica, die sich sogar in tetanischen Anfällen und Tic-Symptomatik zeigen kann, alle Bereiche.

J. H. CLARKE (1) beschreibt Nux vomica als besonders geeignet für:

1. sehr eigenwillige, fanatische Personen, die leicht wütend und erregt werden oder boshaft und aggressiv sind,
2. hitzige Personen, oder solche, die zu Zorn, Boshaftigkeit oder Betrug neigen; immer reizbar oder ungeduldig,
3. nervöse, melancholische Menschen, die an Verdauungsstörungen leiden; von venöser Konstitution mit Tendenz zu Hämorrhoiden,
4. dünne, reizbare, cholerische Personen mit dunklem Haar, die große geistige Anstrengungen unternehmen oder eine sitzende Lebensweise haben,
5. energische, kräftige Personen, die keinen Alkohol trinken, mit gespannter Faser, hitzigem und jähzornigem Temperament, und hartnäckig sind,
6. galliges Temperament,
7. Personen mit einer Sucht auf Wein, Kaffee oder Pfeffer und Gewürze, die eine sitzende Lebensweise mit starken geistigen Anstrengungen haben,
8. Schwelger, dünn, reizbar, venös,
9. Personen, die zu viele Medikamente bekommen haben.

In all diesen Gruppen findet man moralische, geistige, nervöse und muskuläre Spannungen oder Krämpfe (aber auch Langeweile und Verlust an Energie können Indikationen für Nux vomica darstellen: es handelt sich um abwechselnde Zustände).

Wie man somit aus diesem **Arzneimittelbild** ersieht, gibt es demnach nur wenige Mittel, die eine größere Sensibilität und Irritabilität aufweisen als unser Nux vomica, wobei die beschriebenen Entgleisungen so weit gehen können, dass es nach **außen** bis zu Tötungsimpulsen und nach **innen** gerichtet zur ausgesprochenen Suizidalität kommen kann.

Nach den oben genannten Leitsymptomen von Spasmus und übersteigerter Sensibilität ist es nicht weiter überraschend, dass bei Nux vomica eine Fülle von Magen- und Darmsymptomen (s. o.) bestehen, wie z. B. Blähungen, Krämpfe, Obstipation und Hämorrhoiden, aber auch Diarrhö, die plötzlich auftritt und oft nach den Mahlzeiten erscheint.

Zum Teil wechseln sich Diarrhö und Obstipation ab, insbesondere auch, wenn vorausgehend unreife Früchte gegessen wurden oder es zu anderen „Unregelmäßigkeiten" der Nahrungsaufnahme kam. Und trotz dieser Überempfindlichkeit isst der Nux-vomica-Patient gerne Fettes, braucht Fleisch, liebt scharf gewürzte Speisen, er sucht hier kalorische Wärme in anderer Form und ähnelt darin dem Arsen-Patienten. Der Gegenpol ist, dass er eine regelrechte Abneigung gegen Essen entwickeln kann, sogar bis hin zur Anorexie.

C. HERING (4) schildert die Magenbeschwerden von Nux vomica in folgenden Worten:

„Nach dem Essen: saurer Geschmack, Druck im Magen eine oder zwei Stunden danach, mit hypochondrischer Laune, Enge im Bereich der Taille; muß die Kleidung lockern, verwirrt, Epigastrium aufgetrieben, mit Druck im Magen, wie durch einen Stein."

Wir kennen auch aus anderen Bereichen wie z. B. der traditionellen chinesischen Medizin (TCM) die Verbindung zwischen Leber / Galle und den Affekten und auch den alten Griechen war diese Verbindung, wie der Name „Choleriker" sagt, als ein aufbrausender Mensch bekannt.

Nux vomica ist wie Phosphor ein wichtiges Hämorrhagikum. Metrorrhagie und auch Menorrhagie, Menses zu früh und reichlich dunkles Blut; unregelmäßige Menses, hören nachts zu fließen auf. Die Schmerzen sind krampfartig und verursachen Übelkeit und Ohnmacht; Winden, Herumbewegen im Abdomen, Wundheitsschmerz über der Schamgegend; Krämpfe in der Blase. Während der Schwangerschaft: Schluckauf, morgendliche Übelkeit; Varizen; Hämorrhoiden; Scheinwehen.

Aus den oben genannten Leitsymptomen **Spasmus, übersteigerte Sensibilität und Frostigkeit** lassen sich die folgenden sexuellen Symptome ableiten: erhöhtes sexuelles Verlangen bei beiden Geschlechtern.

Spasmus ist auch das Hauptkennzeichen im Bereich der Atmung, in dem Nux vomica eine Reihe verschiedener Asthmazustände verursacht, einen trockenen, hartnäckigen, ermüdenden Husten, der mit Kopfschmerzen, als würde der Schädel platzen, einhergeht.

Zusätzlich zu den Spasmen erzeugt Nux vomica, besonders wenn er ausgebrannt / erschöpft ist, eine auffallende ***Mattigkeit;*** große nervöse Schwäche, Zittern; Lähmung, Lähmung nach Apoplexie, die Körperteile sind kalt, gefühllos, abgemagert. Lokomotorische Ataxie konnte damit gelindert werden und sogar Hemiplegien.

Nux vomica ist dabei ein schläfriges Mittel und ruft auch Schlaflosigkeit hervor. Erwacht um 3 Uhr morgens und liegt stundenlang wach, schläft ein, wenn es Zeit zum Aufstehen ist, und fühlt sich dann schwer und unausgeschlafen. Es heilt in Fällen, bei denen Schlaf nur noch durch die Einnahme von Sedativa erreicht werden kann.

Die Symptome von Nux vomica sind:

- besser nach ungestörtem Schlaf;
- schlechter, wenn der Schlaf gestört wird.

Wie bereits erwähnt, ist das dritte Hauptsymptom, sprich Keynote, die **Frostigkeit** wobei Nux vomica eines der wichtigsten hydrogenoiden Mittel von GRAUVOGEL ist, und wir finden dann folgende Symptome: Frostigkeit, kann nachts im Bett nicht warm werden, Kälte am ganzen Körper, blaue Hände, kalte, feuchte Haut mit kalter Nasenspitze; friert bei geringsten Bewegungen; durch Entblößen; muss in jedem Fieberstadium zugedeckt bleiben, beim Frost, in der Hitze oder beim Schweiß.

Andererseits finden wir bei Nux vomica allgemeine Hitze bei scharlachrotem Gesicht, Kopfkongestion mit Kopfschmerzen, wobei das rote Gesicht von Nux vomica ein charakteristisches Merkmal ist.

Wir erwähnten oben die innere Verbindung zwischen **Leber / Galle** und Affekten aus der griechischen Antike und der traditionellen chinesischen Medizin (TCM). Es besteht hierbei auch eine Verbindung Leber / Galle zu dem korrespondierenden Organ **Auge.**

Von daher erklären sich zwanglos die nun folgenden Augensymptome von Nux vomica: Nachtblindheit, Jucken, Brennen, Entzündungen, Blutungen der Augen, rote, geschwollene Lider, eitrige Augenwinkel, Zucken der Augenlider u. a.

Die Symptome sind schwächer morgens, im Freien, durch Bewegung, durch geistige Anstrengung.

Bei K. STAUFFER (7) finden wir folgende **Leitsymptome:**

- Männermittel, aber auch für energische, reizbare Frauen passend
- dunkle, gelbliche Gesichtsfarbe, Haare und Augen, hagere Gestalt
- nervöses Temperament, cholerisch, hypochondrisch und egoistisch
- Krampfneigung, periodisches Auftreten der Beschwerden
- Magenbeschwerden mit Sodbrennen, 1 bis 2 Stunden nach dem Essen
- Unterleibsplethora mit spastischer Obstipation, Hämorrhoiden und Menorrhagie
- Folge von sitzender Lebensweise besonders bei geistigen Arbeitern
- Folge von Kaffee-, Alkohol-, Tabak-, Gewürz-, Arzneimissbrauch
- Folgen von geistiger Überanstrengung, Nachtwachen, Geschäftssorgen
- Folgen von Ärger, Zorn, von geschlechtlichen Exzessen
- Verschlimmerung früh beim Erwachen (müde, Kopfweh, reizbar, mürrisch)
- Verschlimmerung durch kalte Luft, Kälte, bei Berührung
- Der fieberheiße Kranke deckt sich trotzdem warm zu
- Besserung in der Ruhe

Stimmung: reizbar, ärgerlich, heftige Ausbrüche.

SAMUEL HAHNEMANN (3) schreibt in seiner Reinen Arzneimittellehre:

„Vorzüglich, wo eine ängstliche Ungeduld ein nicht zu besänftigendes Äußer sich seyn zu gegen ist.“

„... daß diejenigen Personen sie (die Nux vomica) öfter bedürfen, welche sehr sorgfältigen, eifrigen, feurigen, hitzigen Temperamentes sind oder tückischen, boshaften, zornigen Gemüts.“

Es ist äußerst interessant, im **Synthetischen Repertorium** (8) die Geistes- und Gemütssymptome von Nux vomica nachzulesen.

„Ailments from:
Beschwerde infolge von:

Ehrgeiz, enttäuschtem ambition, deceived (Syn. I, Sp. 13)	Nux vomica (1)
Zorn, Ärger anger, vexation (Syn. I, Sp. 13)	Nux vomica (3)
sexuellen Exzessen sexual excesses (Syn. I, Sp. 23)	Nux vomica (3)
geistiger Überanstrengung work, mental (Syn. I, Sp. 24)	Nux vomica (4)

Ehrgeiz ambition (Syn. I, Sp. 24)	Nux vomica (3)
Zorn, Jähzorn anger, irascibility (Syn. I, Sp. 27)	Nux vomica (3)
heftiger Zorn, Grausamkeit anger, violent (Syn. I, Sp. 39)	Nux vomica (3)
unmenschlich cruelty, inhumanity (Syn. I, Sp. 190)	Nux vomica (1)
Zerstörungssucht destructiveness (Syn. I, Sp. 397)	Nux vomica (2)
unzufrieden discontented, displeased, dissatisfied (Syn. I, Sp. 403)	Nux vomica (2)
Hast / große Eile hurry, haste (Syn. I, Sp. 579)	Nux vomica (2)
ungestüm impetuous (Syn. I, Sp. 604)	Nux vomica (3)
Eifersucht jealousy (Syn. I, Sp. 674)	Nux vomica (3)
boshaft malicious, spiteful, vindictive (Syn. I, Sp. 722)	Nux vomica (3)
gutes Gedächtnis memory, active (Syn. I, Sp. 730)	Nux vomica (2)
streitsüchtig quarrelsome, scolding (Syn. I, Sp. 807)	Nux vomica (3)
Selbstmord, Neigung zu suicidal, disposition (Syn. I, Sp. 974)	Nux vomica (2)
Mitgefühl sympathy, compassion (Syn. I, Sp. 985)	Nux vomica (2)“

Differentialdiagnose

Differentialdiagnostisch müssen wir Nux vomica bezüglich der **Reizbarkeit** u. a. von folgenden Mitteln unterscheiden:

Bryonia	reizbar, will in Ruhe gelassen werden Beschwerde durch Verärgerung
Chamomilla	große Reizbarkeit, Zorn, Wutausbrüche, launisch

Stramonium	Zorn, Raserei, gewalttätiges Verhalten, unkontrolliert und impulsiv

Nux-vomica-Patienten sind sehr **fleißige/arbeitswütige** Patienten. Sie unterscheiden sich u. a. von folgenden Mitteln:

Arsenicum	peinlich genau in Kleinigkeiten, geizig, ängstlich, Angst vor Armut, Perfektionist
Aurum	ernsthaft, erfolgreich, idealistischer Mensch mit hohen Zielen, sehr korrekt, konstant, machthungrig
Medorrhinum	immer in Eile, abgehetzt, leidenschaftlich arbeitswütig, jedoch ohne Ausdauer, Extremist

Nux vomica ist **sehr mitfühlend.** Hier müssen wir u. a. folgende Mittel abgrenzen:

Carcinosinum	sensibel, leidenschaftlich, angepasst voller Sehnsucht, mitfühlend
Causticum	bricht in Tränen aus, wenn er von schlimmen Ereignissen hört, unfähig, das Leid anderer zu ertragen ausgeprägter Gerechtigkeitssinn, übermäßig mitfühlend
Phosphorus	mangelnde Abgrenzung, leicht zu beeinflussen extrem mitfühlend
Pulsatilla	sanft, schüchtern, wechselhaft sehr gefühlsbetont, emotional und sentimental

Eifersucht ist auch kennzeichnend für Nux vomica. Hier unterscheidet er sich u. a. von

Apis	aggressiv, wenn die Familie hintergangen wird sehr eifersüchtig, reizbar
Lachesis	sehr besitzergreifend seinem Partner gegenüber, misstrauisch, leidenschaftlich, „as foolish as irresistible"
Hyoscyamus	argwöhnisch, extrem eifersüchtig, provozierend fluchen, unzüchtiges Reden, mit wahnhafter Ausgestaltung

Nux vomica in Geschichte und Literatur

Geradezu auf wunderbare Weise lässt sich Nux vomica an dem **Macher und Imperator NAPOLEON** in Selbstzeugnis und Bilddokumentation darstellen. Unzählige Bilder, Geschichten, Theaterstücke und Verfilmungen wurden von NAPOLEON BONAPARTE hergestellt und noch unzähligere Biographien existieren, so dass es eigentlich nicht überrascht, dass wir uns als homöopathische Ärzte NAPOLEON zuwenden, zumal er uns am Ende des 19. Jahrhunderts viel mehr verständlich ist als seinen Zeitgenossen, haben wir doch noch andere und noch schlimmere Menschenverächter in diesem Jahrhundert erdulden müssen.

Wer hätte gedacht, dass ein Kind, das in jenem Jahr 1769 auf Korsika das Licht der Welt erblickte, aus dem revolutionären Frankreich ein Kaiserreich bilden würde, das Europas königliche Kronen an seine Brüder verteilen würde, um sich schlussendlich selbst als Kaiser die Krone auf den Kopf zu setzen.

Seine Kriegsfanfaren und der Kanonendonner waren bis in das letzte verschlafene Tal zu hören. Ströme von Blut spülten alte, verkrustete Ordnungen und damit aber auch Traditionen und Werte hinweg.

VEIT VALENTIN (9) schreibt in seinem Buch „Illustrierte Weltgeschichte" Folgendes:

„Aber hatte dies Genie nicht zwei Generationen von Söhnen europäischer Mütter in einen heißen und bitteren Tod hineingehetzt? Konnte man es vergessen, mit welcher Verachtung er dies Kanonenfutter aufs Schlachtfeld zwang? Konnte man es vergessen, daß er das bißchen Glück und Gut und Zufriedenheit und Behagen, die Arbeit des Bürgers, den Schweiß des Landmanns, die durchwachten Nächte des Denkers und Künstlers, den braven Fleiß des Handwerkers und Arbeiters, dass er diese ganz private Sphäre des europäischen Untertans rücksichtsloser, grausamer als irgendein Kriegsgott vor ihm hineinriß in die Orgie seiner Weltherrschaft?

Über keinen Helden der Geschichte sind so viele Bücher geschrieben worden wie über den großen NAPOLEON. Kein Mensch, der wirklich gelebt hat, ist literarisch so häufig verwertet worden, er ist der Theater- und Romanschreck von Generationen gewesen und jede Generation entdeckte nicht nur neue Dokumente zu seiner Geschichte, sondern, wie es scheint, neue Züge seines Wesens. Er war dem 19. Jahrhundert unheimlich vertraut und geläufig, aber innerlich ist er vielleicht unserer Epoche verständlicher."

Im Folgenden möchten wir anhand seiner **Vita,** seines **Erlebens,** seiner **Liebe** und seines **Aufstiegs und Falls** zeigen, wie sich dieser **Große Herrscher** und doch kleine Mensch in der Materia medica, beziehungsweise in den Rubriken unserer Repertorien wiederfinden lässt.

Lassen Sie uns also chronologisch vorgehen.

- NAPOLEON als Kind
- NAPOLEON als junger Mann
- NAPOLEON als Liebhaber und Ehemann
- NAPOLEON als Feldherr, Imperator und Kaiser
- NAPOLEON in Russland
- NAPOLEON in der Verbannung

Napoleon als Kind

NAPOLEON wurde als zweites von dreizehn Kindern 1769 auf Korsika geboren. Die Familie NAPOLEONS stammte aus Italien, der Toskana. Der Vater CHARLES-MARIE BONAPARTE war einer der besser Gestellten der Insel Korsika, von niedrigem Adel. Die Mutter LETIZIA BONAPARTE war eine warmherzige, sparsame Frau, dabei gebildet und sehr schön, die ihr ganzes Leben mit einem Gefühl für Anstand und Würde lebte.

NAPOLEON wurde von seinem Vater in der Erinnerung an den großen Freiheitshelden PAOLI und an ein freies, stolzes Korsika erzogen. PAOLI wurde somit NAPOLEONS erstes Vorbild, da dieser die Insel Korsika nach langer genuesischer Herrschaft selbständig machen wollte. Dies duldeten die Franzosen nicht, sie eroberten 1769 die Insel, gerade in dem Jahre, in dem NAPOLEON geboren wurde. „Ich wurde geboren, als mein Vaterland starb", schrieb NAPOLEON später selbst an PAOLI nach England. Er fühlte sich als Korse, als der Sohn eines Landes, das weder italienisch noch französisch sein wollte. Die Franzosen zeigten Geschick in der Behandlung der Korsen, sie ließen ihnen viel Eigenes – Honoratiorenfamilien wie die BONAPARTES wurden gewonnen und fügten sich. NAPOLEON, der zweite Sohn, und zahlreiche Geschwister erhielten eine gute französische Erziehung.

Da der Familie BONAPARTE drei Stipendienplätze gewährt wurden, kam NAPOLEON mit neun Jahren nach Frankreich an die Militärschule nach Brienne. Er war ein kleiner intelligenter, streitbarer, stolzer, korsischer Junge, aber ungebildet und keine andere Sprache sprechend als den örtlichen Dialekt seiner Insel und machte zu dieser Zeit eher einen düsteren, verschlossenen, aber auch sensiblen Eindruck.

Der junge NAPOLEON war auf der Schule sehr einsam, er galt als stolz, unverträglich, er war zurückhaltend, hasste die reicheren französischen Kameraden und fühlte sich in dieser fremden Welt nun erst recht als Korse. Geschichte, Geografie, Mathematik waren seine Lieblingsfächer, Französisch sprach er immer als ein Ausländer mit fremdem Akzent und charakteristischen Unarten. Die Lehrer rühmten seinen Fleiß, seinen Ehrgeiz, tadelten aber seinen Hochmut. Ein Lehrer soll über ihn gesagt haben: „Granit, der einen Vulkan erhitzt."

Die Lehrer schwankten, ob sie das Kind NAPOLEON für die Marine oder für die Armee ausbilden sollten. Schließlich gaben seine guten Noten in Mathematik den Ausschlag: er wurde als „Kanonier" auf der Militärschule angenommen. Der Mathematiklehrer schätzte ihn sehr, wohingegen andere Lehrer ihn für einen Dummkopf hielt.

1785 bestand er sein Examen, wonach er in die Artillerie eintreten konnte.

Über seine Kindheit, und hier insbesondere über seine „körperlichen Modalitäten", wissen wir nicht allzu viel, es wurde aber berichtet, dass NAPOLEON schon als Kind sehr verfroren war, und die Verfasser sahen in der Ausstellung „NAPOLEON – Feldherr, Kaiser, Mensch" in Speyer im September 1998 seine Bettstrümpfe, die er immer angehabt haben soll, wohl ein **deutlicher Hinweis für die im Arzneimittelbild von Nux vomica als Keynote beschriebene Frostigkeit.**

ANDRE MAUROIS (6) schreibt in seiner NAPOLEON-Biographie:

„Als NAPOLEON am 15. August 1769 geboren wurde, war Korsika erst ein Jahr französisch. 1768 hatten die Genueser diese schöne Insel voller Berge und Wälder an Frankreich verkauft. Die dauernden Aufstände der Korsen, die ein stolzes Volk sind, hatten die italienischen Okkupanten schließlich zermürbt. Der Erwerb der Insel wurde von vielen Ratgebern Ludwigs XV. mißbilligt. Hätte der König auf sie gehört, was wäre aus NAPOLEON BONAPARTE geworden? Entweder hätte die Insel unter der Regierung PAOLIS, dem Führer der korsischen Widerstandsbewegung, ihre Unabhängigkeit erklärt und ihre Bewohner hätten sich mit einer Politik der Clans abgefunden oder die Insel wäre von den Engländern erobert worden, die viel zu konservativ sind, als daß sie eine Blitzkarriere gestattet hätten. Es wäre ein mittelmäßiges und vielleicht glückliches Leben gewesen inmitten einiger Morgen Maulbeerbäume, Weinberge und Olivenhaine."

Tragen wir das wenige hierzu in der Sprache des Repertoriums zusammen:

„geistige Aktivität activity, mental (Syn. I, Spalte 9)	(Auch hier müsste Nux vomica nachgetragen werden; die Verf.)
hochmütig, arrogant haughty (Syn. I, Spalte 572)	Nux vomica (1)
Hast, große Eile hurry, haste (Syn. I, Spalte 579)	Nux vomica (2)
ungestüm impetuous (Syn. I, Spalte 604)	Nux vomica (4)

fleißig, Arbeitswut industrious, mania for work (Syn. I, Spalte 630)	Nux vomica (1)
mathematisch begabt mathematics, apt for (Syn. I, Spalte 728)	Nux vomica (1)
streitsüchtig, zankzüchtig quarrelsome, scolding (Syn. I, Spalte 806)	Nux vomica (4)
empfindlich, überempfindlich sensitive, oversensitive (Syn. I, Spalte 897)	Nux vomica (4)
gesteigerte Geisteskraft strength increased, mental (Syn. I, Spalte 963)	(Nach unseren klinischen Erfahrungen müsste man hier Nux vomica nachtragen, die Verf.)
Kälte, Abneigung gegen cold, Aversion to (Syn. II, Spalte 80)	Nux vomica (2)“

Napoleon als junger Mann

Mit sechzehn Jahren wurde NAPOLEON Offizier, was eine beachtliche Leistung war. Seine Arbeitskraft war unbegrenzt, und er lernte überall und alles, am liebsten las NAPOLEON politische Bücher, wobei der junge Mann ein ausgezeichnetes Gedächtnis besaß.

Sein Interesse war weit gespannt. Er analysierte philosophische Arbeiten wie PLATONS „Staat“ und die Biographie FRIEDRICHS DES GROßEN. Einmal, als er unter Arrest gestellt war, fand er in seinem Zimmer nur ein Buch: die „Institutes“ von JUSTINIAN. Sie prägten sich seinem ausgezeichneten Gedächtnis ein. Und eines Tages zitierte er – zum Erstaunen aller – vor dem Staatsrat römische Gesetze.

NAPOLEON schloss sich der Revolution an, er arbeitete mit PAOLI zusammen, der als Diktator nach Korsika zurückkehrte, überwarf sich aber mit ihm, versuchte einen Handstreich und wurde von der Insel vertrieben. NAPOLEON, der während der Revolution in die korsische Miliz eingetreten war, verließ Korsika 1793 nach dem Bruch zwischen PAOLI und dem Konvent: Die Familie BONAPARTE wurde aus ihrer Heimat vertrieben. NAPOLEONS Mutter und seine Geschwister – der Vater war in der Zwischenzeit an Magenkrebs verstorben – kamen nach Marseille, wo sie in elenden Verhältnissen lebten.

Nun musste Frankreich sein Vaterland werden, mit der Familie suchte er sich seinen Weg, es war eine Art Exil, die Erfahrung machte ihn hart, er biss die Zähne aufeinander, er ging mit der Revolution, sein Weg war vor allem der des Soldaten.

Vor Toulon zeigte er, was er konnte. Als Kommandant der Artillerie sah er den beherrschenden Punkt der Stellung, der Sieg war sein Verdienst. „NAPOLEON“ wurde General – einer der vielen jungen Revolutionsgeneräle. NAPOLEON erhielt noch eine Beförderung zum Brigadegeneral, wofür sich auch ROBESPIERRE und BARRAS einsetzten.

In Paris wurden zwischenzeitlich ROBESPIERRE und seine Anhänger gestürzt und der junge General BONAPARTE verhaftet. Er wurde zwar wieder freigelassen, blieb aber verdächtig.

BARRAS wurde zum kommandierenden General der Heimatarmee. Um dieses Kommando auszuführen, brauchte er einen Fachmann an seiner Seite. Er ernannte BONAPARTE zu seinem Stellvertreter. Die Leute redeten über NAPOLEON, über seine ungepflegte Kleidung, über seine langen Haare, aber vor allem über seine ungeheure

Energie. Er schien überall zugleich zu sein. Jeder war gebannt von der Autorität, mit der er seine Anordnungen traf, und aus der Bewunderung wurde Vertrauen. Er hatte die Gelegenheit ergriffen, um sich auszuzeichnen.

Im Repertorium (8) finden wir:

„**Ehrgeiz** ambition (Syn. I, Spalte 24)	Nux vomica (3)
Ideen, Einfälle, Reichtum an ideas abundant, clearness of mind (Syn. I, Spalte 593)	Nux vomica (2)
Gedächtnis, gutes memory, active (Syn. I, Spalte 730)	Nux vomica (2)
eigensinnig, starrköpfig obstinate, headstrong (Syn. I, Spalte 788)	Nux vomica (4)“

Napoleon als Liebhaber und Ehemann

Zum großen Sprung half ihm aber eine Frau: JOSEPHINE BEAUHARNAIS, die zweiunddreißigjährige Witwe eines guillotinierten Aristokraten, glänzte als einflussreiche Freundin des Direktors BARRAS (PAUL VICOMTE DE BARRAS, 1755 - 1829, Offizier und Politiker, half als Befehlshaber der Pariser Truppen, ROBESPIERRE zu stürzen, ließ 1795 durch BONAPARTE den Aufstand der Royalisten niederwerfen und verschaffte ihm das Kommando in Italien). Der junge General BONAPARTE verliebte sich Hals über Kopf in die kokette Kreolin JOSEPHINE.

Sie war eine leidenschaftliche Frau, für die Liebe geschaffen, sie machte den General BONAPARTE verrückt vor Eifersucht, sie reizte und erfüllte, sie quälte und betäubte seine Sinne, sie war kalt und heiß, berechnend und unersättlich, sie war benommen von ihm und lachte ihn aus, sie war nie ganz sein und hielt ihn hin wie einen unreifen Jungen, sie beschäftigte ihn gerade durch all diesen Schmerz, den sie ihm antat. Schlussendlich heirateten die beiden, und das Wichtigste daran war die Mitgift – die italienische Armee, die ihm sein Gönner General BARRAS übergab.

VEIT VALENTIN (9) schreibt:

„Au destin“ – war in den Brautring eingegraben, den NAPOLEON seiner Gattin schenkte: Sie waren mit Willen und Wissen Schicksalsgenossen geworden, die elegante, vielerfahrene Dame, die sich so gerne bewundern ließ und ein Schlaraffenleben der Verschwendung zu führen liebte – und dieser wilde General aus der Provinz, der so herrisch auftrat, ungeduldig, eckig, schroff, aber schon bezwingend, wo er hinkam. Sein Teint war gelb, die Wangen hager, aber klar das Gesicht und wunderbar geschnitten, in klassischer Regelmäßigkeit. Das vorspringende Kinn, die feinen geschlossenen Lippen, die schlanke Nase schienen im adeligen Geist der Antike geformt. Aus den grauen Augen drohte ein kalter Blick. Die Haare fielen damals lang und wild in schwarzen Strähnen herunter.

Durch JOSEPHINE gewann NAPOLEON nicht nur Sympathien, sondern auch nützliche Beziehungen zu dem neuen Regime.

Die Aufgaben, die ihn in Italien erwarteten, waren nicht einfach. Die französischen Soldaten lebten in unglaublichem Elend. Schon bei der ersten Zusammenkunft mit seinem Generalstab verschaffte er sich Gehorsam. Seine Haltung, sein Blick, seine Aus-

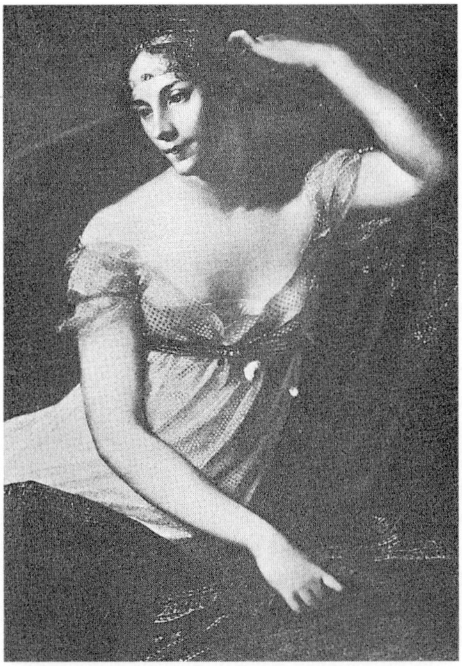

Abb. 2: Josephine de Beauharnais.

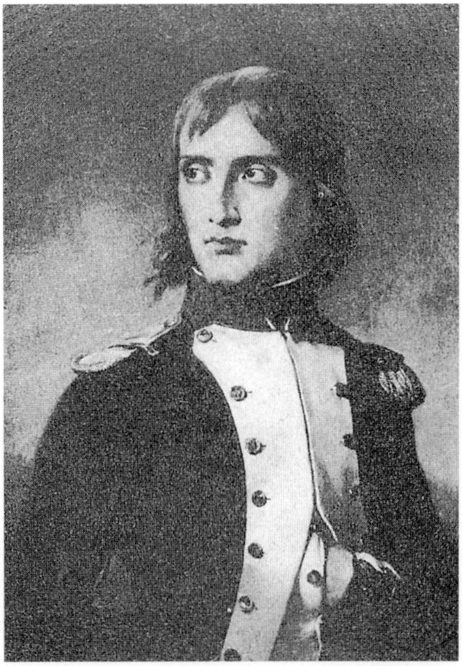

Abb. 3: Der junge Napoleon Bonaparte.

strahlung, alles das hielt die alten Generäle in einer gewissen Distanz und in nötigem Respekt. Mit seinen Generälen war er streng und wortkarg, den Soldaten jedoch flößte er schnell tiefes Vertrauen und neue Hoffnung ein.

Er informierte sich durch präzise, aufeinander abgestimmte Fragen. Er hatte einen Verstand, der alles in sich aufnahm und alles registrierte. Zudem hatte er sich bereits ein beachtliches Wissen erworben.

Tag und Nacht konnte er arbeiten, von seinem Körper verlangte er jahrelang das Ungeheuerlichste ohne Schaden, er konnte schlafen, wann, wo und so lange er wollte, es gab keine Aufgabe der Diplomatie, des Krieges, der Staatsverwaltung, die er nicht ergriffen und auf seine Art bewältigt hätte.

Am 10. Mai 1796 gelang ihm der überraschende Sieg von Lodi, und er erhielt hierdurch das Vertrauen seiner ganzen Armee. Unter Einsatz seines Lebens stürmte er selber die vorderste Front. An jenem Tag wurde NAPOLEON zum ersten Mal bewusst, dass das Schicksal ihn für Großes ausersehen hatte. Er war jetzt Herr von Mailand und der reichen Lombardei.

BONAPARTE kämpfte wie ein Löwe, um mit Österreich zu verhandeln. Seine Wut war umso größer, als er alle Qualen der Eifersucht tief erlitt. So schrieb er JOSEPHINE Briefe voll leidenschaftlichen Begehrens, brennende Liebesbriefe, in denen kaum von etwas anderem die Rede war, als vom Küssen. Josephine aber betrog ihn, wie er erfahren musste, mit einem gewissen Monsieur CHARLES in Paris, „dem wir die unbezähmbare Wut zu verdanken haben, die den italienischen Feldzug beflügelte" (MAXIMILIEN VOX).

Hier der Originalwortlaut einer seiner Briefe:

„Ich bin nicht froh. Dein letzter Brief ist kalt wie die Freundschaft. Ich habe darin nicht dieses Feuer gefunden, das in deinen Blicken glüht … Weißt Du nicht, daß es ohne Dich, ohne Dein Herz, ohne Deine Liebe, für Deinen Gatten weder Glück noch Leben gibt … Fern von Dir sind die Nächte lang, schal und traurig. Neben Dir wünschte man, daß die Nacht nie zu Ende geht."

Aber JOSEPHINE war kalt und machte sich über ihn lustig, und sie begriff nicht, dass sie den größten und mächtigsten Mann ihrer Zeit geheiratet hatte. JOSEPHINE hatte ein Glückskind des Schlachtfeldes, zunächst einen kleinen Soldaten, der sich hochgedient hatte, geheiratet. In Italien fand sie einen souveränen General wieder. Als JOSEPHINE ihn in Mailand besuchte, erlebte sie dort einen königlichen Hof. General BONAPARTE diskutierte, entschied, verwaltete, mit einem Wort: er residierte und regierte, als sei er sein Leben lang ein Staatschef gewesen.

Dabei war aus dem unbekannten Soldaten ein Held der Nation geworden. Gleich begann er, seine Familie, seine Brüder und Schwestern, mit Ämtern und Würden zu versorgen. Die Umstände voll zu nutzen, zu ergreifen, war eines der Wesensmerkmale dieses Genies.

Unterdessen wurde NAPOLEON in Paris mit offenen Armen empfangen. Er wusste, dass seine Popularität die Mitglieder der Regierung stark beunruhigte, also gab er sich zurückhaltend und demütig. Er vermied alles, was wie Machtstreben erscheinen könnte. Und NAPOLEON zeigte sich doppelt klug: **als Held zurückhaltend und außerhalb und über den Parteien zu stehen.**

Ein alter Traum Frankreichs und auch NAPOLEONS war es, den Orient zu erobern und damit England an einer völlig anderen Front anzugreifen. Das Risiko, in Ägypten zu landen, war sehr groß, da die englische Flotte unter NELSON schneller und besser war als die französische. NAPOLEON ließ es darauf ankommen. Die Landung und Eroberung Ägyptens glückte, und NAPOLEON begann zu organisieren. Er begründete das moderne Ägypten, indem er ihm ein französisches Gepräge gab, gleichzeitig aber den islamischen Glauben respektierte und achtete.

Am 1. August 1798 zerstörte NELSON die französische Flotte, ja selbst das Schiff, das NAPOLEON nach Ägypten gebracht hatte, ging mit unter. England wurde unumschränkter Herrscher der Meere; die Armee war von Frankreich abgeschnitten. NAPOLEON schien dies nicht zu erschrecken.

Er fiel über den Landweg Europa in den Rücken und schlug die Türken, wurde aber vor der Stadt Akkon aufgehalten. Die Festungsmauern waren stark, und NAPOLEON hatte keine schweren Artillerien, rasend vor Zorn zeigte er sich während des Feldzuges von einer seiner grausamsten Seiten. Beim Rückzug von Akkon ließ er die Ernten anzünden und die Gefangenen, die er nicht mitnehmen konnte, massakrieren. Seine Worte hierzu:

„Ein Staatsmann hat nicht das Recht, sentimental zu sein."

Parallel zu alledem kämpfte in seinem Herzen ein noch tödlicherer Krieg: Ihn plagte mehr als zuvor die Eifersucht. Es gab keinen Zweifel mehr, dass JOSEPHINE ihn betrog und dass alle Welt von seiner Demütigung wusste.

Seinem Bruder JOSEPH schrieb er Folgendes:

„Ich habe viel häuslichen Kummer, denn es ist mir wie Schuppen von den Augen gefallen. Ich habe auf Erden nur noch Dich, Deine Freundschaft ist mir sehr teuer. Wenn auch Du mich noch verrätst und ich auch Dich verliere, werde ich zum Menschenfeind. Ich brauche Einsamkeit und Abgeschiedenheit, Größe langweilt mich, meine Gefühle sind abgestorben, der Ruhm ist schal, mit neunundzwanzig Jahren habe ich das Leben ausgeschöpft."

1804 krönte er JOSEPHINE zur Kaiserin, fünf Jahre später ließ er sich scheiden, weil er mit ihr keine Kinder und damit keinen Nachfolger für seinen Thron bekommen konnte. Aus machtpolitischen Gründen wurde ihm gleichsam als Opfer („wie ein Täubchen dem Löwen") die junge, schöne 18-jährige MARIE LOUISE (Abb. 4), Herzogin von Österreich, angetraut. Er soll sie, so berichtet A. MAUROIS (6), in einer für uns homöopathischen Ärzte typischen Nux-vomica-Weise empfangen haben:

„Marie Louise, eine frische, junge Prinzessin von 18 Jahren, wird wie einst Iphigenie geopfert, um Zeit zu gewinnen. NAPOLEON berauscht sich an dem Gedanken, ein Mitglied der Familie Habsburg zu werden. Dieser Snobismus war seine Schwäche. Als militanter Revolutionär hatte er seine Laufbahn begonnen. Er beendete sie als legitimer Liebhaber der Nichte Marie-Antoinettes. Er hatte so große Eile, daß er ihr auf der Straße von Saint-Germain entgegenritt, ihren Wagen anhalten ließ und Marie Louise unverzüglich in sein Schlafgemach entführte, immerhin mit den Rechten des Ehemanns. Schon im ersten Jahr der Ehe schenkte sie NAPOLEON einen Erben, der im Gedanken an das Heilige Römische Reich Deutscher Nation bei seiner Geburt den Titel 'König von Rom' erhielt."

In der Sprache des Repertoriums (8) lässt sich das wie folgt übersetzen:

„**Ehrgeiz** ambition (Syn. I, Spalte 24)	Nux vomica (3)
mutig courageous (Syn. I, Spalte 187)	(Auch hier müsste nach unserer Erfahrung Nux vomica nachgetragen werden; die Verf.)
Grausamkeit, Unmenschlichkeit cruelty, inhumanity (Syn. I, Spalte 190)	Nux vomica (1)
Eifersucht jealousy (Syn. I, Spalte 674)	Nux vomica (3)
Mitgefühl sympathy, compassion (Syn. I, Sp. 985)	Nux vomica (2)"

Napoleon als Feldherr, Imperator und Kaiser

NAPOLEON hält geradezu einen Hof wie ein römischer CAESAR, nein, der ehemalige korsische Leutnant zelebrierte geradezu einen ganzen Hofstaat und knüpfte damit sehr schnell an den Adel des alten Kaiserreichs an und versuchte ihn geradezu zu übertreffen.

A. MAUROIS (6) führte hierzu aus:

„Rettungsanker auf den Grund des Meeres werfen ...". Dieses Meer war die Geschichte des französischen Volkes, und seine Tiefen wollte NAPOLEON ausloten. Deshalb hatte er einen Hof, ein Zeremoniell, einen Adel. Seit 1804 ernannte er Männer zu Marschällen des Kaiserreichs. Später schuf er einen kaiserlichen Adel. Er machte BERTHIER zum Fürsten von Neuchâtel, TALLEYRAND zum Fürsten von Bénévent; FOUCHÉ zum Herzog von Otrante, DAVOUT zum Herzog von Auerstedt und Eckmühl; LANNES zum Herzog von Montebello; LEBRUN zum Herzog von Plaisance usw. In acht Jahren ernannte er 4 Fürsten, 30 Herzöge, 388 Grafen und 1090 Barone. JOSEPHINE und die Schwestern des Kaisers – auch sie Prinzessinnen – hatten Hofdamen und Kammerzofen."

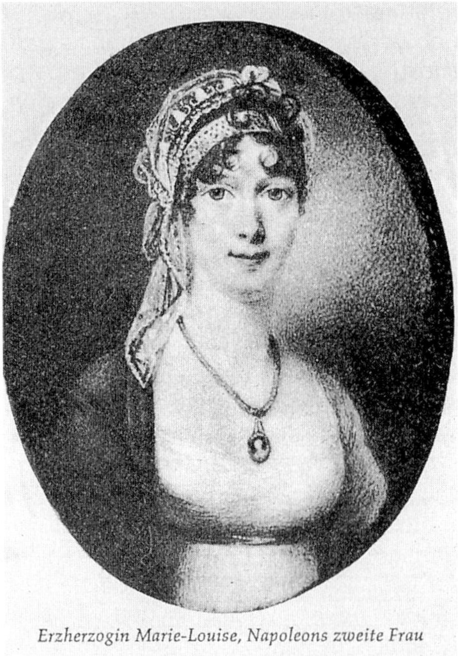

Abb. 4: Marie Louise, die junge österreichische Prinzessin.

Dabei hat er in seinem Inneren anscheinend nie so ganz an diese Märchenwelt geglaubt und blieb auch äußerlich einfacher ausstaffiert, als der ihn umgebende Hofstaat war. Er war äußerst direkt und sehr offen in Rede, Tat und Auftreten, z. T. rüde, unverschämt und brutal. Dabei war NAPOLEON unerhört rege, sehr aktiv und ohne Ende fleißig. Auch hierzu meint A. MAUROIS (6) Folgendes:

„In seinem Inneren blieb er immer ein wenig korsischer Sekondeleutnant, Jakobiner und Machiavelli. Er sagte revolutionäre Sätze: 'Ein Thron ist nur ein mit Samt garniertes Brett.' Und wenn er seine Marschälle zwang, im Rock und kurzen Kniehosen bei Hof zu erscheinen, so tat er es nur, weil er sich im eigenen Land vor einer Armee fürchtete, die roh und ohne Manieren war. Dennoch glaubte er letztlich nur an die Gewalt. 'Man regiert nur mit Stiefel und Sporen', und daher trug er selbst in seinen Palästen Uniform. Kurze Kniehosen und Seidenstrümpfe verfeinern die Sitten. Das höfische Kleid macht den Höfling.

Die Frauen, die so viele Monarchen ins Verderben gestürzt haben, gewinnen keine Macht über ihn, obwohl es darunter einige sehr schöne gibt, wie Mademoiselle GEORGES. Ein Wink von ihm genügt, um sie in sein Bett zu ziehen. Aber während sie sich entkleiden, macht er seine Notizen über die Generalstände; und sobald er sie besessen hat – manchmal sogar schon vorher –, schickt er sie wieder fort. Sein eigentliches Vergnügen ist seine Arbeit. Ihr widmet er sich bis zu zwanzig Stunden am Tag, ohne jemals Ermüdung zu zeigen.

Seine Bemerkungen treffen immer den Kern. 'Die Gesellschaft braucht eine strenge Justiz; darin liegt die Humanität des Staates, alles andere ist die Humanität der Opernbühne ... Wir wollen gute Bauern haben; auf ihnen beruht die Kraft der Armee; und nicht Perückenmachergesellen, die gewohnt sind, in den Straßen der Städte herumzuschleichen ...' Hier erlaubt er auch, daß man ihm widerspricht. Als ein Staatsrat über den Corps législatif bemerkt: 'Die Vertreter der Nation sind die Männer, die sie gewählt hat, ihre Abgeordneten', unterbricht ihn der Kaiser: 'Bah! Das sind Ideen von 1789'. 'Nein, Majestät, diese Ideen sind zeitlos.' 'Was an ihm bezaubert', schreibt STENDHAL, *'war seine Offenheit, seine Gutmütigkeit.'"*

Trotz dieser Kritikfähigkeit, Offenheit und insgesamt Gutmütigkeit, zeigte er sich auch wieder im raschen Wechsel ausgesprochen nachtragend und brutal. So ließ er 1804 einen jungen, mutigen Prinzen, nämlich den HERZOG VON ENGHIEN, der sich in das Großherzogtum Baden geflüchtet hatte, völkerrechtswidrig hinrichten, ohne Prozess, ohne auf die Intervention seiner Freunde zu achten, um einem vermeintlichen Attentat zuvorzukommen.

Gleich danach, wenige Tage nach der Hinrichtung, noch mit blutigen Händen, krönte er sich in der Folge der römischen Konsuls, des alten römischen Reiches selbst als Kaiser (Abb. 5). Erstaunlich ist doch, wie dieser kleine korsische Leutnant darauf drängte, dass er im Beisein des Papstes PIUS VII. selbst im Notre Dame gesalbt wurde. In Mailand setzte er sich dann noch als erster König von Italien die eiserne Krone der Lombarden auf (1805).

Die Revolution endete in einer neuen grandiosen Monarchie! Ein Empire entstand – mit Großbeamten des Hofes, mit Marschällen, Titeln, Festen, mit Luxus, Skandal und Hofintrigen, Vermögensverleihungen und Geldansammlungen. Es war eine goldglänzende Welt des Geschmacks, der Eitelkeit, der Leistung und des Wettkampfes. Die Ehrenlegion, schon 1802 gegründet, bedeutete äußerliche Festlegung um den Verdienst dieses neuen Staates. Das Ordenszeichen war eine Abwandlung der herkömmlichen Kreuzesform – nur die Idee und die Form der Dekoration erinnerte noch an die alten Ritterorden. In Wahrheit war es kein Orden mehr, sondern tatsächlich eine Legion, eine Art Heeresformation der verdienten Personen, im Range abgestuft nach militärischen Bezeichnungen, zugänglich jedem, dessen Leistung es wert war – eine Belohnung des modernen Massenverdienstes durch Beschäftigung der Eitelkeit und des Ehrgeizes. In diesem Staatswesen gab es nur noch Raum für den Gehorsam und die Ergebenheit von Legionären. Legionen hatten Rom groß gemacht: das französische Imperium war nun an den Höhepunkt gelangt.

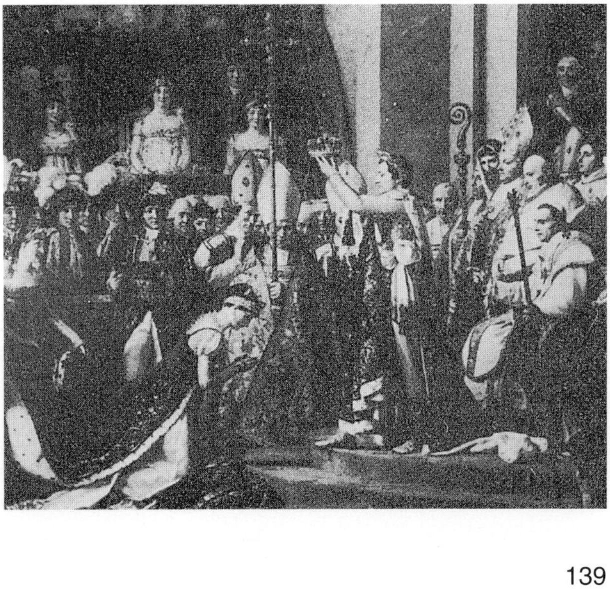

Abb. 5: Die Kaiserkrönung.

Damit war der absolute Höhepunkt erreicht und der nachfolgende Fall vorherbestimmt.

Anmerkung: BEETHOVEN widmete NAPOLEON 1803 seine 3. Symphonie, die Sinfonia eroica (Heldensymphonie). BEETHOVEN setzte den Namen „Bonaparte“ als Widmung an den Anfang seiner Eroica und strich dann enttäuscht den Namen, als sich NAPOLEON zum Kaiser machte.

In die Sprache der Repertorien übersetzt:

„Zorn, Jähzorn anger, irascibility (Syn. I, Spalte 27)	Nux vomica (3)
Wohlwollen, Güte benevolence (Syn. I, Spalte 109)	Nux vomica (3)
Grausamkeit, Unmenschlichkeit cruelty, inhumanity (Syn. I, Spalte 190)	Nux vomica (1)
Zerstörungssucht destructivenes (Syn. I, Spalte 397)	Nux vomica (2)
diktatorisch, herrisch, dogmatisch, despotisch dictatorial, domineering, dogmatical, despotic (Syn. I, Spalte 398)	(Hier müsste nach unserer Meinung Nux vomica nachgetragen werden, die Verf.)
Hast, große Eile hurry, haste (Syn. I, Spalte 579)	Nux vomica (2)
ungestüm impetuous (Syn. I, Spalte 604)	Nux vomica (3)
fleißig, Arbeitswut industrious, mania for work (Syn. I, Spalte 630)	Nux vomica (1)
boshaft malicious, spiteful, vindictive (Syn. I, Spalte 722)	Nux vomica (3)
streitsüchtig quarrelsome, scolding (Syn. I, Spalte 807)	Nux vomica (3)“

Napoleon in Russland

Wie später auch HITLER in seinem Russland-Feldzug, so unterschätzte auch NAPOLEON den Regen, den Matsch, den Frost, den tiefen Schnee und die Weite des „Mütterchen Russlands“, außerdem unterschätzte er die ausgesprochene Tapferkeit der russischen Soldaten.

Sein direkter Gegner war der Fürst MICHAIL KUTUSOW (Abb. 6), der nicht nur im Äußeren, sondern auch in seiner gesamten Kriegsführung der Antipode zu NAPOLEON in seiner Nux-vomica-Hast war. So verkörperte Fürst KUTUSOW geradezu das Vollbild von

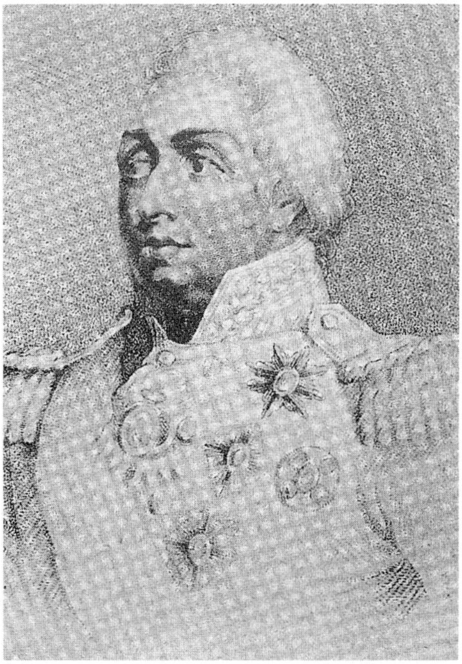

Abb. 6: Fürst Michail Kutusow.

Calcarea carbonica, mit dem Sich-Zurückziehen, Sich-Verschließen, Gewähren-Lassen und Warten-, Warten- und Warten-Können.

NAPOLEON entschied sich 1812 zum Krieg gegen Russland. Mit diesem seinem größten Feldzug begann eine neue gesamteuropäische Kriegszeit. Die endlosen Kolonnen marschierten wochenlang durch alle Straßen Europas. Die Stärke der „Großen Armee" betrug 500 000 bis 620 000 Mann, davon drei Fünftel Deutsche. Aus entferntesten Tälern wurde das Kanonenfutter erbarmungslos herausgepresst. Angst, Brand, Blutvergießen, Plünderung, Vergewaltigung und Hunger suchten die entlegensten Gefilde heim.

Die Russen wagten zunächst überhaupt keinen Widerstand und NAPOLEON drang an der Spitze der mittleren Hauptarmee immer tiefer in das eigentliche Russland ein, die österreichische und die französisch-preußische Flügelarmee hatten die Aufgabe, die Grenzvölker zum Abfall zu bringen und die russischen Kräfte abzulenken. Bald merkten die Russen, dass ihre notgedrungen ausweichende Taktik die wirksamste Waffe gegen den Kaiser war. Die Truppen der Großen Armee wurden unruhig, Tausende starben an Ruhr, Hunger und Erschöpfung, die Etappe dehnte sich endlos, das Riesenland war nicht zu packen. Bei Smolensk und dann vor Moskau bei Borodinó schlug NAPOLEON die Russen am 7.9.1812 und zog am 14.9.1812 in Moskau ein. NAPOLEON gewann die Schlachten, aber es waren keine wirklichen Siege.

Er nahm Moskau kampflos ein, wartete auf die Übernahme, wollte sich gar großmütig zeigen, aber da brannte Moskau – von den Russen selbst angezündet. Moskau entzündete sich in der Nacht wie eine Fackel.

NAPOLEON schrieb nun an den russischen Zaren ALEXANDER. Er erhielt jedoch keine Antwort – nichts. Und nun brach der russische Winter herein und der Rückzug begann. L. TOLSTOI beschrieb in seinem Buch „Krieg und Frieden" wunderbar mit großem

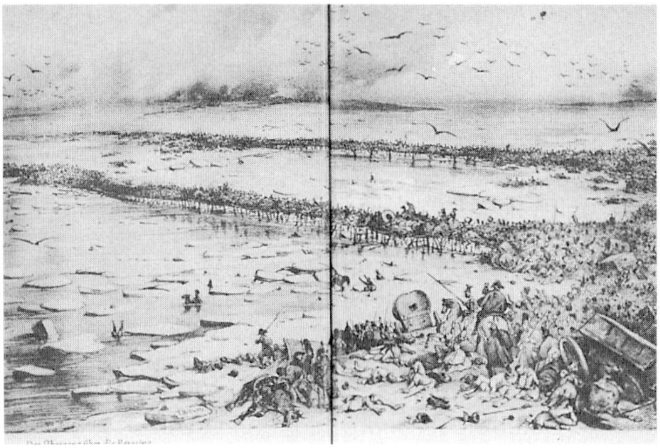

Abb. 7: Der Übergang über die Beressina.

literarischem Können diesen Rückzug, bei dem zunächst die schweren Geschütze, dann die schweren Kutschen, später dann auch die leichteren Gegenstände zurückgelassen wurden, wie die Nachhut hier und da angegriffen wurde, dann in Eis und Schnee steckenblieb, ohne Proviant, mit 14000 Nachzüglern.

Nun griffen die Russen die zermürbte Große Armee an, stoßweise, mit Dolchstichen. Die Kosaken kannten das Gelände, sie wussten zu kommen und zu verschwinden; Kranke, Abgesprengte, Ermüdete wurden von den Bauern gejagt und totgeschlagen. Die Armee löste sich auf, jeder dachte allein an den Rückweg aus solchem Elend, der Gehorsam hielt dem Durcheinander und der Verzweiflung bei den Flussübergängen nicht stand, am schlimmsten an der Beressina.

Und dann: Als diese ausgemergelte, halbverhungerte und verfrorene Grandearmee über die zugefrorene Beressina sich zurückzog, begann eine Tragödie.

Die Russen hatten ihre gesamte Feuerkraft, sprich Kanonen, in den Wäldern postiert, schossen auf das Eis, auf die Vorhut, Nachhut und auf die Pferde. Der Übergang über die Beressina ist hundertfach gemalt worden, darstellend, wie sich die Krähen, Raben und andere Todesvögel über die verhungerten, zerstückelten Tierkadaver und Soldaten hermachten.

Die Armee verhungerte, erfror oder wurde durch die russischen Granaten zerfetzt. Und NAPOLEON floh inkognito mit einer Handvoll Gefährten, mit einem Pelzrock notdürftig gegen die Kälte geschützt, in einem Schlitten erst nach Dresden, dann nach Paris.

Was 1812 für Russland bedeutete, hat der russische Komponist **PETER ILJITSCH TSCHAIKOWSKIJ** in seiner symphonischen Dichtung, die diese Jahreszahl trägt, unvergesslich zum Ausdruck gebracht.

Endlich erhob sich nun auch Preußen. Den Anfang machte der General V. YORCK, der an der Jahreswende 1812/13 mit dem russischen General V. DIEBITSCH die berühmte Konvention von Tauroggen abschloss, durch die das preußische Korps neutralisiert wurde – eine hochverräterische Handlung aus deutschem Patriotismus, vollbracht aus eigenem Ermessen und ganz auf eigene Verantwortung, gepriesen von den Patrioten, niemals verziehen von FRIEDRICH WILHELM III. Der Volksaufstand in Preußen war eine revolutionäre Tatsache, erst jetzt fuhr der König nach Breslau, schloss das Schutz- und Trutzbündnis mit Russland und erließ den „Aufruf an mein Volk“.

Zum Gedächtnis an die „eiserne Zeit", als Anerkennung „für Standfestigkeit und hohen Mut", als Anerkennung in dem „großen Kampfe für Freiheit und Selbständigkeit" stiftete der preußische König das Eiserne Kreuz. Die Erhebung des Volkes setzte ein, zuerst etwas langsam, dann in steigender Flut. Ansteckend wirkte besonders das Beispiel der studierenden Jugend. ADOLF FREIHERR VON LÜTZOW (1782 - 1834), Reiteroffizier, bildete aus Freiwilligen 1813 das LÜTZOWsche Freikorps (Schwarzer Schal). Hier taten sich der jugendliche Dichter THEODOR KÖRNER (1791 - 1813), Dichter patriotischer Lieder (Das ist Lützows wilde verwegene Jagd) und MAX VON SCHENKENDORF (1783 - 1817), Lyriker der Freiheitskriege (Freiheit, die ich meine, Wenn alle untreu werden), hervor.

Erst die Leipziger Völkerschlacht vom 16. bis 19. Oktober 1813 entschied die Entfernung der Franzosen aus Deutschland. Sieg der Verbündeten (250 000 Mann) über NAPOLEON (mit 160 000 Mann), danach Rückzug NAPOLEONS über den Rhein. Die Herrschaft NAPOLEONS in Spanien und Italien brach unmittelbar nach seiner Niederlage in Deutschland gleichfalls zusammen. Die Österreicher marschierten in Ober- und Mittelitalien ein.

Jetzt zum ersten Mal wurde die Entthronung NAPOLEONS als offizielles Kriegsziel ins Auge gefasst, der Traum der deutschen Patrioten näherte sich der Verwirklichung: NAPOLEON, und nicht Frankreich, war bezeichnet als der Gegner in dem Manifest der verbündeten Monarchen.

NAPOLEON war empört und äußerte: *„Es gibt nur noch einen Feind in Europa, und das ist der russische Koloss"*, worauf ihm mutig entgegnet wurde: *„Es ist Ihre Majestät, die man fürchtet."*

Schon standen BLÜCHER und SCHWARZENBERG vor den Toren der Hauptstadt Paris, sein Bruder JOSEPH kapitulierte. NAPOLEON rief aus:

„Welch eine Feigheit! Wäre ich vier Stunden früher eingetroffen, wäre alles noch zu retten gewesen."

Und zornig fügte er noch hinzu:

„Wenn ich nicht da bin, macht man nichts als Dummheiten."

NAPOLEON dankte ab, zunächst zugunsten seines Sohnes, dann endgültig. Am 6. April 1814 unterzeichnete NAPOLEON in Fontainebleau die Abdankungsurkunde. Menschlich war das Schwerste für ihn, dass seine Frau, Kaiserin MARIE LOUISE, mit ihrem gemeinsamen Sohn zur Gegenseite wechselte. Er hat diesen Sohn, den er so liebte, nie wiedergesehen.

Nun schloss er einen Vertrag mit den Verbündeten, wonach ihm der Kaisertitel und der souveräne Besitz der kleinen Insel Elba belassen wurden, eine widersinnige Regelung, die ebenso angstvolle Achtung vor dem Gestürzten wie die Verlegenheit der Sieger zeigt, was sie nun mit diesem Gegner eigentlich anfangen sollten.

Doch kommen wir nach dem astralen Aufstieg zu seinem ersten Fall, zunächst nur für kurze Zeit auf der Insel Elba, zu seinem erneuten, noch glänzenderen Aufstieg und schlussendlich zu seinem zweiten Fall, dem unwiderruflichen Ende auf der Insel St. Helena.

Repertorisieren (8) müssten wir hier:

Ehrgeiz ambition (Syn. I, Spalte 24)	Nux vomica (3)
Zorn, gerät leicht in anger, easily (Syn. I, Spalte 33)	Nux vomica (3)

heftiger Zorn, Grausamkeit anger, violent (Syn. I, Spalte 39)	Nux vomica (3)
mutig courageux (Syn. I, Spalte 187)	(Hier müsste nach unserer Erfahrung Nux vomica nachgetragen werden; die Verf.)
Größenwahn megalomania (Syn. I, Spalte 641)	(Auch hier müsste man Nux vomica nachtragen; die Verf.)
eigensinnig, starrköpfig obstinate, headstrong (Syn. I, Spalte 788)	Nux vomica (4)

Napoleon in der Verbannung

Der entthronte Kaiser widmete sich nun mit seiner ganzen verbliebenen Energie seiner neuen Heimat Elba. Er ließ Straßen bauen, ein Krankenhaus, ein Theater. Vielleicht hätte er sich hier seinem Schicksal ergeben, hätte er seine Frau und seinen Sohn um sich gehabt.

Das Drama, das den einen großen Namen NAPOLEON in alle Ewigkeit tragen wird, hatte ein Nachspiel, dessen atemberaubende Wucht die vorhergegangenen Akte an Größe beinahe schlug. Während der Wiener Kongress sich anschickte, Europa neu zu ordnen, wurde der Sieg in Frage gestellt durch die Rückkehr des Kaisers NAPOLEON.

Es war nicht nur der Zauber seines Namens, der immer noch wirkte, sondern auch die desolaten Verhältnisse in Frankreich bzw. die Inkompetenz und Mittelmäßigkeit seiner Nachfolger, eines böse beginnenden Bourbonenregiments, das unterstützt wurde von rachsüchtigen Emigranten, die die Geschichte mit geschlossenen Augen zurückdrehen wollten.

Nun wagten diese verblendeten Übriggebliebenen, die wirtschaftlich-soziale Ordnung eines modern gewordenen Landes um ihrer Privatinteressen willen zu erschüttern. Der weiße Schrecken, die Verfolgung aller Revolutionsgewinner, nahm im Süden Formen an, die die Greuel des roten Schreckens beinahe übertrafen. Zermürbung und Missbehagen gingen durch das Land, der Bauer, der Kleinbürger, der Soldat sahen den Kaiser als Bringer von Arbeit, Besitz und altem Ruhm.

Am 1. März 1815 landete NAPOLEON mit 900 Mann seiner Garde in der Provence und zog am 20. März in Paris ein: Herrschaft der Hundert Tage, ein Drama mit einem Nachspiel von atemberaubender Wucht zeigte sich im letzten Akt. Es waren eben diese Bevölkerungsschichten, die dem von Elba Zurückkehrenden zujubelten. Die Großbürger und die Stadt Paris selbst blieben kühl. Ihre wohlverdiente Ruhe wurde gestört – man stand vor einer neuen Katastrophe.

NAPOLEON zeigte ein ganz neues Gesicht. Er war verwandelt, geläutert. Er wollte nunmehr Frankreich gewinnen und nichts anderes; er hoffte, man werde ihm Frankreich lassen. Er wollte noch einmal der Erste Konsul sein und nun einen anderen Weg gehen.

NAPOLEON beschloss 1815, nach Frankreich zurückzukehren. Seine Rückkehr war überwältigend. Seine Waffe war die Liebe des Volkes, die Zuneigung seiner Soldaten und die Erinnerung an fünfzehn Jahre überwältigenden Ruhms.

Ganze Regimenter schlossen sich NAPOLEON an. Er hatte jetzt genügend Soldaten, um Paris einzunehmen. Ohne einen Schuss abzufeuern, war er wieder Herr über Paris. Der zurückgekehrte Kaiser zeigte sich nachsichtig und liberal.

Anmerkung: Es ist überraschend und vielleicht doch mehr als ein geschichtlicher Zufall, dass HAHNEMANN mit seiner zweiten Frau MELANIE genau zu dem Zeitpunkt in Paris ankam, als NAPOLEON aus seiner Verbannung von Elba noch einmal die Macht in Paris an sich riss und noch einmal Europa erschütterte. Auch HAHNEMANN erschütterte Europa, aber auf einer durchaus heilsamen Weise, mittels einer homöopathisch potenzierten-heilenden Kraft.

In einem Monat zog NAPOLEON 500 000 Mann zusammen, seine Gegner mehr als eine Million. Noch einmal und zum letzten Mal, am 16. Juni 1815 bei Ligny, schlug NAPOLEON die Preußen und dann kam es zu der weltgeschichtlichen Begegnung zwischen NAPOLEON und seinen Gegnern WELLINGTON, BLÜCHER und GNEISEMANN. NAPOLEON rannte gegen WELLINGTON an, der nicht wankte, aber auch nicht siegen konnte, da verhalf der geschlagene BLÜCHER dem bedrängten WELLINGTON zur schicksalsvollen Entscheidung. Am 18. Juni 1815 erfolgte die Niederlage NAPOLEONS bei Waterloo. Die Schlacht wurde von BLÜCHER nach dem Gehöft Belle-Alliance benannt.

Es ist der 18. Juni 1815, den NAPOLEONS Autobiograph A. MAUROIS (6) wie folgt beschreibt:

„NAPOLEONS Schlachtordnung war glänzend. Immer wieder werden Historiker die Fehler diskutieren, die nicht nur NEY und GROUCHY, sondern auch der Kaiser begangen haben: Als Sieger von Ligny hatte er es versäumt, bei Anbruch des nächsten Tages die Preußen zu verfolgen. Durch seine zähe Verteidigung zerschlug WELLINGTON alle heldenmütigen Angriffe der Alten Garde. Am Abend der Schlacht flutete die letzte französische Armee besiegt von Waterloo nach Paris zurück. Ganz Frankreich forderte jetzt die Abdankung des Kaisers.

NAPOLEON ging zunächst nach Malmaison zu seiner Stieftochter Hortense, dann nach der Hafenstadt Rochefort und der Ile d'Aix. Er hätte die Blockade durchbrechen und nach den Vereinigten Staaten segeln können. Bewunderer in New Orleans boten ihm Asyl. Doch er zog es vor, sich den Engländern zu stellen. Sich in einem Schiffsraum zu verstecken und womöglich entdeckt zu werden, schien ihm eines Kaisers unwürdig. Sich bedingungslos seinen ärgsten Feinden auszuliefern, war dagegen eine Geste im Stile PLUTARCHS. Sein Brief an den Prinzregenten – das wußte er – würde eine schöne Seite im Geschichtsbuch abgeben.

'Königliche Hoheit, da ich den Fraktionen, die mein Land aufspalten, und der Feindschaft von Europas Großmächten ausgeliefert bin, habe ich meine politische Laufbahn abgeschlossen. Ich komme wie THEMISTOKLES, um mich an den Herd des britischen Volkes zu setzen. Ich stelle mich unter den Schutz seiner Gesetze, den ich aus der Hand Eurer Königlichen Hoheit erbitte, dem mächtigsten, standfestesten und großzügigsten meiner Feinde.'“

Viele seiner Freunde zogen sich zurück.

Wäre NAPOLEON den preußischen Truppen in die Hände gefallen, so wäre er erschossen worden wie sein Schwager MURAT und der Marschall NEY. Ein solcher Soldatentod hätte dem Sohne der Revolution besser angestanden als dieses langsame, gequälte, hoffnungslose Leben und Sterben auf der Insel St. Helena, wohin ihn die Engländer verbannten.

Europa hatte seinen Tyrannen endlich besiegt. Es war der größte Triumph des europäischen Gedankens, dass der zurückschauende, dahinsiechende NAPOLEON nunmehr behauptete, für Europa gekämpft zu haben. Sein Bestes war die Neuordnung Frankreichs gewesen, während der Hundert Tage hatte er daran wieder anknüpfen wollen. Der Kriegsmann in ihm war so gewaltig, dass sein Wille zur Schlacht jede sinnvolle

Außenpolitik bei ihm erstickte. Zum letzten Mal in der bisherigen Geschichte war in diesem Manne die Gesamtheit der Funktionen der Staatsführung vereinigt gewesen. Auch das machte ihn einzig. Aber diese Anhäufung hatte sich als verhängnisvoll erwiesen, sie hat das Elend der Völker und seinen persönlichen Untergang wesentlich verschuldet. NAPOLEON verschwand, er kam diesmal nicht wieder.

Er vermachte der Nachwelt aber noch mehr als ein Stück Geschichte. Er selbst verklärte seine rauhe und blutige, immer grausame und manchmal sinnlose Lebensarbeit zur Ideologie. Er hatte sein Leben als Literat begonnen. Er beschloss es, indem er die Geschichte seiner großen Taten diktierte, wobei er langsam dahinsiechte.

Der Kaiser wurde bitter und sein Zustand immer schlechter. Seine Haut war gelb und gedunsen, er konnte nicht in seinem Bett schlafen, er hatte zu wenig körperliche Bewegung; er litt an der wachsenden Gewissheit, dass es keine Rückkehr aus St. Helena mehr gab.

NAPOLEON BONAPARTE litt furchtbar und erbrach alle Nahrung. Nach der Diagnose von Doktor GUY GODLEWSKI, hatte NAPOLEON keinen Magenkrebs wie sein Vater, sondern ein Magengeschwür, verursacht durch erbärmlich schlechte Kost und – durch Kummer. In manchen Biographien heißt es aber auch, NAPOLEON sei an Magenkrebs verstorben.

Wir können uns selbstverständlich nicht auf die Diagnose seines Arztes verlassen. Auch die Verfasser können hierzu keine Eindeutigkeit beisteuern, finden aber einige wunderbare Rubriken in unseren homöopathischen Repertorien, wobei die Gesamtpersönlichkeit mit den ausgeprägten Nux-vomica-Symptomen deutlich zu Tage tritt.

Am 5. Mai 1821 starb NAPOLEON.

Im KENTschen Repertorium (5) finden wir:

„**Stomach Cancer u. a.** (S. 482)	Nux vomica (1)
Stomach Ingestion u. a. (S. 503)	Nux vomica (3)“

Im Synthetischen Repertorium(8) finden wir:

„**Beschwerde durch Gefühlserregung** ailments excitement, emotional (Syn. I, Spalte 17)	Nux vomica (2)
Beschwerde durch Enttäuschung ailments, disappointment (Syn. I, Spalte 17)	Nux vomica (2)
Beschwerde durch Kummer ailments, grief (Syn. I, Spalte 19)	Nux vomica (2)
Beschwerde durch Geringschätzung, Verachtung der anderen ailments, scorn, being scorned (Syn. I, Spalte 22)	Nux vomica (3)
Ideen, Einfälle, Reichtum an ideas abundant, clearness of mind (Syn. I, Spalte 593)	Nux vomica (2)
Lebensüberdruss, Lebensmüdigkeit weary of life (Syn. I, Spalte 1063)	Nux vomica (2)“

Das Epos seiner **Macht und Ohnmacht,** seines **Aufstiegs und Falles** und seines grandiosen Ruhmes beschäftigte die Menschheit wieder und wieder, auch uns homöopathische Ärzte, was auch nicht verwunderlich ist, da die **Hybris dieses Archetypen auch in uns selbst existiert.** So wird es auch Zeit, dass wir uns als homöopathische Ärzte mit dieser Nux-vomica-Pathologie beschäftigen, um diesen Archetypen in uns selbst erkennen und lösen zu können.

Nach einer Theorie von STEN FORSHUFVUD, einem schwedischen Zahnarzt, und dem renommierten schottischen Toxikologen der Glasgower Universität, HAMILTON SMITH, wurde NAPOLEON mit Arsen vergiftet. Bereits in den fünfziger Jahren haben beide nachzuweisen versucht, dass NAPOLEON während seines Aufenthaltes auf St. Helena systematisch vergiftet wurde.

Zum Einsatz soll das zu jener Zeit als „Erbschaftspulver" bekannte Arsen gekommen sein. Auf die Idee, überhaupt nach Arsen zu suchen, kam FORSHUFVUD, weil der Krankheitsverlauf des Generals gar so sehr dem einer chronischen Arsenvergiftung entsprach. Schlaflosigkeit, Müdigkeit, geschwollene Füße, Haarverlust. In Frage kommt insbesondere der GRAF DE MONTHOLON, der über den gesamten Zeitraum des Krankheitsverlaufes bei NAPOLEON war.

MONTHOLON musste befürchten, auf St. Helena alt zu werden, wenn NAPOLEON nicht bald sterben würde. MONTHOLON war außerdem NAPOLEONS Kellermeister, der den „Vin de Vonstance" des Generals überwachte. Nur NAPOLEON trank diesen Wein. Wenn er ab und an eine Flasche verschenkte, erkrankten die Beschenkten anschließend leicht – auch das ist dokumentiert und muss als schwerwiegendes Indiz gegen den Grafen gelten.

Die Zeugnisse seiner Zeit sind, wie Napoleon selbst, sehr widersprüchlich.

Seine Frau und **Kaiserin LOUISE** schreibt in einem Brief an den Vater im April 1808 Folgendes:

> *„Er und sein ungemessener Ehrgeiz meint nur sich selbst und sein persönliches Interesse ... Er ist von seinem Glück geblendet, und er meint, alles zu vermögen. Dabei ist er ohne alle Mäßigung, und wer nicht Maß halten kann, verliert das Gleichgewicht und fällt."*

HEINRICH VON KLEIST, Katechismus der Deutschen, 1809, sieht ihn ganz negativ:

„Fr.: Was hältst du von NAPOLEON, dem Korsen, dem berühmten Kaiser der Franzosen?

Antw.: Mein Vater, vergib, das hast du mich schon gefragt.

Fr.: Das hab' ich dich schon gefragt? – Sage es noch einmal mit den Worten, die ich dich gelehrt habe.

Antw.: Für einen verabscheuungswürdigen Menschen; für den Anfang alles Bösen und das Ende des Guten; für einen Sünder, den anzuklagen, die Sprache der Menschen nicht hinreicht, und den Engeln einst, am jüngsten Tage, der Odem vergehen wird ...

Fr.: Wer also, unter den Deutschen, mag ihn bewundern?

Antw.: Die obersten Feldherrn etwa und die Kenner der Kunst.

Fr.: Und auch diese, wann mögen sie es erst tun?

Antw.: Wenn er vernichtet ist."

Franz Grillparzer sieht ihn in seiner Selbstbiographie, 1853:

> *„Ich selbst war kein geringerer Franzosenfeind als mein Vater und dem ungeachtet zog Napoleon mich mit magischer Gewalt an. Mit dem Haß im Herzen und zu aller Zeit kein Liebhaber von militärischem Schaugepräge, versäumte ich doch keine seiner Musterungen in Schönbrunn und auf dem Felde der sogenannten Schmelz. Noch sehe ich ihn die Freitreppe des Schönbrunner Schlosses mehr herablaufen als gehen, die beiden Kronprinzen von Baiern und Württemberg als Adjutanten hinter sich, und nun mit auf dem Rücken gefalteten Händen eisern dastehen, seine vorüberziehenden Gewalthaufen mit den unbewegten Blicken des Meisters überschauend. Seine Gewalt ist mir noch jetzt gegenwärtig, seine Züge haben sich leider mit den vielen gesehenen Porträten vermengt. Er bezauberte mich wie die Schlange den Vogel."*

Heinrich Heine ist ihm verfallen (Letzte Gedichte und Gedanken, 1869):

> *„Napoleon war nicht von dem Holz, woraus man die Könige macht – er war von jenem Marmor, woraus man Götter macht."*

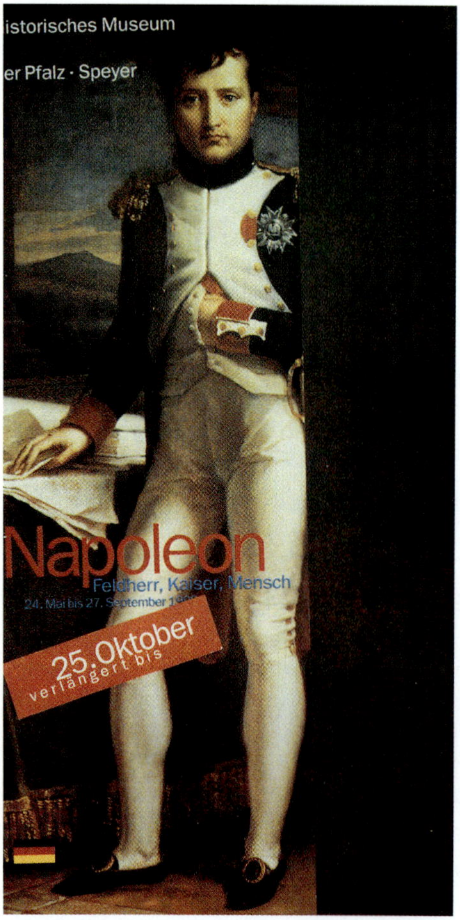

Abb. 8: Napoleon-Ausstellung, Speyer, 1998.

Den Autoren fällt noch die eigenartige Handhaltung, man möchte fast sagen, der „NAPOLEON-Griff" auf. Die rechte und auch die linke Hand in der Region des Mittelbauches. Bei der bereits oben erwähnten NAPOLEON-Ausstellung in Speyer (10/98; Abb. 8) war bei fast allen Darstellungen diese eigenartige Handhaltung zu sehen, so auch in dem Gemälde von JEAN AUGUSTE DOMINIQUE INGRES (1803/04).

Wir glauben, dass es sich hierbei nicht nur um einen Tic oder eine Machtpose handelt, sondern um ein Leitsymptom von Nux vomica, nämlich die Verfrorenheit/Chilliness oder eine geradezu doppelte homöopathische Deutung mit der für Nux vomica so bekannten Magen-Darm-Symptomatik.

Kasuistik: Nux vomica – Chronische Rhinitis und Enuresis

Es handelt sich um den 7-jährigen hoch begabten Michael, der bereits eine Schulklasse übersprungen hat.

Er kommt wegen ständig verstopfter Nase, wobei die Mutter im Sinne des **Spontanberichtes** ergänzt: „ ... immer schon, sprich seit seiner Geburt." Darüber hinaus fällt ein nächtliches Schnarchen auf. Mehrere Antibiotika-Runden, Hals-Nasen-Ohrenarzt-Interventionen (Zustände nach ATE mit 5 Jahren) brachten nur vorübergehenden Erfolg **(gelenkter Bericht).**

Im Laufe des Gespräches berichtet die Mutter noch von dem nächtlichen Einnässen ihres Sohnes und von dem unruhigen, z. T. zappeligen Wesen. Eher abschätzend berichtet sie von seinem schwierigen Charakter und seinem zänkischen, zerstörungssüchtigen Wesen. In meine Akte notiere ich hierzu kritisch: „Hier aber nicht!" Auf mich macht der Bub einen ausgesprochen angenehmen, klugen und sympathischen Eindruck. Die von der Mutter angegebene Diagnose – „Ist Michael nicht hyperkinetisch?" – verwerfe und verneine ich sofort.

Im Repertorium lässt sich Folgendes finden:

RG 302	Nase, Verstopfung, Säugling	Nux vomica (3)
RG 303	Nase, Verstopfung	Nux vomica (3)
RG 576	Blase, urinieren, nachts	Nux vomica (1)
RG 671	Atmung schnarchend	Nux vomica (2)

Therapie und Verlauf

Michael bekam einmalig Nux vomica C 200 (Firma Gudjons). Bei der Wiedervorstellung nach 6 Wochen wörtliches Zitat aus meiner Krankenakte: „Nux vomica hat ihm sehr geholfen. Er ist ruhiger geworden und hat gute Laune."

Kasuistik: Nux vomica – Akutes LWS-Syndrom

Es handelt sich um einen beliebten und außerordentlich erfolgreichen homöopathischen Kollegen.

In der Vorweihnachtszeit ruft er mich an bzw. ist zu stolz dazu, und seine Frau wendet sich an mich, da ihr Mann und seine Praxis seit 3 Wochen ausgefallen sind.

Der Kollege leidet an ausgeprägten Rückenschmerzen im LWS-Bereich, mehrere homöopathische Mittel, u. a. auch eine Akupunktur, hätten nur kurzzeitige Erfolge gebracht **(Spontanbericht).**

Bei meinem Hausbesuch finde ich einen eher unwilligen Kollegen, der dann aber doch erfreut über meine Zuwendung ist. Er berichtet über „Rückenbeschwerden, besonders bei Bewegung und beim Sitzen", wobei mir auffällt, dass er sich auf seiner harten Unterlage aufsetzt, um sich dann umzudrehen. Weiterhin ergänzt der erkrankte Kollege noch mit resigniertem Unterton: „... Ich will eigentlich nur meine Ruhe ...“. Das berichtet übereinstimmend auch seine Ehefrau **(gelenkter Bericht).**

Der übrige Organstatus ist bis auf Aphthen im Mundbereich unauffällig. Ich notierte mir noch in meinen Unterlagen: „Patient braucht viel Wärme.“

Therapie und Verlauf

Unser Kollege bekam noch in der Untersuchungssituation – ich konnte dem kritischen Kollegen im mitgebrachten Repertorium die entscheidenden Rubriken zeigen – die Gabe von Nux vomica C 200 (Gudjons), so dass er seine Sprechstunde am nächsten Tag wieder aufnehmen konnte.

Repertorisation

RG 345	Mundaphthen	Nux vomica (3)
RG 773	Rückenschmerz, Bewegung bei	Nux vomica (3)
RG 782	Schmerz, Lumbalregion, Sitzen bei	Nux vomica (1)
RG 773	Rücken, Schmerz, Bewegung, Dreh bei – muss sich aufsetzen, um sich umzudrehen	Nux vomica (3)

Literatur

1. CLARKE, J. H.: Der Neue Clarke. Eine Enzyklopädie für den homöopathischen Praktiker. Dr. Grohmann GmbH, Verlag für homöopathische Literatur, Bielefeld, 1996.
2. COULTER, C.: Portraits homöopathischer Arzneimittel. Karl F. Haug Verlag, Heidelberg, 1996.
3. HAHNEMANN, S.: Reine Arzneimittellehre. Karl F. Haug Verlag, Heidelberg, 1962.
4. HERING, C.: The Guiding Symptoms of our Materia Medica (Nachdruck). New Delhi, 1974.
5. KENT, J. T.: Kents Repertorium der homöopathischen Arzneimittel. Übersetzt und herausgegeben von G. V. KELLER und KÜNZLI V. FIMMELSBERG, Karl F. Haug Verlag, Heidelberg, 1993.
6. MAUROIS, A.: Napoleon. Rowohlt Verlag GmbH, Hamburg, 1966.
7. STAUFFER, K.: Klinische Homöopathische Arzneimittellehre. Johannes Sonntag Verlagsbuchhandlungs-GmbH, Stuttgart, 1993.
8. Synthetisches Repertorium: Karl F. Haug Verlag, Heidelberg, 1987.
9. VALENTIN, V.: Illustrierte Weltgeschichte.

6. KAPITEL

Lachesis muta: Vitalität, Potenz und vulkanische Kraft in ihrer positiven (Heil) und ihrer negativen Ausgestaltung (Unheil)

Etymologie

Schlange, **altgriechisch** *Drakon* (δράκων = *Drache, Schlange*), „der (scharf) Blickende", **lateinisch** *serpens,* „die sich Ringelnde".

Im **Hebräischen** heißt die Schlange **„Nachasch"** (נָחָשׁ) und **Saraph** (שָׂרָף), was soviel wie **„Feuer des Begehrens", „Glut der Begierde"** bedeutet. Leidenschaft, Gier, Willensfähigkeit, aber auch Finsternis sind wichtige Ausprägungen von Lachesis.

Die Schlangen wurden im Altertum oft als Haustier gehalten, wie das Wiesel u. a. zur Vertilgung der Mäuse. Die Kinder spielten mit ihnen, Frauen kühlten sich mit Schlangen im Sommer Hals und Busen. Eine heftige Abscheu gegen Schlangen kam erst viel später auf.

Eine befreundete Afrikanerin aus Togo berichtete uns von Schlangen aus ihrer Heimat, welche zielstrebig die Nähe und Wärme der Menschen suchen. Diese Schlangen kommen nachts in die Häuser und legen sich unter den Kopf oder auf den Brustkorb der Menschen. Am nächsten Morgen muss die Schlange mit viel List weggebracht werden, es müssen geradezu Umwege gemacht werden, da sie sonst „ihrem" Menschen wieder nach Hause folgt.

Letzte Reste eines vorgeschichtlichen Tierkults finden sich in Griechenland, z. B. in Epidauros; dort wurde der Heilgott Asklepios zwar auch in menschlicher Gestalt dargestellt, aber eigentlicher Gegenstand der Verehrung waren doch die heiligen Schlangen im Kurbezirk. Auch in Athen wurde auf der Burg eine der Athena heilige Schlange gehalten. F. Weinreich (10) berichtet in seinem Buch „Antike Heilungswunder" von Göttern, welche die Schlangengestalt annehmen, um einer Frau beizuwohnen, so z. B. Zeus, um mit Persephone Dionysos zu zeugen, oder Apollon, der sich zuerst in eine Schildkröte, dann in eine Schlange verwandelte, um mit Dryope zu schlafen.

Schlangen und Schlangengift spielten bei fast allen Völkern und Kulturen eine große, ja überragende Rolle. Wir wollen insbesondere zwei Stellen der Antike heraussuchen, **Homer – Ilias** und **Altes Testament – Moses,** die auf die wichtige und überragende Rolle der Schlange hinweisen.

So finden wir bei dem **alten Griechen Homer** (8) in der Ilias den Traum des griechischen Heerführers Agamemnon, dem durch einen Schlangentraum geweissagt wird, dass er und die Griechen nach 10 Jahren Krieg Troja erobern werden.

„Sieh, und ein Zeichen geschah. Ein purpurschuppiger Drache,
Gräßlich zu schauen, den selbst ans Licht der Olympier sandte,
Schoß vom Altare hervor und stürzte sich auf die Platane.
Dort aber ruhten im Nest eines Sperlings nackende Junge,
Oben auf schwankendem Ast und schmiegten sich unter die Blätter,
Acht und das neunte dazu die Mutter, die sie gebrütet.

Dort verschlang er sie gleich, die kläglich zwitschernden Jungen;
Nur die Mutter umflog die teure Brut mit Gejammer,
Bis er, empor sich schnellend, die Klagende packte am Flügel.
Aber nachdem er die Jungen des Sperlings verzehrt und die Alte,
Machte zum Wunderzeichen der Gott ihn, der ihn gesendet;
Denn zu Stein verwandelte ihn der Herrscher Kronion
Wir aber standen umher und staunten ob der Erscheinung.
Als nun das furchtbare Wunder so zwischen die Opfer gedrungen,
Legte Kalchas gleich das Orakel aus mit den Worten:
Warum seid ihr verstummt, ihr hauptumlockten Achaier?
Uns erschuf der waltende Zeus dies mächtige Wunder,
Spät erscheinend und spät erfüllt, zu ewigem Ruhme!
Gleichwie jener die Jungen verschlang und das Weibchen des Sperlings,
Acht, und das neunte dazu die Mutter, die sie gebrütet:
Also werden wir ebensoviele Jahre da kämpfen,
Aber im zehnten die weitgebaute Feste bezwingen.
So verkündete jener, und jetzt wird alles vollendet.
Höret also und bleibt, ihr hellumschienten Achaier,
Alle hier, bis dass wir des Priamos Feste bezwungen."
(HOMER, Ilias II, 308-332)

Im **Alten Testament,** im Buch Moses, der Genesis, finden wir eine Schlangenepisode, die uns homöopathische Ärzte besonders deshalb interessiert, weil hier wohl zum ersten Mal die Grundlagen der Homöopathie beschrieben wurden.

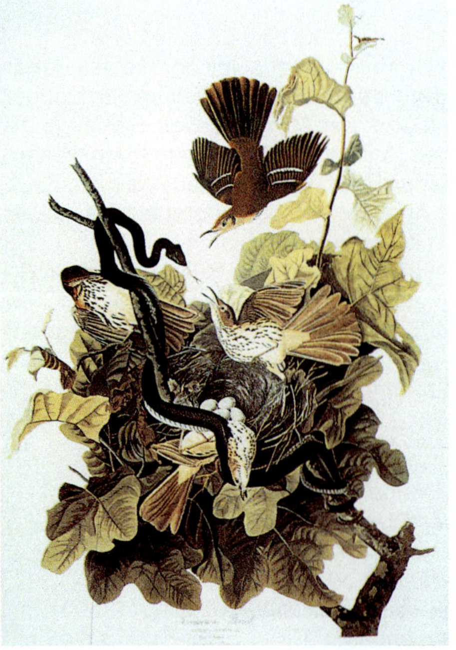

Abb. 1: „Brown Thrasher" von John James Andubon, 1827-30, Courtesy W. Graham Arader III, New York.

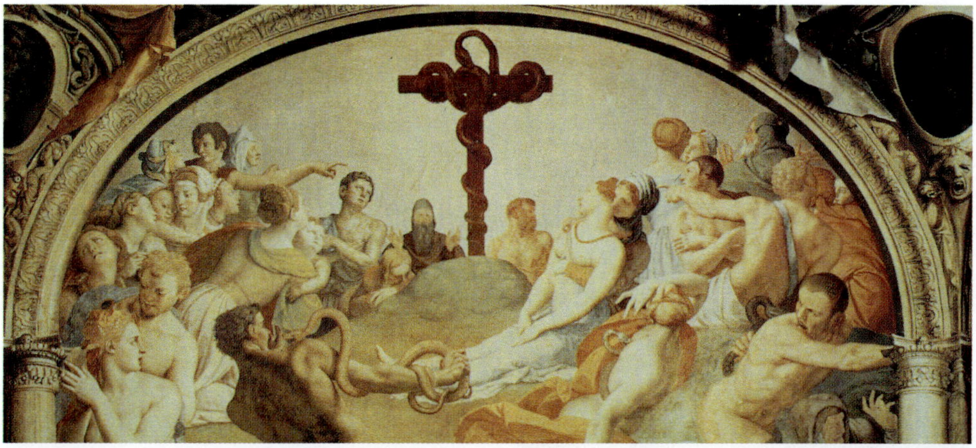

Abb. 2: „The Brazen Serpent“ von Agnolo Bronzino, 1540-64, Palazzo Vecchio, Chapel of Eleonora of Toledo, Florenz.

„Da sandte der Herr feurige Schlangen unter das Volk,
die bissen das Volk, daß ein großes Volk Jissrael starb.
Da kamen sie zu Mosche und sprachen:
'Wir haben gesündigt, daß wir wider den Herrn und dich geredet haben.
Bitte den Herrn, daß er die Schlangen von uns nehme.'
Mosche bat für das Volk.
Da sprach der Herr zu Mosche.
'Mache dir eine eherne Schlange, und richte sie zum Zeichen auf.
Wer gebissen ist und sieht sie an, soll leben.'
Da machte Mosche eine eherne Schlange und richtete sie auf zum Zeichen.
Und wenn jemanden eine Schlange biß, so sah er die eherne Schlange an
und blieb leben.“
(Altes Testament, 4. Buch Mose, 21. Kapitel, Verse 6-9 [1])

Hier haben wir die reinste Form der Homöopathie: Das Gift und das Gesundmachende ist die Schlange, Pharmakon in seinem Doppelaspekt, wobei man hier auch sehr schön die zwei Ebenen erkennen kann. Einmal ist es die konkrete Schlange, die die Menschen beißt, aber es ist auch gleichzeitig das Symbol des Paradieses, das den Menschen beißt und damit sündig werden lässt.

„Nimm diese Schlange und richte sie auf“, damit ist die **Potenzierung** gemeint. Das, was auf dem Boden kriecht, was auf dem unteren Bereich giftig ist, muss aufgerichtet – muss erhöht werden, um zum Heilmittel zu werden. Wer gebissen wurde, musste dasselbe Prinzip in der erhöhten, aufgerichteten Form anschauen, um vom Biss geheilt zu werden. Similia Similibus curentur!

Schon in den ersten Versen des 3. Kapitels steht der Baum der Erkenntnis des Guten und des Bösen vor uns. Die Schlange windet sich herab – tausendmal schon schufen unsere Maler dieses mythische Bild – und bietet den Menschen die Fähigkeit der Erkenntnis, wenn sie bereit sind, von der Frucht dieses Baumes zu essen. Jetzt ist die Schlange offenkundig da.

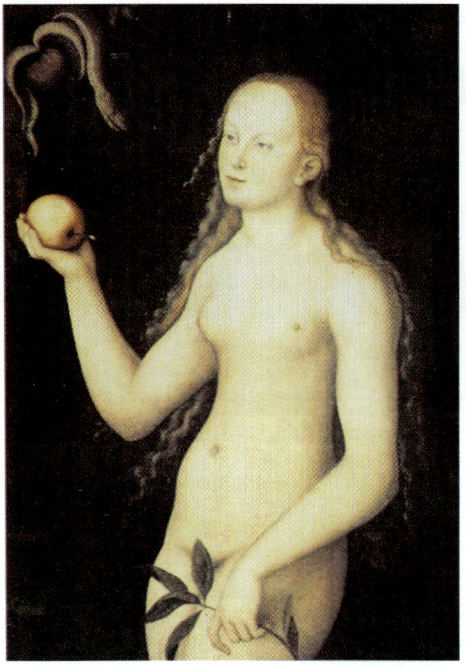

Abb. 3: „Eve" von Lucas Cranach, dem Älteren. Erste Hälfte des 16. Jhdts., Koninklijk Museum voor Schone Kunsten, Antwerpen.

Die Menschen essen von dieser Frucht und sie werden erkennend, denn die Schlange hält ihr Versprechen. Die Menschen stürzen in die **Polarität** und werden damit *unterscheidend, erkennend, sehend.* Und das ist das, was in theologischen Kreisen „Sündenfall" genannt wird. Sünde = Absonderung von der Einheit, von Gott.

Im Prakriti des indischen Mythos ist es Maja, die Große Mutter, die Materie, die Puruscha, den (menschenähnlichen) Göttlich-Ewigen zur Schöpfung verführt. Sie reißt ihn fort von der ununterbrochenen, nie abreißenden Schöpfungskette, in der Zyklus auf Zyklus folgt. Sie bringt ihn in eine fortschreitende Verweltlichung des Göttlichen. Mit der Entstehung der konkreten – manifesten – Materie kommt dieser Prozess zu einem einstweiligen Abschluss: Aus Maja wird die „Schlangenkraft".

Der von der Schlange umwundene Baum kommt noch anderswo – in höchst heilsbedeutsamem Zusammenhang – vor. Der **Stab des Asklepios** ist ein solcher Stab. Der Therapeut wird bis heute gekennzeichnet durch den „schlangenumwundenen Baum", durch das äußerst Ähnliche, das Simillimum dessen, wodurch Krankheit überhaupt erst entstand. Zum Verwechseln ähnlich sind sich der schlangenumwundene Baum, der das Unheil schuf, und der, der das Heil bringt.

Ob Baum in Eden, um den sich die Schlange ringelt, ob die schlangentragende Bannerstange des Moses, ob das Emporziehen der Schlange Kundalini am Rückgrat bei den Heilerwirkungen nach der Methode des Tantra-Yoga, ob der schlangenumwundene Baum oder Stab des Asklepios: Überall ist vom Göttlichen her das Unheil geschickt worden und wird durch rechte Wendung und Verwendung dieses Geschicks auf wiederum göttliche Weise zum Heil.

Im Umfeld des Alten Testamentes gibt es einen reichen Sagenschatz. Wir wissen aus den Sagen der Juden um sehr viele Geschichten, in denen ganz ausdrücklich von der

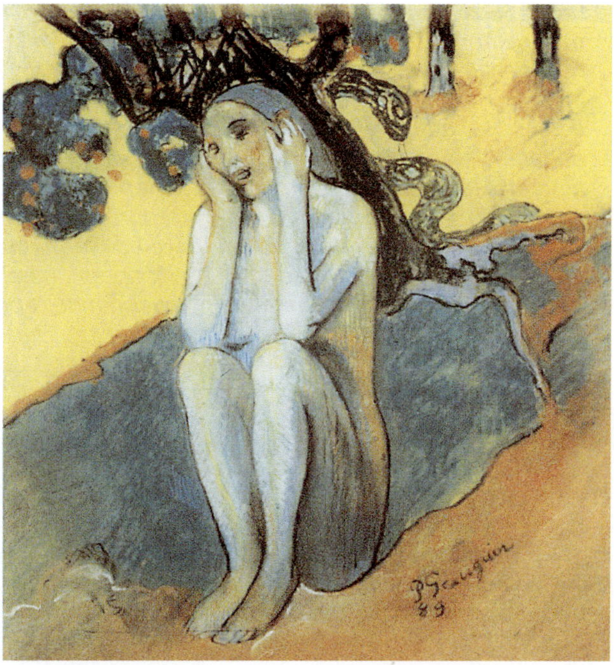

Abb. 4: „Eve" von Paul Gauguin, 1889. McNay Art Museum, San Antonio, Texas.

Schlange erzählt wurde, die ursprünglich vier Füße hatte und damit als Drache vorgestellt wurde. Und wir wissen aus der Geschichte, dass ihr als Bestrafung die Füße abgeschnitten wurden. Hier möchten wir nur kurz darauf hinweisen, dass die Schlange auch als Phallussymbol dient, und wir wissen von vielen Kulturen über die Beschneidung, die auch eine Phallusverletzung im rituellen Sinne darstellt.

Das Alte Testament erwähnt nur indirekt, dass der Schlange die vier Füße abgeschnitten wurden, und zwar an der Stelle, wo die Schlange verflucht wird, auf dem Bauche im Staube zu kriechen.

„Und Gott der Herr sprach zur Schlange: Weil du das getan hast, wirst du, Schlange, verflucht sein unter allem Vieh und unter allen Tieren, die auf der Oberfläche des Feldes sind. Du wirst auf deinem Bauch kriechen und Staub wird deine Nahrung sein alle Tage deines Lebens.

Und Feindschaft will ich setzen zwischen dir und zwischen der Frau, zwischen deinen Söhnen und ihren Söhnen."
(Gen. 3, 14 f.)

W. GAWLIK (6) , der Altmeister der Homöopathie, berichtet Folgendes:

„Apoll war noch ein kleines Kind, 4 Tage alt, da brachte er es fertig, die erdgeborene Schlange Python zu töten. Sie hatte die Aufgabe, den Erdschlund des delphischen Orakels zu bewachen, und hat, wie nach anderer Überlieferung zu lesen ist, auch später einmal Delphi bedroht oder sogar verwüstet. Danach errichtete Apoll an diesem Ort sein bedeutendes Heiligtum über einer tiefen, tiefen Kluft, aus der betäubende Dämpfe aufstiegen schwefliger Art, möglicherweise noch verstärkt durch betäubende

und halluzinatorisch wirksame Kräuter. Wenn wir das „pythische" Heiligtum und seine Priesterin Pythia von dem Namen der Schlange Python ableiten können, so ist nun deren Name etymologisch auf das Verbum „Pythein" zurückzuführen, was eigentlich „stinken" oder „modern" bedeutet. So geht also der Beiname des Gottes, seines Heiligtumes und seiner Priesterin zurück auf die modrigen eigenartigen Erddünste, die der Überlieferung nach an dieser Stelle dem Erdspalt entquollen und die als der Atemdunst der hier verborgenen Schlange betrachtet worden sind. … Ursprünglich war Delphi ein Ort der Verehrung der Erdgöttin und Allmutter Gäa. Erst später wurde dieser Ort Apollon geweiht. Gäa, jene machtvolle Mutter der dunklen Tiefe, wird durch eine lichte Kraft überwunden, nämlich durch Phöbus Apollon. Apoll, der Strahlende, er hat das höhlenbewohnende, aber auch höhlenbewachende Tier Python, das in der Erde kreucht, getötet. … Daß Apollon, genau wie sein Sohn Asklepios, als Gott der Heilkunde verehrt wurde, ist weniger bekannt, obgleich der hippokratische Eid ja eigentlich mit folgenden Worten beginnt: 'Ich schwöre bei Apollon, dem Arzt …'."

Auch hier drückt der Mythos die Beziehung zwischen Erde – Schlange und Oben – Göttlichem aus. Dazu kommt noch das hellseherische, in die Zukunft blickende und, das muss zu W. Gawlik unbedingt ergänzt werden, das was durch das griechische Attribut **Python** (πύθων) – **wahrsagend** – zum Ausdruck kommt. So überrascht es nicht, dass wir in unseren Repertorien Lachesis unter „Hellsehen" finden (SR. I, Spalte 141, Hellsehen – Clairvoyance, Lachesis u. a. 1-wertig).

Die Schlange weckt bei verschiedenen Völkern mannigfache, oft **gegensätzliche** Vorstellungen. Einerseits erscheint sie als das **gefährliche, lebensfeindliche und hinterlistige** Tier, andererseits aber auch als ein **lebenspendendes** Wesen. Wichtige positive Merkmale der Schlange sind u. a.:

1. Die Schlange dient als apotrophäisches (= Unheil abwendendes) Mittel, mit dem man Übel abwendet. So findet man die Schlange an Eingängen von Häusern und Tempeln, auf Amuletten etc. Diese Funktion der Schlange beruht auf ihrer Eigenschaft als furchterregendes Tier.
2. Die Schlange als chthonisches (= erdverbundenes) Tier wird oft mit den Göttern der Unterwelt in Verbindung gebracht.
3. Die Schlange wird oft mit Quellen in Verbindung gebracht. In diesem Zusammenhang erscheint die Schlange als Symbol der Fruchtbarkeit.

Wir möchten hier noch eine kleine Geschichte zitieren, die wir bei H. Fritsche (5) nachlesen können:

„Man kann, was es mit der Schlange auf sich hat, konkret (und wahrlich homöopathisch-konkret) betrachten an Stätten, die gar nichts vom Asklepios-Mysterium an sich zu haben scheinen und auf denen dennoch ein realsymbolisches Mysterienspiel aufgeführt wird. Eine solche Stätte war das kleine Areal rings um einen Haselstrauch eine Meile abseits von Oldesloe. Dort saß einmal des Großen Kurfürsten Feldscher und Königlicher Hofbarbier, der Meister Johann Dietz. Er legte die Hand auf den Rastplatz und erfuhr das Mißgeschick, von einer Kreuzotter in den Finger gebissen zu werden. Da fiel ihm ein, bei dem Paracelsisten Crollius gelesen zu haben, eben diese Schlange müsse zum Pharmakon der Heilung gemacht werden. So schlug er das Reptil mit seinem Degen tot und wickelte es in sein Schnupftuch. 'Welches mein Glück war!' berichtet er in seiner aufschlußreichen Autobiographie, die Ernst Consentius 1915 veröffentlichte. Meister Dietz ist klar, daß die Verwendung der Schlange gegen das durch sie hervorgerufene Übel eine 'sonderbare Providenz des allsehenden Gottes'

sei. 'Von Stund an, als mich die Schlange gebissen, schwoll mir der Arm bis an die Achsel, und es ging mir nicht wie dem heiligen Apostel Paulo, dem zur Verwunderung der Leute nichts wiederfuhr. Ich sah, daß der Arm zusehends schwoll und der Schmerz zunahm. Suchte allerhand Kräuter wider Gift und band sie auf Hand und Arm. Aber es half nichts. Und mußte mich gedulden, bis ich in mein Quartier kam. –

Der Wirt, Herr Rebent, fragte gleich: was mir wiederfahren? Weil ich wie eine Leiche ausgesehen habe. Ich klagte ihm meine Not; kurz, gab ihm die Schlange, abzuziehen und mir das Fett und die Leber ausgebraten zu bringen. So er auch tat. Indeß hatte ich ein gut Teil von Theriak aus meiner Feldkiste eingenommen, als er mir den Tiegel mit der ausgebratenen Leber und Fett ins Bette brachte. Ich schmierte damit meinen Arm und Hand recht durch, deckte mich zu und war eingeschlafen. Nach drei oder vier Stunden wache ich auf und war zu großer Verwunderung aller, so fleißig nach mir gesehen, Geschwulst und Schmerz weg. – Das war eine geschwinde Kur, welche die Leute dort anmerkten!'"

Zoologie

CONSTANTIN HERING, Schüler von S. HAHNEMANN und Begründer der Homöopathie in Amerika, beschrieb im Jahre 1828 als erster die berühmte Buschmeister, die im wahrsten Sinne den Namen „Meisterin des Busches / Urwaldes" trägt.

Als er seine ersten Experimente am 28. Juli 1828 mit Lachesis muta unternahm, war er als Botaniker und Zoologe am oberen Amazonas für eine deutsche Regierungsstelle tätig. Dabei hatte er kein großes Equipment, keine Mitarbeiter im eigentlichen Sinne, alle um ihn herum – bis auf seine Frau – waren Eingeborene, die ihm täglich vieles über die schreckliche Schlange Trigonocephalus lachesis – Surukuku – erzählten, so dass er für die Beschaffung eines lebenden Exemplares eine hohe Belohnung aussetzte.

Bald darauf bekam er auch seine Schlange in einem Bambuskäfig, und diejenigen, die dieses Geschenk herbei brachten, flohen alle nebst seinen eigenen Bediensteten. C. HERING öffnete den Käfig, betäubte die Schlange, presste ihr dann das Gift aus der Giftdrüse auf Milchzucker aus: alles eigenhändig!

Darüber hinaus begann er gleich mit einem heroischen Selbstversuch, den J. H. CLARKE (3) wie folgt beschreibt:

„... Als Folge des Hantierens mit dem Gift und der Herstellung der niedrigen Potenzen wurde HERING von einem Fieber mit Delirium und mit Herumwerfen und Manie ergriffen, sehr zum Schrecken seiner Frau. Gegen Morgen schlief er und beim Erwachen war sein Verstand wieder klar. Er trank etwas Wasser, um den Hals anzufeuchten, und die erste Frage, die der unbezwingbare Prüfer stellte, war: 'Was habe ich getan oder gesagt?' Seiner Frau war es noch lebhaft genug im Gedächtnis. Die Symptome wurden niedergeschrieben und dies war die erste „Rate" der Prüfung von Lachesis. Die Eingeborenen kamen am nächsten Tag einer nach dem anderen zurückgeschlichen und waren erstaunt, HERING und dessen Frau lebendig vorzufinden."

Durch Arzneimittelprüfungen an sich selbst – in typisch deutscher Gründlichkeit – und an seinen Schülern, fand er über 3800 Symptome. Bei einem dieser Versuche behielt C. HERING eine bleibende Lähmung seines linken Armes zurück.

Trigonocephalus lachesis – Surukuku – gilt als eine der giftigsten und angriffslustigsten Schlangen, daher auch ihr Name: „Buschmeister – Herrscherin des Urwaldes." Die

Schlange wird bis zu 2,10 m lang und besitzt Giftzähne von fast 2,5 cm Länge. Die rötlich-braune Haut ist am Rücken mit schwarzbraunen rhomboidalen Flecken markiert.

Nahezu alle Prüfungen von Lachesis wurden mit der 30. oder höheren Potenz durchgeführt.

Toxikologie

Dem Menschen gegenüber sind Schlangen in der Regel eher ängstlich als angriffslustig. Die meiste Zeit verbringen sie mit Verdauen an einem kühlen, geschützten Platz; ihrer Beute lauern sie eher auf, als dass sie aktiv jagen.

Das Schlangengift ist eine Art Verdauungssaft, das der Beute injiziert wird. Das Gift wird durch „Melken" der Schlange gewonnen, indem man leichten Druck auf die Giftdrüse ausübt. Dieses Toxin wird dann aufgefangen und die farblose bis gelbliche Flüssigkeit im Exsikkator getrocknet.

Der Biss ist sehr schmerzhaft, es kommt zum Anschwellen der betroffenen Stelle, die sich dann nekrotisch verändern kann. Beim Menschen wirkt es meist tödlich.

Lachesis wirkt intensiv auf das Nervensystem, für das es in gewisser Weise ein Betäubungsgift ist. Schlangengifte wirken primär und gezielt auf die Medulla oblangata. Dadurch lassen sich folgende Symptome ableiten:

- das Herz und die Atmung kommen nach anfänglicher Beschleunigung bald in Unregelmäßigkeiten und schließlich bleiben sie ganz stehen;
- die vasomotorischen Zentren werden beeinflusst, nach einer Reizphase kommt es zur Senkung des arteriellen Blutdruckes. Es kommt zu vielfältigen Stasen in den Eingeweiden, die zu Kongestion der Lunge, Leber oder Niere führen;
- konvulsive Spasmen des Rachens, die in Lähmung übergehen;
- toxische Glykosurie;
- Geschwätzigkeit, Überempfindlichkeit, große seelische Erregung.

Die zerebrale Wirkung der Schlangengifte äußert sich dann in einer zweiten Phase in Benommenheit, Niedergeschlagenheit, Somnolenz, Koma und allgemeiner fortschreitender Lähmung. Immer wird man auf der Körperoberfläche Veränderungen sehen, die die enorme Zerstörungskraft des Giftes zeigen, wie z. B. Ulkus und Nekrosen. Lachesis erzeugt auch eine Vergiftung des Blutes, welches sich schnell zersetzt, fast schwarz wird, seine Gerinnungsfähigkeit verliert und aus allen Körperöffnungen zu sickern anfängt. So kommt es zu Hämorrhagien, Ekchymosen, Petechien usw.

Auch die lokale Entzündung ist beträchtlich: Aufgrund des Giftes im Blut und die Ausbreitung im Stoffwechsel wird das Leben im Ganzen gelähmt. Der ganze Mensch kommt sehr schnell in einen finalen Zustand.

Arzneimittelbild

Lachesis ist eines der nützlichsten und eines der am häufigsten indizierten Polychreste.

Wie wir bereits in der Etymologie beschrieben haben, ist die Polarität eines der zentralen Themen beim Lachesis-Patienten. In diesen Menschen kämpfen zwei Kräfte gegeneinander und jede Seite versucht zu gewinnen. Dieser Kampf findet auf allen drei Ebenen seines Wesens statt.

W. Gawlik (6) beschreibt die Lachesis-Persönlichkeit folgendermaßen:

„Bei jedem homöopathischen Mittel versucht man, einen roten Faden zu finden, der sich durch das ganze Mittel hindurch zieht. Das ist bei Lachesis nicht einfach. Hier befindet sich der Körper immer in Aufruhr. Es herrscht Überreizung, manchmal ein Überspanntsein wie in einem Druckkessel in dem der Druck zu hoch wird. Dieser Zustand findet sich in den Wechseljahren genauso wie bei seelischen Ausnahmezuständen, aber auch bei akuten septischen Infekten. Die vulkanische Kraft muß zum Ausbruch kommen, sich Luft verschaffen, ein Sicherheitsventil öffnen."

Lachesis ist einfallsreich und beweglich und kann höchst intelligent sein. Diese Person besitzt die Fähigkeit, die wahren Gefühle und Motive anderer zu durchschauen und ihre Gedanken sowie Ereignisse, die sich daraus entwickeln können, vorwegzunehmen. Er hat eine äußerst schnelle Auffassungsgabe. Denken wir auch hier wieder an die Schlange, die als äußerst klug, beweglich und intelligent beschrieben wird.

Auf der emotionalen Ebene lässt Lachesis sich von seinen intensiven Gefühlen leiten. So ist der Sexualtrieb bei beiden Geschlechtern stark ausgeprägt. Seine starken animalischen Triebe versucht Lachesis oft bewusst zu unterdrücken, was dann eine Beeinträchtigung der Gesundheit zur Folge hat. Wird dieser starke Sexualtrieb jedoch nicht gelebt, kann es zur Entwicklung von zwanghaftem Verhalten kommen, die sich als übertriebene, ohne alle Hemmungen unersättliche Leidenschaft äußern. E. WHITMONT (11) formuliert es so:

„Wo Logos (der Geist) gegen Bios (die Triebe) kämpft, begegnet man der Schlange (Lachesis)."

Eine wichtige Lachesis-Modalität ist die „Verschlimmerung durch Schlaf", die darauf zurückzuführen ist, dass im Schlaf das Unbewusste dominiert. Die Gefühle, die er nicht lebt, kommen nachts an die Oberfläche. Er kommt mit sehr wenig Schlaf aus, seine kreativen Energien erreichen nachts sogar ihren Höhepunkt. Bei manchen Patienten kommt es auch vor, dass sie zwar schläfrig sind, aber viele Stunden wach liegen, andere wiederum kommen wochenlang ohne Schlaf aus. Er weigert sich regelrecht zu schlafen, um nicht mit seinem „verborgenen Ich" konfrontiert zu werden.

Bei Lachesis-Menschen handelt es sich um vitale, leidenschaftliche, übererregte, intensive Personen, nicht nur im sexuellen Bereich, sondern generell zeigen sie ein leidenschaftliches Verlangen nach dem Leben selbst. Diese **enorme Energie** zeigt sich in vielerlei Bereichen, z. B. durch Herzklopfen, starkes Pulsieren, geringes Schlafbedürfnis, Schaffenskraft, starken Sexualtrieb. Sind diese Energien in den richtigen Bahnen, ist seine kreative Leistung unübertroffen. Er kann aber auch chaotisch sein, viele Dinge anfangen, ohne sie zu beenden. Geht Lachesis mit seiner starken Vitalität und Energie nicht sorgsam um, kann er Symptome wie **Hoffnungslosigkeit, Verzweiflung,** Abneigung gegen seine Arbeit, Lebensüberdruss entwickeln. Es kann auch durchaus **zu selbstzerstörerischen Prozessen** wie Alkoholismus, Drogenmissbrauch und sogar Suizid kommen.

Oft wird Lachesis als **misstrauisch** und boshaft beschrieben, alles Eigenschaften, die sich bei geschwächter Lebenskraft äußern können. Ist der Lachesis-Konstitutionstyp gesund, ist er **großzügig, liebenswürdig und äußerst loyal.** Er ist sensibel, aufgeschlossen und freundlich zu allen. Wird er jedoch angegriffen, **setzt er sich zur Wehr,** besonders dann, **wenn sein Territorium bedroht ist.** Wie die Schlange richtet er sich auf und ist blitzschnell bereit, sein Gegenüber anzugreifen. In der Regel bringen Streit und Unstimmigkeiten ihn nicht sonderlich aus der Fassung, er kann sogar Energie aus einem Streit ziehen. Er kann auch sarkastische Züge zeigen und hat ein Gespür für die Schwächen anderer. Er weiß genau, wo sein Gegenüber verwundbar ist.

Die Fähigkeit von Lachesis, **widersprüchliche** Gefühle zu vereinen, zeigt sich häufig auch in der Liebesbeziehung. Der leidenschaftliche Lachesis-Mensch kann schnell zwischen Liebe und Hass schwanken, er kann **unangemessen besitzergreifend** und **unbegründet eifersüchtig** sein. Er ist misstrauisch und seine Angst, man könnte ihn betrügen, lässt ihn keinen Frieden finden. Diese Eifersucht muss sich nicht unbedingt auf das Objekt seiner sexuellen Liebe beschränken, sie kann sich auch auf Geschwister, Freunde, Kollegen oder sogar auf seine Ideen erstrecken und dadurch zu verschiedensten pathologischen Symptomen führen. Lachesis fordert von sich und von anderen in höchstem Maße Loyalität.

Eine weitere Polarität von Lachesis kann sein, dass er einerseits aufrichtig ist, andererseits kann er, wenn seine Phantasie mit ihm durchgeht, auf Prahlerei, Scheinheiligkeit oder Lüge zurückgreifen. Um bildlich zu sprechen: „Er spricht mit der gespaltenen Zunge der Schlange." Sich selbst täuscht der Lachesis-Patient jedoch nicht. Es gibt ein Sprichwort, das besagt, „die Schlange erkennt sich selbst".

Oft ist eine chronische Halsentzündung der Grund für Lachesis-Patienten, sich in homöopathische Behandlung zu begeben. Zwischen Kopf (Vernunft, Intellekt) und Herz (Emotion, Leidenschaft) gelegen, da, wo Verstand und Gefühl aufeinandertreffen, ist der Hals eine der empfindlichsten Körperregionen des Mittels. Globus hystericus, Mandelentzündungen, Berührungsempfindlichkeit des Kehlkopfes, Schluckschmerz – schlimmer durch heiße Getränke, Engegefühl sind nur einige der vielen Halssymptome von Lachesis. Bei der Schlange sind Hals und Nacken die einzigen verwundbaren Teile, hält man eine Schlange am Nacken fest, ist sie wehrlos.

Eine große Rolle in der Therapie spielt das potenzierte Gift von Lachesis bei Patienten mit Ängsten. Diese Ängste sind nicht nur bei Lachesis, sondern bei vielen Schlangengiften zu beobachten. Die Angst steht eventuell in psychologischem Zusammenhang mit dem „Sündenfall", aufgrund dessen der Mensch durch die Absonderung von Gott in die Polarität fällt, und dadurch kann natürlich Angst entstehen.

Gerät die Schlange Lachesis, die sehr stolz ist, in Gefangenschaft, verweigert sie bis zu ihrem Tod jegliche Nahrung. Sie muss in Freiheit leben, in Gefangenschaft geht sie zugrunde. In der Freiheit liebt sie die kühlen, schattigen Orte, Sonne und Wärme meidet sie, was eine wichtige Lachesis-Modalität ist. Lachesis in der Homöopathie ist eines der wichtigsten Mittel für Menschen, die nicht in der „Gefangenschaft" leben können. Menschen, welche die Sonne meiden, die Kühle und Schatten bevorzugen und denen es an wolkenreichen Regentagen am besten geht. Auch die Jahreszeiten-Modalität „Verschlechterung im Frühjahr" ist bei Lachesis sehr ausgeprägt. Wie die Schlange, die ihre alte Haut abstreift, um für die neue Platz zu machen, kommt es beim Lachesis-Patienten zu einer gesundheitlichen Krise, wenn die Temperaturen zu steigen anfangen.

„Absonderungen bessern" ist eine weitere wichtige Modalität von Lachesis. Abgang von Schleim aus der Nase lindert z. B. Gelenkschmerzen, Stuhlgang lindert Kopfschmerz, Tränen erleichtern. Das Einsetzen der Menses wird von den weiblichen Patienten als wahre Erleichterung beschrieben, davor hatten sie Rücken- und Kopfschmerzen, Depressionen, Wassereinlagerungen etc. Mit dem Einsetzen der Menstruation verschwinden all diese Symptome.

Bei hormonellen Veränderungen und in der Menopause wird Lachesis oft benötigt, egal ob es sich um Reizbarkeit, Depressionen, Hitzewallungen, Kopfschmerzen, Bluthochdruck oder heftige Blutungen handelt.

Lachesis fühlt sich nicht nur besser nach körperlichen Ausscheidungen, sondern er fühlt sich auch besser, wenn er sein ausgeprägtes **Mitteilungsbedürfnis** befriedigen kann. An Lachesis sollten wir immer denken, wenn wir mit Menschen zusammentreffen, die viel, schnell und immer reden möchten. Lachesis zieht einen durch seine lebendige und bildhafte Sprache in seinen Bann. Lachesis ist aber auch eine wichtige Hilfe bei Patienten mit Sprachfehlern wie Stottern, Lispeln usw. Ist Lachesis wütend, kann er außergewöhnlich giftig, boshaft und verletzend sein. Seine Sprache kann tödliche Wunden zufügen und andere verbal niederstrecken. Der Lachesis-Patient kann sich dann nicht mehr kontrollieren.

Zum Schluss möchten wir noch die bekannte amerikanische Homöopathin C. COULTER (4) zitieren:

> *„Ein Großteil der Disharmonie von Lachesis rührt von dem Kampf zwischen seinen unvereinbaren Anteilen her. In seiner gespaltenen Psyche kämpfen der Wunsch nach Befriedigung mit moralischer oder intellektueller Zurückhaltung, Skepsis mit Hingabe, Gefühl mit Verstand. Die einander bekämpfenden Fraktionen sind nicht leicht in Einklang zu bringen. Der Arzt hat es mit einem widersprüchlichen oder zerrissenen Menschen zu tun, der mehr im „Einklang mit sich selbst" sein will und auf der Suche nach einer Ganzheit ist, innerhalb derer die Konflikte und Widersprüche in seiner Doppelnatur aufzulösen oder zumindest miteinander zu versöhnen sind. Möglicherweise kann er solange nicht in wahrer Harmonie leben, bis er festen Boden in Form eines angemessenen Glaubens, von Hingabe oder einer Disziplin gefunden hat, die seinem Bedürfnis nach größerer spiritueller oder geistiger Integration Rechnung tragen."*

Bei G. CHARETTE (2) finden wir u. a. **folgende Indikationen:**

- **Blutungsneigung,** Blutungen aus allen Körperöffnungen;
- Blutungsneigung bei klimakterischen Blutungen;
- **heftige Entzündungen,** ausgedehnte **Ödeme** und **allgemeine Sepsis;**
- **Menopause,** z. B. Hitzewallungen;
- **Alkoholismus:** das Zittern, der Schwindel und der ängstliche Zustand von Lachesis findet sich bei alten Trinkern;
- **Erkrankung des Herzens:** Lachesis ist eines der nützlichsten Herzmittel bei Klappenfehlern, kardialer Ohnmachtsbereitschaft, Asystolie, Endokarditis;
- **Anginen:** Lachesis ist stets eines der ersten Mittel, an das man bei Vorherrschen von **Halssymptomen** denken muss, gleichviel ob es sich um Typhus, Pneumonien, Scharlach o. ä. handelt. Wenn die **Schleimhaut purpurn oder bläulich** wird, kommt kein anderes Mittel Lachesis gleich;
- die **Beschwerden ziehen von links nach rechts;**
- Epilepsie: während der Menses;
- linksseitige Hemiplegie;
- **Kopfschmerzen:** hervorgerufen durch starke Besonnung, bei Sonnenstich. Der Lachesis-Kopfschmerz bietet noch folgende Symptome: berstender Druckschmerz in den Schläfen, schlimmer durch Bewegung, durch Druck, durch Bücken; Kopfschmerz über dem linken Auge zu Beginn einer Koryza, der aber sogleich nach Einsetzen der Nasensekretion verschwindet;
- **Hämorrhoiden:** innerlich und äußerlich, Klopfen und Stechen; der Patient sagt mitunter, er hätte das „Gefühl, als ob kleine Hämmer in seinem Mastdarm klopften";
- **Geschwüre:** bei sehr schmerzhaften Geschwüren;
- **Husten:** nervöser Husten, schlimmer in Gesellschaft, bei geistiger Anstrengung, bei seelischer Erregung, Husten nach Einschlafen, oft mit Erstickungsgefühl;
- **Fieber:** Hauptsächlich abends und nachts, mit trockener Hitze, unstillbarem Durst, Unruhe und Angst. Heftige, eiskalte Fieberschauer bei bleichem Gesicht. Hitzewellen im Gesicht. Reichliche Morgenschweiße.

Modalitäten

Seitenbeziehung:	– Linksseitigkeit – Symptome beginnen auf der linken Seite und bleiben dort oder wechseln zur rechten Seite
Verschlechterung:	– durch Sonne, Wärme, warme Getränke, heißes Bad – durch feucht-warmes Wetter – durch Wetterwechsel, vor Gewitter – im Frühjahr – Beschwerden kommen im Frühjahr wieder – durch Berührung (besonders am Hals und Bauch) kann keine engen Kleider vertragen – durch Schlaf
Besserung:	– in kühler, frischer Luft – bei mäßig warmem Wetter – äußerliche Wärme (bei Kopfschmerz soll der Kopf warm eingehüllt sein) – Beginn einer Absonderung (z. B. Kopfschmerz besser, sobald Schnupfen beginnt) (dadurch wird auch verständlich, warum Lachesis eines der wichtigsten Mittel im Klimakterium ist)

Differentialdiagnose

Im Arzneimittelbild wurde bereits erwähnt, dass die Lachesis-Persönlichkeit ausgesprochen mitteilsam und gesprächig ist. Im Synthesis Seite 133 (9) finden wir Lachesis 4-wertig in der Rubrik **redselig, geschwätzig.** Differentialdiagnostisch müssen wir u. a. trennen:

Dulcamara (3)	zanksüchtig, ungeduldig, redselig Irrereden, kann nicht die richtigen Worte finden
Lachesis (4)	gesteigerte Lust sich mitzuteilen, weitschweifig, humorvolle Phantasien
Stramonium (3)	geschwätzig, Bedürfnis nach Gesellschaft heiter, humoristisch, lebhaft springt von einer Idee zur anderen Sprache albern und unzusammenhängend

Der Lachesis-Konstitutionstyp ist empfindsam, sentimental, leicht gerührt. Er bricht schnell in Freudentränen aus. Im Synthesis Seite 153 (9) finden wir unter **sentimental, schwärmerisch** neben Lachesis u. a. folgende Mittel:

Antimonium crudum (4)	schwärmerische Sehnsucht und Liebeseuphorie anhaltender Zustand schwärmerischer Liebe und ekstatischer Sehnsucht zu einem idealen weiblichen Wesen, das seine Phantasie ganz erfüllt
Ignatia (3)	wehmütig, traurig, Neigung zu Kummer zärtlich, feinfühlig
Psorinum (2)	sehr sentimental plötzliche Heiterkeit, mit plötzlicher Traurigkeit wechselnd

Ein zentrales Thema für den Lachesis-Patienten ist seine **enorme, oft grundlose Eifersucht.** Die Ursache kann u. a. darin liegen, dass er sich ungeheuer stark zu dem „Objekt seiner Liebe" hingezogen fühlt und deshalb Angst hat, sein „Lustobjekt" zu verlieren. Wir finden Lachesis 2-wertig im Repertorium (9) Seite 21. Andere Eifersuchtsmittel sind u. a.:

Apis (2)	hochgradig reizbar, argwöhnisch, nervös, gleichgültig Fragt man ihn: Was ist los, erhält man als Antwort: „Es ist nichts."
Hyoscyamus (3)	extreme Eifersucht und Argwohn mit z. T. psychotischer Ausgestaltung, Tätlichkeiten, Schlagen
Nux vomica (3)	streitet sich, schimpft, vorwurfsvoll, beleidigend später weint er lautstark

Es kann auch sein, dass Lachesis mitunter **hochmütig, arrogant und stolz** auftritt. Im Synthesis (9) finden wir auf Seite 102 Lachesis 2-wertig. Hier ist es u. a. abzugrenzen von:

Lycopodium (4)	ausgeprägtes Ego, eitel Neigung, sehr hochmütig zu sein
Platinum (4)	übersteigertes Ich-Gefühl, Hochmut, Arroganz und große Verachtung für die Welt

Lachesis hat ein großes Verlangen nach Beschäftigung, ihm fehlt es jedoch an Ausdauer. Am Abend sitzt er mit großer Leichtigkeit bis spät in die Nacht über geistiger Arbeit, obwohl er am Tage schläfrig gewesen ist. Im Synthesis (9) auf Seite 57 finden wir außer Lachesis (2-wertig) unter **fleißig, arbeitsam, Arbeitswut** u. a. folgende Mittel:

Aurum (3)	es treibt ihn zu beständiger Bewegung und seine Untätigkeit reut ihn, obwohl er nicht arbeiten kann glaubt etwas zu versäumen Unruhe und hastiges Treiben zu körperlicher und geistiger Tätigkeit
Coffea (3)	voller Pläne, will sie gleich ausführen, kann deshalb nicht schlafen lebhafte, erhöhte Phantasie und Schärfe der Denkkraft, voller Zukunftspläne
Lycopodium (2)	geschäftige Stimmung abends, ohne Ausdauer Konzentrationsschwierigkeiten, schläft während des Lesens ein
Tuberculinum (3)	sehr aktiv, kreativ, vital können sich nicht schonen – wie eine Kerze, die von zwei Seiten brennt

Lachesis neigt auch zu Zanksucht und Rechthaberei, manchmal auch nur um Widerspruch zu erhalten. Im Synthesis (9) auf Seite 24 finden wir u. a. unter **Bestimmtheit/ Rechthaberei** Lachesis 2-wertig:

Causticum (2)	wütende Rechthaberei und Zanksucht, widerspenstig
Ferrum metallicum (1)	energisch, resolut, eigensinnig, reizbar, aggressiv
Mercurius vivus (2)	mit jedermann zänkisch, streitsüchtig, will überall recht haben

Kleopatra

Die Geschichte KLEOPATRAS ist die Geschichte einer Frau, deren Leben im politischen wie im persönlichen Bereich entscheidend von zwei Männern beeinflusst worden ist: zum einen von JULIUS CAESAR und später von MARCUS ANTONIUS.

Es gibt in der Geschichte nur wenige Begebenheiten, die uns so bewegen und in Erstaunen versetzen können wie das Leben der ägyptischen Königin; sie, KLEOPATRA und beide Männer, waren Persönlichkeiten mit außergewöhnlichen Qualitäten. Beide Imperatoren hielten die griechisch-römische Welt in ihren Händen.

Zu der damaligen Zeit wurde die Welt von Rom beherrscht, aber die Bewohner ihrer reicheren, östlichen Provinzen waren vor allem Griechen oder Angehörige einer meist griechisch sprechenden östlichen Rasse. Auch KLEOPATRA war in erster Linie Griechin. Es mag überraschend klingen, dass sie Königin von Ägypten war, denn in ihren Adern floss kein Tropfen ägyptischen Blutes. Sie wurde griechisch erzogen und hatte fast ausschließlich griechische Vorfahren.

Ihr glühender Ehrgeiz war darauf gerichtet, das hohe Ansehen ihres Herrscherhauses und Königreiches zu erneuern. Zwar war Ägypten unabhängig, aber eine Grenzerweiterung konnte nur im Bündnis mit Rom stattfinden. KLEOPATRA wusste, dass sie die aktive Unterstützung der Römer brauchte, wenn sie die alte Machtstellung Ägyptens wiederherstellen wollte. Diese Politik der Zusammenarbeit hatte sie von ihrem Vater AULETES übernommen, einer Persönlichkeit, die KLEOPATRAS Entwicklung sehr geprägt hat.

Zu KLEOPATRAS stolzem, hellenistischem Erbe gehörte eine Monarchie, die sich auf ALEXANDER DEN GROßEN zurückführen ließ. Sie war die einzige gesetzgebende Macht im Staat. Sie war *die* Königin schlechthin.

Als KLEOPATRA noch ein junges Mädchen war, herrschte in Rom die stärkste und intelligenteste Persönlichkeit, die es je hervorgebracht hatte, nämlich Gaius JULIUS CAESAR. Im Verlauf eines römischen Bürgerkrieges kam er in die ägyptische Hauptstadt Alexandria und machte KLEOPATRA zu seiner Geliebten. Dann begleitete sie ihn nach Rom. Während ihres Aufenthaltes dort verschwor sich eine Gruppe seiner Landsleute, die die gestürzte Republik wiederherstellen wollte, gegen ihn und ermordete ihn.

Es lässt sich nur schwer beurteilen, wie stark KLEOPATRA die Haltung und Auffassung CAESARS beeinflusst hat. Sie hat es jedoch sicherlich in starkem Maße getan, denn sie war eine ungewöhnlich reizvolle Geliebte, eine verständnisvolle Gefährtin und Freundin und sie hatte ihre persönlichen politischen Vorstellungen.

Wir können an einigen praktischen Beispielen zeigen, was CAESAR direkt oder indirekt KLEOPATRA zu verdanken hatte:

Das erste war seine Kalenderreform. CAESAR führte das Sonnenjahr mit 365 Tagen ein. Die Reform wurde unter der Aufsicht eines alexandrinischen Astronomen durchgeführt, der in Begleitung KLEOPATRAS nach Rom gekommen war.

Ein zweites Projekt war der Bau von Kanälen. Die Vorkämpfer zu dieser Idee waren die Ägypter.

Ein drittes Beispiel war sein Plan, in Rom eine große öffentliche Bibliothek einzurichten.

PLUTARCH beschreibt Folgendes:

„Die Anmut, die KLEOPATRA ausstrahlte, war unwiderstehlich. Ihre Persönlichkeit und ihre Worte übten eine besondere Anziehungskraft aus, dazu gesellte sich eine Charakterstärke, die in all ihren Worten und Taten fühlbar wurde und der sich niemand, der ihr begegnete, entziehen konnte. Es war ein Genuß, den Klang ihrer Stimme zu vernehmen …“

KLEOPATRA wird nicht nur als hübsche, anziehende Frau beschrieben, sondern auch als überaus intelligente Person, die sehr viele Sprachen beherrschte und in finanziellen Dingen überaus geschickt war. Sie verstand auch viel von Alchemie.

Nach der Ermordung CAESARS wurde sein Testament eröffnet und bald wusste jeder, dass KLEOPATRA und KAISARION (der einzige leibliche Sohn CAESARS überhaupt) nicht erwähnt waren. KLEOPATRA verließ Rom und kehrte mit ihrem kleinen Söhnchen nach Ägypten zurück. In der Folgezeit tat sie alles, um ihren Sohn als Mitregenten auf den ägyptischen Thron zu bringen. Sie ließ dafür sogar ihren jüngeren Bruder ermorden.

Die Rivalität um das Erbe CAESARS verschärfte sich noch, als dieser vom römischen Staat zum Gott erklärt wurde. Das war in Rom bisher nicht üblich gewesen, eine Ausnahme bildete ROMULUS, der Gründer Roms. Nach seinem Vorbild ehrte man jetzt auch das Andenken CAESARS. Dadurch erhöhte sich auch das Ansehen von CAESARS legitimem Adoptivsohn OCTAVIAN.

In Rom übernahmen ANTONIUS, ein früherer Befehlshaber CAESARS, und OCTAVIAN, der Adoptivsohn CAESARS, die führenden Rollen. Da ANTONIUS der reifere und erfahrenere Mann war, wurde er neben CRASSUS als Oberhaupt gewählt (Triumvirat).

ANTONIUS überquerte 41 v. Chr. die Ägäis und besuchte die alte Stadt Ephesos. Von dort reiste er weiter nach Ägypten und forderte KLEOPATRA auf, ihn in Tarsus zu besuchen. Nach einer gewissen Bedenkzeit, mit der sie wohl zeigen wollte, dass sich eine ägyptische Königin nicht herumkommandieren ließ, folgte KLEOPATRA der Aufforderung und reiste ab.

ANTONIUS, den sie bereits kannte, war ein begabter Soldat. Er hatte die Fähigkeit, seine Soldaten, die seine Großzügigkeit und Standfestigkeit bewunderten, zu den besten Leistungen anzuspornen. In der äußeren Erscheinung des ANTONIUS lag eine edle Würde. Er trug einen gepflegten Vollbart, hatte eine breite Stirn und seine Gesichtszüge verliehen ihm ein kühnes, männliches Aussehen. Die beachtliche Intelligenz des ANTONIUS führte manchmal nicht zu den erwarteten Resultaten, weil er faul war und es ihm an psychologischer Einsicht mangelte. Man übersah jedoch gerne seine Fehler, wenn er einem mit seiner imponierenden, muskulösen Gestalt gegenüberstand und seinen natürlichen Charme und Sinn für Humor ausstrahlte. Er besaß auch die Eigenschaft, über sich selbst lachen zu können. ANTONIUS galt als unersättlicher Frauenheld.

KLEOPATRA war sich der Tatsache bewusst, dass dieser zwar eine Schwäche für Frauen hatte, aber mit einer Römerin verheiratet war, deren Energie und Machtstellung an die hellenistischen Königinnen ihres eigenen Hauses erinnerten. Aber KLEOPATRA war entschlossen, ihn um ihrer selbst und Ägyptens willen davon zu überzeugen, dass sie die richtige Königin sei.

In der Biographie von KLEOPATRA schildert MICHAEL GRANT (7) aufgrund einer Aufzeichnung von PLUTARCH die Szene folgendermaßen:

„Vor allem verließ sie sich auf die Wirkung ihrer persönlichen Gegenwart und den Zauber, den ihre Körperlichkeit ausstrahlen konnte …

Auf einer Barke mit goldenem Heck, deren purpurfarbene Segel sich im Wind blähten, fuhr sie den Fluß Kydnos hinauf, während ihre Ruderer das Wasser mit silbernen Rudern streichelten, die zum Takt der Flöten, Pfeifen und Lauten in die Fluten tauchten.

KLEOPATRA selbst lag unter einem Baldachin aus Goldbrokat, als Aphrodite gekleidet, wie wir sie auf Gemälden bewundern können, und zu beiden Seiten vervollständigten als Cupidos gekleidete Knaben, die ihr Kühlung zufächelten, das Bild.

Als Besatzung begleiteten sie die schönsten Mädchen ihres Hofstaates als Nereiden und Grazien; einige an den Rudern, andere an den Segeltauen.

Betäubender Wohlgeruch stieg aus zahllosen Weihrauchgefäßen auf und wehte vom Schiff zum Flußufer hinüber.

Eine große Menschenmenge begleitete die königliche Prozession; einige folgten der Königin von der Flußmündung an beiden Ufern, andere kamen von der Stadt Tarsus herbeigeeilt, um sich ihres Anblicks zu erfreuen. Allmählich zerstreute sich die Menge auf dem Marktplatz, wo ANTONIUS die Königin auf seinem Richterstuhl erwartete, bis er schließlich ganz alleine dort saß. Überall verbreitete sich die Nachricht, Aphrodite sei gekommen, um sich bei einem Gelage zur Freude Asiens mit Dionysos zu vereinigen.

Dann schickte ANTONIUS eine Botschaft zu KLEOPATRA, um sie zu einem gemeinsamen Festmahl einzuladen. Sie hielt es jedoch für richtiger, ihn zu bitten und da er Höflichkeit und seinen guten Willen beweisen wollte, nahm er die Einladung an und begab sich zu ihr.

Was ihn hier erwartete, läßt sich in seiner Pracht kaum mit Worten beschreiben; doch am meisten setzte ihn die ungeheure Zahl der Lichter in Erstaunen; so viele waren, wie es heißt, vom Dach hinuntergelassen und an allen Seiten gleichzeitig angezündet worden und dabei hatte man sie zu erlesenen Mustern arrangiert, einige in Quadraten, andere in Kreisen, so daß sie ein Schauspiel boten, wie man es prächtiger zum Entzücken des Auges sich nicht vorstellen kann.

Am folgenden Tag erwiderte ANTONIUS ihre Gastfreundschaft mit einem neuen Bankett; doch obwohl er gehofft hatte, den Glanz und die Schönheit ihrer Veranstaltung zu übertreffen, mußte er sich in beidem geschlagen geben und war der erste, der sich über die Primitivität und Kargheit seiner Bemühungen lustig machte.

KLEOPATRA bemerkte, wie ungeschlacht der Humor des ANTONIUS war, und daß er mehr zu einem Soldaten als zu einem Höfling paßte. Sehr bald richtete sie ihr Verhalten nach dem seinen und behandelte ihn ohne die geringste Zurückhaltung."

Auch SOKRATES wird in der Biographie von M. GRANT (7) folgendermaßen zitiert:

„... am vierten Tag ließ KLEOPATRA den Fußboden der Bankettsäle eine Elle hoch mit Rosenblüten bestreuen und ein Netz von Girlanden bedeckte das Ganze."

Und so wurde KLEOPATRA, nachdem sie ANTONIUS mit ihrem persönlichen Charme und königlichen Glanz betört hatte, seine Geliebte. Sie hatte jedoch das glänzende Bankett und die Verführung des römischen Feldherrn nicht nur zu ihrem oder ANTONIUS Vergnügen inszeniert. KLEOPATRA kannte die Gefühle der nahöstlichen Völker sehr gut; deshalb stellte sie die ganze Verbindung auf eine höhere Ebene. Sie gab ihr die religiöse Bedeutung, die auf die Bevölkerung einen tiefen Eindruck machen würde.

ANTONIUS war als der neue Dionysos nach Asien gekommen, als der siegreiche, Unsterblichkeit verleihende Gott, der für die Menschen in diesen Ländern sehr viel bedeutete. KLEOPATRA übernahm jetzt bei ihrem Eintreffen in Tarsus die Rolle der Aphrodite, der römischen Venus, Herrin der Natur, Mutter des Universums. Die Begegnung mit ANTONIUS, die sie mit unglaublichem Geschick inszeniert hatte, war die irdische Manifestation der himmlischen Hochzeit von zwei großen Gottheiten.

Für ANTONIUS war jedoch wichtiger, dass KLEOPATRA ihm ihre materielle Unterstützung für den bevorstehenden Krieg gegen die Parther zusagte.

KLEOPATRA und ANTONIUS verbrachten eine kurze Zeit des Glücks. KLEOPATRA wurde schwanger. In dieser Zeit erhielt ANTONIUS aus Rom die Nachricht, dass seine Frau und sein Bruder einen Aufstand gegen OCTAVIAN angezettelt hatten. Nach heftigen Kämpfen war der Aufstand niedergeschlagen worden. Angesichts dieser Katastrophe musste ANTONIUS sofort nach Rom abreisen und es kam zu einer Trennung, die dreieinhalb Jahre dauerte.

Als ANTONIUS nach Italien zurückkam war seine Frau schon krank und starb auch bald darauf. Im Herbst des Jahres 40 v. Chr. gebar KLEOPATRA dem ANTONIUS Zwillinge. Es bekümmerte KLEOPATRA, dass ANTONIUS nach dem Tod seiner Frau nicht zu ihr nach Ägypten zurückkehrte, sondern OCTAVIANS Schwester heiratete. KLEOPATRA hatte allen Grund zur Eifersucht, denn ANTONIUS neue Frau war nicht nur jung – wahrscheinlich einige Jahre jünger als KLEOPATRA –, sondern auch sehr schön. Es hieß, sie habe einen untadeligen Charakter.

ANTONIUS, der entschlossen war, einen Feldzug gegen die Parther zu beginnen, brauchte dazu unbedingt KLEOPATRAS Unterstützung. So kam es zu einem erneuten Zusammentreffen und seit jener Zeit waren sie wieder vereint. Bei der neuerlichen Begegnung konnte sie härtere Bedingungen stellen. ANTONIUS erlaubte ihr jetzt, ihr Staatsgebiet gewaltig auszudehnen.

In der Folgezeit – KLEOPATRA brachte ihr drittes Kind von ANTONIUS zur Welt – unterstützte sie seine Feldzüge mit sehr viel Geld und Versorgungsgütern.

Es gibt eine Anzahl Erwähnungen einer heilbringenden Frau und diese Frau war KLEOPATRA. Die Wahrsager versicherten, der Tag des Gerichts und das Tausendjährige Reich würden anbrechen, wenn sie sich auf der Höhe ihrer Macht befände. Die Ereignisse sollten zu einer Zeit eintreten, in der Rom unter der Gewaltherrschaft eines Triumvirats stehen würde. Auch darin zeigt sich, dass die als Retterin erwartete große Königin niemand anderes sein konnte als KLEOPATRA. „Den Löwen wirst du dir zum Gatten nehmen“, damit war ANTONIUS gemeint, denn der Löwe war das Symbol des HERAKLES, mit dem er sich identifizierte.

Auch die Porträts von KLEOPATRA unterscheiden sich wesentlich von denen auf früher geprägten Münzen. Man hat den schlichteren Stil aufgegeben und an Stelle von Grazie und Schlichtheit tritt nun eine priesterliche Hoheit. Ihr Lebensstil wird als luxuriös und extravagant beschrieben. Es hieß auch, dass KLEOPATRA zuviel tränke. Feinde behaupteten außerdem, sie sei eine Hure. Sie wird als wollüstig und unersättlich beschrieben. Zu jener Zeit glaubten die Römer, Lüsternheit sei eine typisch griechische Eigenschaft und dies ließe sich ohne weiteres bei KLEOPATRA vermuten, der es gelungen war, die beiden bedeutendsten Römer ihrer Zeit zu ihren Liebhabern zu machen.

In Rom kam es zu immer massiveren Machtkämpfen zwischen ANTONIUS und OCTAVIAN (dem späteren AUGUSTUS), die schließlich in einer Kriegserklärung endeten. Auch KLEOPATRA wurde der Krieg erklärt. KLEOPATRA und ANTONIUS verloren den Krieg, konnten aber nach Ägypten flüchten.

VERGIL widmete der entscheidenden Schlacht bei Actium folgende Passagen:

„... die blauen Wellen sind gekrönt von weißem Schaum und silbern glänzende
Delphine peitschen das Wasser mit den starken Flossen.
Und in der Mitte dieses Bildes dann die Schlacht.
Ganz Leukas lag im Licht, so blitzten dort die Waffen.
Die Wellen glühten wie geschmolz'nes Gold.
Dort stand AUGUSTUS, führte die Römer in die Schlacht,
ihm folgte der Senat, und hinter ihm das Volk.“

„... alle wenden sich zur Flucht. Die Königin jedoch läßt Flöten spielen,
den Wind zu rufen um sie fortzuführen.
Sie setzt die Segel, die am Mast jetzt flattern.
Der Herr des Feuers läßt ihre bleiche Haut erglühen,
denn angesichts des Todes mußte sie erblassen, der ihr naht,
mag sie auch jetzt dem Kampfgetümmel fliehen
Gefolgt von Wind und Wellen ...“

KLEOPATRA war nach Ägypten geeilt, weil sie befürchtete, ihre Untertanen würden revoltieren, wenn sie vor ihrem Eintreffen von der Katastrophe erfuhren. Um sicher landen zu können, bekränzte sie ihre Schiffe, als hätte sie gesiegt und ließ zur Begleitung von Flötenmusik Siegeshymnen singen. Sobald sie sich in Sicherheit gebracht hatte, ließ sie eine Reihe angesehener Ägypter hinrichten. KLEOPATRA setzte indessen alle Hebel in Bewegung, um den Fortbestand ihrer Dynastie zu sichern. Sie gab große Feste und ließ ihre beiden ältesten Söhne mündig erklären, weil sie den Ägyptern zeigen wollte, dass es einen erwachsenen Mann gab, der die Aufgaben des Königs übernehmen konnte. KLEOPATRA gab eine offizielle Erklärung an Rom ab, in der sie erklärte, dass sie bereit sei abzudanken, bat darum, ihren Kindern die Thronfolge zu ermöglichen. Sie erhielt jedoch eine ausweichende Antwort.

ANTONIUS schickte OCTAVIAN eine weitere Botschaft und ließ ihm mitteilen, er sei bereit, sich das Leben zu nehmen, wenn er damit KLEOPATRAS Leben retten könne. Auch er erhielt keine Antwort.

OCTAVIAN war in der Zwischenzeit in Alexandria eingedrungen. KLEOPATRA floh nach der Kapitulation ihrer Truppen in ihr Grabmal und verbarrikadierte sich mit ihrem Staatsschatz. Man meldete ANTONIUS, sie habe sich das Leben genommen. ANTONIUS befahl daraufhin seinem Diener, ihn zu töten. Der Diener weigerte sich, so nahm ANTONIUS ein zweites Schwert und stürzte sich hinein. Während ANTONIUS im Sterben lag, meldete der Sekretär von KLEOPATRA, dass diese noch am Leben war und ihn bat, zu ihr zu kommen. Zwei Sklaven trugen ihn zum Mausoleum und hoben ihn durch ein Fenster in das Gebäude. Wenig später starb er in KLEOPATRAS Armen.

Der Tod von ANTONIUS und ihre eigene Gefangennahme hatten sie völlig gebrochen, sie wurde krank. Angeblich wollte OCTAVIAN sie am Leben lassen, doch sie sagte zu ihrem Gefolge: „Ein solches Schicksal könne sie nicht ertragen." KLEOPATRA vergiftete sich. Über die Todesursache gibt es viele Spekulationen. Die Version, dass sie an einem Schlangenbiss gestorben sei, hat sich durchgesetzt. HORAZ spricht nicht von einer Schlange, sondern von Schlangen, und VERGIL erwähnt ausdrücklich „das Paar Vipern". In Ägypten herrschte die Vorstellung, dass der Tod durch Schlangenbiss Unsterblichkeit verleiht.

Die soeben erzählte Geschichte von KLEOPATRA, CAESAR und ANTONIUS macht unserer Meinung nach etliche Züge des Arzneimittelbildes von Lachesis transparent.

Für die Verbindung KLEOPATRAS und Lachesis spricht unter anderem:

- ihr unbändiger Wille zur Macht, zu Einfluss im eigentlichen Staats- und Politikbereich als auch im privaten, sexuellen Bereich
- die Phantasie eines Großreiches, einer Großmacht
- die beiden mächtigsten Männer der damaligen Zeit erobert
- fruchtbar, einem Imperator gebar sie einen Sohn, dem anderen Zwillinge
- das Leidenschaftliche, Herrschende, Stolze, auch das Besitzergreifende
- darüber hinaus die insbesondere von SHAKESPEARE hervorgehobene Eifersucht
- schlussendlich der Tod mit zwei Vipern an der Brust

Kasuistik: Lachesis – akute Intoxikation durch Trachinus vipera (Drákena)

Während eines Kreta-Urlaubes wurden wir auf die heftigen Schmerzensschreie eines Jungen am Strand aufmerksam. Die ängstlichen Eltern, beide Lehrer aus Deutschland, (ein älteres Geschwisterkind leidet an einer Wespenstich-Allergie) wussten im **Spontanbericht** Folgendes anzugeben:

Christian ist im knietiefen Wasser auf einen Fisch getreten: Gefühl wie ein Wespenstich (der Fisch war nicht sehr groß, ca. 10 cm), ging zum Kühlen nochmals ins Wasser zurück! Da wurde der Schmerz immer schlimmer. Zum Hotel zurück, ca. 500 m; nach 200 m stechender Schmerz im Oberschenkel (Krampf?), das Kind musste getragen werden, hat geschrien, war blass, unruhig und hat gezittert, wellenförmige Schmerzen; zum Kühlen zum Swimmingpool, Kind auf das Bett gelegt, keine Besserung trotz Benuron-Saftes.

Befund

9-jähriger, graziler Junge (Größe: 140 cm, Gewicht: 30 kg), auf dem Arm der Eltern, laut vor Schmerzen weinend: blass, Pupillen groß, am ganzen Körper zitternd, agitiert, Puls regelmäßig, aber flach. Lokal: an der linken Fußsohle ein kleiner, deutlich umschriebener bläulicher Einstich, umgeben von einem weißen Ödem, linker Unterfuß mäßig geschwollen, bläulich. Das ganze Kind wirkt außerordentlich ängstlich, agitiert und schreit laut vor Schmerzen.

Nach Rücksprache mit der Universitäts-Kinderklinik Heraklion / Kreta (Dr. EVANGELIOU) war Folgendes zu erfahren:

> Fisch Drákena: häufige Giftintoxikation, von griechischen Ärzten sehr gefürchtet. Allopathische Behandlung mittels sofortiger Kliniküberweisung, intensivmedizinischer Überwachung und nachfolgender Infusionstherapie, Antibiose und Kortisongabe.

In einem Lexikon finden wir Folgendes:

> Trachinidae (Drachenfisch, Queisen): Hauptkiemendeckel mit einem langen, nach hinten gerichteten, giftigen (!) Stachel, 4 Arten.
> Auf Sand- und Schlammböden, oft vergraben, regelmäßiges Vorkommen bis zu 100 m Tiefe. Beim Gehen auf Sandböden Vorsicht! Die Fische lassen auch Taucher sehr nahe kommen. Es sind Fälle bekannt, wo „Petermännchen" blitzschnell gegen das Gesicht des Tauchers aktiv (!) stießen und die Giftstachel gezielt gebrauchten! Der Stich kann wie ein Giftschlangenbiss unterschiedliche Wirkung (je nach Fischart, Stelle und Tiefe des Stichs sowie persönlichem Anfälligkeitsgrad) haben. Das Sekret der Giftdrüsen des Kiemendeckelstachels und der Flossenstacheln ruft heftige Schmerzen und eine längere Vergiftung hervor, kann sogar lebensgefährlich werden.

Therapie und Verlauf

Zunächst erfolgt von unserer Seite (die Eltern hatten schon Benuron-Saft gegeben) schnell und wenig überlegt der Einsatz von Apis D 6, 5 Globuli, ebenso sine effectu. (Wir wussten in den ersten Minuten noch nicht von einem möglichen Giftfisch).

Das Kind schrie weiterhin heftig, z. T. panisch. Wollte auf den Arm der Eltern und war blass, wellenförmige, stromartige Schmerzattacken bis zum Oberschenkel: insgesamt lebensgefährlicher, toxischer Aspekt.

Aufgrund dieser Symptomatik (siehe hierzu auch J. H. CLARKE: Zitat 2. Kasuistik), der Linksseitigkeit und der Einsicht, dass es sich wohl um eine Tiergiftintoxikation handelte, erfolgte der Einsatz von Lachesis C 12 (5 Globuli). Schnelles Ansprechen. Ca. 15 bis 20 Minuten nach dieser Gabe wurde das Kind ruhiger, die Schmerzen ließen nach, und eine wohltuende Müdigkeit trat ein.

Am nächsten Tag spielte der Kleine wieder Fußball in der Hotelanlage, wobei sogar eine Rasenbegrenzungslampe dran glauben musste. Er klagte aber überraschenderweise noch tagelang später, immer morgens über Schmerzen an der Stich-Biss-Stelle.

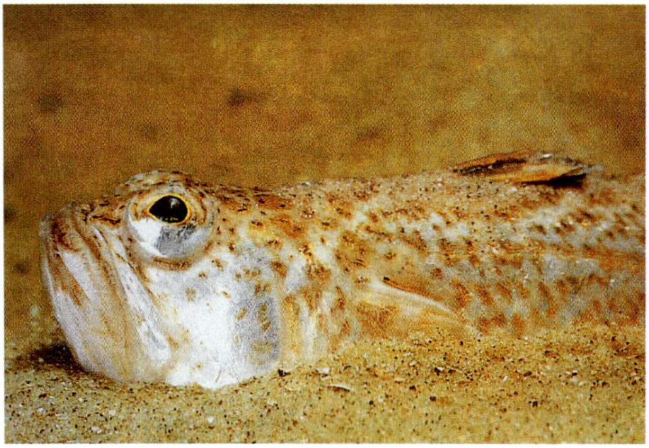

Abb. 5: Kleines Petermännchen (Trachinus vipera).

Kasuistik: Lachesis – drohende Amputation bei einem Jugendlichen

Es handelt sich um einen 16-jährigen Kollegensohn. Der Vater hatte ihm zum Geburtstag ein Mofa geschenkt. Schon zwei Wochen später kam es zu einem schweren Verkehrsunfall (Pizza-Schnelldienst) mit einer ausgedehnten Trümmerfraktur des linken Unterschenkels, wobei der Aufnahmebefund (Aufnahmebefund der Chirurgie Wetzlar vom 23.9.1995) wörtlich zitiert werden soll:

1. drittgradig offene Unterschenkelfraktur links mit drittgradigem und zirkulärem Weichteilschaden im Bereich des gesamten Unterschenkels
2. Sprunggelenkfraktur links.

Nachfolgende chirurgische Interventionen, zum Teil in täglichen Abständen, mit großen Abtragungen der Nekrosen, mit Hauttransplantationen etc. Insgesamt heftigste Schmerzzustände, wobei man die Schreie des Patienten trotz Narkose und Analgesie zum Teil durch die Doppeltüren hören konnte. Parallel hierzu breiteste antibiotische Abdeckung und, wie gesagt, fast tägliche Wundversorgung, zum Teil sogar unter Zuhilfenahme des eigenen Vaters, der als versierter Allgemeinarzt und ehemaliger Orthopäde täglich zugegen war.

Trotzdem Verschlechterung, so dass eine Amputation ins Auge gefasst werden musste. Die Mutter des Patienten schaltete mich in dieser verzweifelten Situation als homöopathischen Arzt ein, obwohl der Vater des Jugendlichen als Kollege der Homöopathie nicht unbedingt offen gegenüberstand, aber einen supportiven Versuch nicht unterlassen wollte.

Da der Patient physisch und psychisch unruhig war, unter der Antibiose subfebril bis febril war, die Wundsekrete insgesamt extrem rochen und eine Dissoziation von Puls und Temperatur vorlag, erfolgte zunächst die Gabe von Pyrogenium C 200 (Gudjons) und direkt danach – eigentlich gegen das homöopathische Procedere, aber es war keine Zeit zu verlieren – die kontinuierliche Gabe von Lachesis C 12 (Gudjons).

Richtungweisend für die Gabe von Lachesis waren:

1. extreme Schmerzhaftigkeit
2. Linksseitigkeit
3. weitflächige Nekrosen: schwarzblaue Gangrän
4. quälende Angst und Erschrecktsein des jungen Patienten.

J. H. CLARKE (3) zitiert zu den Organbefunden/Extremitäten unter Lachesis Folgendes:

„– Agonising pains in tibia … – Sharp and drawing pains in legs … – Stinging in knees … – The l. knee feels as if sprained. – Swelling of knees. – Swelling of feet. – Gangrenous ulcers on legs. – Cramps and pains in calves of legs. – Excoriated places and superficial ulcers with foul bases, on the legs. – Red or bluish and painful swelling of feet and legs."

Therapie und Verlauf

Bei der oben beschriebenen Behandlung kam es innerhalb von wenigen Tagen zu einer Besserung, Nekrosen wurden abgestoßen, Hauttransplantationen hielten und heilten gut. Der junge Mann behielt sein Bein, zwar mit ausgeprägten Ödemen wegen gestörten Lymphflusses. Er fährt heute kein Mofa mehr, sondern einen selbstgebauten VW-Bus, den er auch selbst repariert. Er möchte eventuell Medizin studieren. Dagegen spricht jedoch, dass sein Ordnungssinn wenig ausgeprägt ist und sein Zimmer wie eine Müllhalde aussieht. Sulphur brachte bisher keinen Erfolg.

Literatur

1. Die Bibel: nach der Übersetzung Martin Luthers. Deutsche Bibelgesellschaft, Stuttgart, 1985.
2. CHARETTE, G.: Homöopathische Arzneimittellehre für die Praxis. Hippokrates Verlag, Stuttgart, 1958.
3. CLARKE, J. H.: Der Neue Clarke. Eine Enzyklopädie für den homöopathischen Praktiker. Dr. Grohmann GmbH, Bielefeld, 1996.
4. COULTER, C.: Portraits homöopathischer Arzneimittel, Band I. Haug Verlag, Heidelberg, 1988.
5. FRITSCHE, H.: Die Erhöhung der Schlange. Burgdorf Verlag, Göttingen, 1994.
6. GAWLIK, W.: Arzneimittelbild und Persönlichkeitsportrait. Hippokrates Verlag, Stuttgart, 1996.
7. GRANT, M.: Kleopatra. Biographie. Gustav Lübbe Verlag, Bergisch Gladbach, 1977.
8. HOMER: Ilias, übertragen von HANS RUPÉ. Artemis Verlag, München, Zürich, 9. Auflage 1989.
9. Synthesis: Repertorium homoeopathicum syntheticum. Dr. FREDERIK SCHROYENS, Hahnemann Institut, Greifenberg, 1995.
10. WEINREICH, O.: Antike Heilungswunder. Toepelmann Verlag, Gießen, 1909
11. WITHMONT, E.: Psyche und Substanz. Burgdorf Verlag, Göttingen, 3. Auflage 1997.

7. KAPITEL

Aurum metallicum: In seiner gesteigerten Gewissensqual

Etymologie

Die Wirkungsweise von Aurum war den Alten aus der Antike schon lange bekannt. SAMUEL HAHNEMANN war natürlich nicht der Erfinder, sondern der Wiederentdecker von Aurum, er beruft sich aber ausdrücklich auf diese alten Quellen.

So schreibt er (3) in seinem Band „Die chronischen Krankheiten“ wörtlich:

„Die erste Spur hiervon finden wir schon im achten Jahrhunderte, wo ***Geber*** *das Gold als eine 'materia laetificans et in juventute corpus conservans‘ rühmt.“*

Zu Ende des zehnten Jahrhunderts rühmt **SERAPION,** der Jüngere, Aurum / das Gold:

„Das gepülverte Gold dient in der Melancholie und der Herzschwäche.“

Dann zu Anfang des elften Jahrhunderts **AVICENNA:**

„Das gepülverte Gold kommt zu Arzneien wider Melancholie, benimmt den Mundgestank, ist selbst innerlich eingenommen ein Hülfsmittel gegen Haarausfallen, stärkt die Augen, hilft bei Herzweh und Herzklopfen und ist ungemein zuträglich bei Schweräthmigkeit.“

Die Bereitung eines solchen Goldpulvers beschreibt am Anfang des zwölften Jahrhunderts **ABULKASEM** zuerst:

„... daß man das Gold auf einer rauhen Leinwand in einem Becken voll Wasser reibe, und das feine, zu Boden des Wassers gefallene Pulver zum Gebrauche anwende.“

Anmerkung der Autoren:

Jahrhundertelang wurden die Werke des „GEBER“ als Erzeugnisse des alchemistischen Schrifttums angesehen und gerühmt. Über den Verfasser dieser Bücher aber herrschte Unklarheit. Man hatte seit langem „GEBER“ als Araber bezeichnet und sah ihn als identisch mit dem arabischen Alchemisten DSCHABIR IBN HAJJAN an. Wir können nicht beurteilen, ob vielleicht erst spätere Abschreiber oder Bearbeiter der vielleicht anonym erschienenen Schrift den Namen „GEBER“ eingeführt haben und ob dieser Name auf einen arabischen „DSCHABIR“ (GABIR) zurückgeht. Jedenfalls ist die „Summa perfectionis“ die erste wirklich systematische Zusammenfassung chemischer und alchemistischer Kenntnisse und Erfahrungen.

Merkwürdig ist es, dass GEBER, im Gegensatz zu allen anderen Autoren seiner Zeit, keinen einzigen Namen, nicht einmal den des ARISTOTELES oder den eines arabischen Forschers, nennt. Ebenso merkwürdig ist es, dass über die Persönlichkeit des Verfassers selbst und über die Herkunft und Entstehung seiner Schriften, trotz ihrer Schätzung während langer Jahrhunderte, bis auf den heutigen Tag nie etwas Sicheres bekannt geworden ist. Der Urheber der „Summa perfectionis“ wird wohl gewichtige Gründe für seine Zurückhaltung gehabt haben. Vielleicht befürchtete er ein Eingreifen der Kirche.

In diesen alten Quellen sind nicht nur die wichtigsten Indikationen und Organsymptome von Aurum angegeben, sondern darüber hinaus haben wir hierin eine uralte Quelle homöopathischer Denkweise gefunden, sozusagen eine „unbeabsichtigte Potenzierung“, eine „Homöopathia involuntaria“, das heißt, um mit S. HAHNEMANN (3) zu sprechen:

„Die Homöopathik setzt durch eine, vor ihrer Gründung und Ausbildung noch nicht erfundene Behandlung der rohen Arzneisubstanzen dieselben in den Zustand stufenweiser und hoher Entwicklung ihrer inwohnenden Kräfte, um sie dann zum vollkommensten Heilen anwenden zu können. Einige dieser Arzneistoffe scheinen in ihrem rohen Zustand eine sehr unvollkommene, unbedeutende Arznei-Wirkung (z. B. Kochsalz und Bärlapp-Staub), andere (z. B. Gold, Quarz, Thon) gar keine zu besitzen – welche alle aber durch die der Homöopathik eigne Zubereitung ungemein heilkräftig werden.“

Chemie

Chemisches Zeichen: Au, von Aurum. Atomgewicht 197,2. Ein- und dreiwertig.

Vorkommen

Das Gold findet sich meist gediegen in der Natur, und zwar in der Regel in feiner Verteilung auf Quarzgängen; auch viele Erze enthalten in kleinen Mengen Gold, besonders der Kupferkies. Mit dem Wasser der Flüsse werden oft größere Mengen Gold aus den Gesteinen fortgespült, weshalb der Sand mancher Flüsse goldhaltig ist. Länder bzw. Regionen, in denen Gold gefunden wird, sind: Kalifornien, Mexiko, Alaska, Australien, Ungarn, Siebenbürgen und der Ural.

Darstellung

Das gediegen vorkommende Gold wird auf mechanischem Wege von dem begleitenden Gestein getrennt. Aus dem goldführenden Sand der Flüsse kann man es durch Waschen (Waschgold) von den spezifisch leichteren Teilen absondern.

Meist lässt es sich jedoch wegen der Kleinheit der Goldteilchen auf mechanischem Wege nicht direkt gewinnen. Es kommen dann andere Verfahren in Betracht, von denen die Zyanidlaugerei die größte Bedeutung erlangt hat. Nach diesem Verfahren wird das Gold aus den feinstgepulverten Goldgesteinen und sonstigem goldhaltigem Material durch Auslaugen mit Kaliumzyanidlösung als Gold-1-Kaliumzyanid in Lösung gebracht und durch Zink oder auf elektrolytischem Wege abgeschieden.

Eigenschaften

Das Gold ist ein gelbes, glänzendes, dehnbares Metall, welches sehr weich ist und deshalb mit anderen Metallen zur Anfertigung von Schmuck- und Gebrauchsgegenständen legiert werden muss. Man verwendet hierzu Kupfer oder Silber. Wie das Silber, lässt es sich auch zu feinen Blättchen auswalzen. An der Luft verändert es sich nicht und löst sich weder in verdünnten Säuren noch in Salpetersäure, konzentrierter Schwefelsäure oder Salzsäure. Nur das Königswasser löst es auf. Auch in einer wasserlöslichen Form ist es wie das Silber als kolloidales Gold bekannt.

In seinen Verbindungen tritt es ein- und dreiwertig auf.

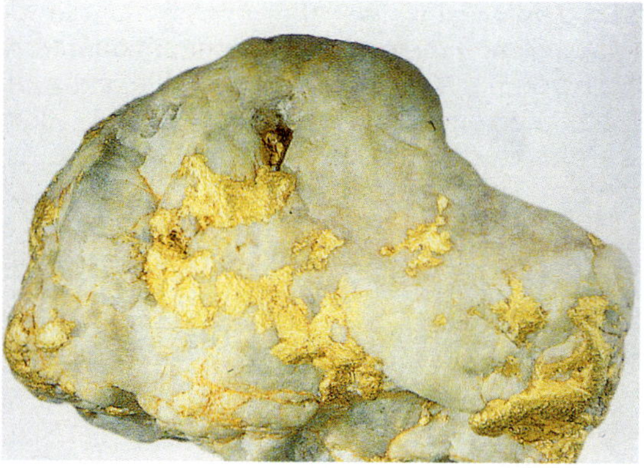

Abb. 1: Gold in Quarz.

Arzneimittelbild

J. KENT (4) berichtet in seinen Vorlesungen ganz zentral davon, dass bei Aurum ein Zustand vorliegt, der die **fundamentale Liebe allem Lebendigen gegenüber in Lebensmüdigkeit allem gegenüber** verändert. (Übersetzung durch die Verfasser:) *Die fundamentale Liebe, die Liebe, die allem Lebendigen innewohnt, die Selbstachtung hat sich in eine Abneigung gegen das Leben, Lebensmüdigkeit, Lebensunlust verändert, die sich danach sehnt, zu sterben und die dann danach sucht, sich umzubringen. Der Patient beschäftigt sich, wünscht sich, ja er sehnt sich nach dem Tod und führt ihn schließlich herbei.*

Die gesamten **emotionalen Affekte** sind beeinträchtigt (Mangel an Emotionalität), wobei die **intellektuellen Kräfte** an sich vorhanden sind (Kraft an Intellekt). Es liegt dennoch ein Mangel, eine Störung der Emotionalität vor bei vorhandener und gut funktionierender Kraft an Intellekt.

Eine Art Spaltung, eine Art Wahnsinn oder, besser ausgedrückt, eine Art **Ein-bildung, Delusion** (s. u.) läuft durch das Mittel, mit dem zentralen Anteil: **Er hat seine Pflicht versäumt und verdient Tadel,** verbunden mit einer tief zugrunde liegenden Gewissensqual: Diese tiefe, bohrende Gewissensqual ist deshalb so gefährlich, weil sie mit einem mangelnden Selbstwertgefühl und schlechtem Selbstbewusstsein verbunden ist.

Es ist zunächst erstaunlich (wenn man die Dynamik auf der tiefenpsychologischen Ebene übersieht), wie jemand, der primär so viel Erfolg und Kraft hat, in so eine tiefe bzw. tödliche Depression verfallen kann, mit einer geradezu völligen Abneigung und Verachtung dem Leben gegenüber.

Der Aurum-Patient hat somit eine Wahnvorstellung, eine Einbildung, dass er etwas vernachlässigt hat, z. B. seine Freunde, seine Familie, seine Pflichten und damit belastet er sich Wochen und Monate. Er fühlt sich fehlerhaft, voller Übel und Sünde und hält sich dabei einer Verzeihung bzw. Rettung nicht wert. **Sein Thema ist einfach ausgedrückt: Pflicht, Pflicht und nochmals Pflicht auf der einen Seite, auf der anderen Seite: Schuld, Schuld und abermals Schuld.** *Delusion has neglected his duty and reserve reproach (s. u.).*

Der Aurum-Patient kann sehr religiös sein, hält sich aber aufgrund seines **mangelnden Selbstvertrauens, seiner Einbildung bzw. Wahnvorstellung** für nicht wert, errettet und erlöst zu werden. Er ist leicht irritiert, leicht zornig, alles stört ihn – er macht sich Sorgen um alles, insbesondere seine Familie und Freunde vernachlässigt zu haben,

„paternal feeling for others“ nach R. SANKARAN (7) –, die Schuldgefühle werden immer schlimmer, die Depression und Melancholie nehmen zu. Er erwartet das Dunkle, die schlechte Nachricht, das Negative und zum Schluss den Tod entweder als Apoplex, Herzinfarkt oder im Suizid (s. u.).

Dabei ist der Aurum-Patient häufig ein treuer Ehemann, ein sorgender Vater, ein genauer Vorgesetzter; Familie und Ehe sind für ihn geradezu unantastbar und heilig.

Er ist bis zum Schluss arbeitsfähig, was auf seine enorme intellektuelle Kraft zurückzuführen ist. Seine Schwäche liegt somit nicht im intellektuellen Kraftbereich, sondern im Emotionalen, im Affektbereich. Wie gesagt, primär ist er immer für andere da, mehr aber aus seinem Pflichtgefühl heraus als aus eigentlicher Sympathie und Zuneigung. Und, um ein Beispiel aus dem Alten Testament zu bringen, so wie sich die aus Ägypten geflohenen Israeliten nach ihrem Gelobten Land sehnten, so sehnt sich der Aurum-Patient nach diesem (bei ihm unentwickelten) glücklichen, emotionalen Bereich: gleichsam nach den Gefilden des Himmels in sich.

Treten dann negative Lebensereignisse wie enttäuschte Liebe, beruflicher Misserfolg, Kummer, Ängste, Kränkung, im schlimmsten Fall der Verlust der Arbeitsstelle oder seiner Ehefrau auf, so bleibt ihm nur der Weg in den Tod.

In der Polarität zwischen **Kraft an Intellekt und Mangel an Emotionalität** lässt sich auf tiefenpsychologischer Ebene die Aurum-Pathologie wie folgt zusammenfassen: Zunächst liegt in der selbstbewussten, kompensiert handelnden **Ich-Schicht** eine ausgesprochene Stärke vor, mit

1. Kraft an Intellekt
2. Fürsorge für andere – verantwortlich
3. Arbeit – betriebsorientiert – korrekt
4. aktiv – fleißig – hoher Standard

Wir befinden uns in dem gesunden, **kompensierten** Zustand von Aurum und damit zugleich, um bildlich zu sprechen, in der Sphäre eines mächtigen Königs, eines souveränen Regenten oder gar eines geliebten Königssohns, eines Primus, eines angesehenen Preisträgers, Musterschülers, Abteilungsleiters, Chefs oder Bankdirektors. Hier herrschen und dominieren **Anerkennung, Ehre, Macht.** Der Aurum-Patient ist verantwortlich für sich und für die anderen. Pflicht, Ehre und Verantwortungsgefühl sind für ihn keine leeren Worte und der Begriff Pflichterfüllung wird – egal welchen Beruf der Aurum-Patient ausfüllt – an erster Stelle gesetzt.

Deshalb überrascht es nicht, um wiederum bildlich zu sprechen, dass dem Aurum-Patienten die vier tragenden Säulen **Familie, Staat, Religion und Besitz** sehr wichtig und ernst sind. Darin offenbart sich auch seine tiefe traditionelle, konservative Grundhaltung. Wohlgemerkt, wir befinden uns immer noch in dem gesunden, kompensierten Aurum-Zustand.

Ist der Aurum-Patient gesund, hat er in sich ständig das Gefühl, seiner Pflicht nachkommen zu müssen, er empfindet eine ständige innere Aufforderung, seine Pflicht zu erfüllen. Die Pflicht steht bei ihm an erster Stelle. Wird der Aurum-Patient krank, kommt es zu der Wahnvorstellung, seine Pflicht nicht erfüllt zu haben.

Dahinter liegt sie aber, die Aurum-Pathologie, sie lauert geradezu, die Unvollkommenheit dieser Welt mit dem Zerfall all dieser Werte. Statt Anerkennung **Verachtung,** statt Ehre **Demütigung,** statt Macht **Ohnmacht,** wobei die oben genannten Säulen zerbröckelt sind, durch enttäuschte Liebe – seine Frau verlässt ihn wegen eines jüngeren Mannes; Angst, Kränkung, finanzieller Verlust, ja Ruin, vielleicht sogar auch körperlicher Zusammenbruch, Herzinfarkt und Apoplex durch ständige Überarbeitung und ewige Pflichterfüllung.

Der Aurum-Patient kommt nicht zurecht mit seinem Anspruch auf hohe Vollkommenheit und der tatsächlich existierenden Unvollkommenheit. Um bildlich zu sprechen: **der Sturz aus der hohen Vollkommenheit in die irdische Unvollkommenheit!** An diesem Widerspruch leidet er ganz eminent. Diese Empfindung ist für den Aurum-Patienten außerordentlich schmerzhaft, ja geradezu vital ängstigend, und deshalb versucht er, geradezu verzweifelt, durch folgende Verhaltensweisen diese Angst, diesen Schmerz auf der bewussten, handelnden Ich-Ebene (s. o.) zu kompensieren:

1. Kraft an Intellekt – willensstark
2. Fürsorge für andere – großherzig
3. Arbeit – betriebsorientiert – korrekt – erfolgreich
4. aktiv – fleißig – hoher Standard – vital
5. religiös

Das hilft ihm aber nicht, denn zur Vollkommenheit gehört immer die Unvollkommenheit, die irdische Realität mit der für Aurum so typischen Handlungsweise:

1. Hektik – Hast – Unruhe
2. Minderwertigkeit – Mangel an Selbstvertrauen – Selbstentwertung
3. Unfähigkeit, Liebe sich und anderen zu geben
4. empörend – unterdrückend – diktatorisch
5. moralisierend

Dieser Konflikt wird insbesondere so akut, ja tödlich, angesichts der im Unterbewussten vorherrschenden Strukturen von:

Wahnvorstellungen, Einbildungen, Delusions

▪ **versäumt,** er hat seine Pflicht **neglected,** his duty, he has **negligé,** son devoir, il a	**Aurum 3-wertig** **(SR I, Sp. 327)**
▪ **Vorwurf,** hat seine Pflicht versäumt und verdient **reproach,** has neglected duty and deserves **reproche,** a négligé son devoir et mérite un	**Aurum 2-wertig** **(SR I, Sp. 343)**

Ein Höllengebräu entwickelt sich dadurch, dass all diese Faktoren auf dem Boden einer ausgeprägten Gewissensqual und einem tiefen Mangel an Selbstvertrauen auftreffen / landen:

▪ **Selbstvertrauen,** Mangel an **Confidence,** want of self	**Aurum 2-wertig** **(SR I, Sp. 159)**

Auf dieser dynamischen Ebene lässt sich dann leicht nachvollziehen, dass sich der Aurum-Patient umbringt.

Ge-trieben vom Es (gesteigerte Gewissensqual), ge-zogen vom Unbewussten (Wahnvorstellung, verdient Strafe), kann sein Ich nicht mehr kompensieren.

▪ **suicidal,** disposition **Suicide,** impulsion au **Selbstmord,** Neigung zu	**Aurum 3-wertig** **(SR I, Sp. 974)**

Im körperlichen Bereich hat Aurum eine Beziehung zur **Leber,** zu **rheumatischen** und, wie es die oben zitierten arabischen Mediziner schon wussten, zu den **Herz**-Erkrankungen.

Die Aurum-Beziehung zur **Leber** lässt sich relativ leicht aus den Geistes- und Gemütssymptomen herleiten, nämlich dem alten Begriff der **Melan-cholie,** was ja in der wörtlichen Übersetzung „Schwarz-galligkeit" heißt und somit schon in der Namensgebung die Verbindung „Geist–Psyche" und „Galle–Leber" zeigt.

Wir finden also bei Aurum eine Fülle von Leber, Galle und Abdominalsymptomen, wie z. B.

- vergrößerte, verhärtete Leber
- Störung des Pfortaderkreislaufs und des gesamten Venensystems im Abdomen
- schneidende, brennende Schmerzen im rechten Hypochondrium
- Flatulenz mit Windkolik
- Verstopfung oder Durchfall
- Druckgefühl in der Bauchdecke, als wolle eine Hernie heraustreten

Die Aurum-Beziehung zum **Herzen** lässt sich inhaltlich aus den „Füllesymptomen“ (Yang – chinesische Medizin, TCM), nämlich einer Polyglobulie bzw. einer Hypertonie und einer Hypertension mit dem sogenannten „roten Bluthochdruck“, ableiten.

Wir brauchen aber im Grunde genommen nicht in den asiatischen Bereich hineinzugehen, um die Beziehung zwischen Aurum und Herz darzustellen. Im Deutschen finden wir diesen Zusammenhang sehr schön in dem Ausdruck „nimmt sich jede Enttäuschung schwer zu Herzen“.

- Angina pectoris: schlimmer am Abend
- Herzklopfen, schlimmer in der Nacht, schlimmer durch Gemütsbewegungen, Angst und Anstrengung
- Endokarditis
- Perikarditis
- Empfindung, als sei das Herz in einer Rüstung eingeschlossen

Die Aurum-Beziehung zum **Auge** lässt sich wiederum aus der Beziehung zur Leber herleiten, eine Beziehung, die die westliche Medizin von der Hyperbilirubinämie kennt, in der chinesischen Medizin ist das Auge das korrespondierende Organ zur Leber.

- Brennen, Stechen und Jucken der Lider und der inneren Augenwinkel
- Konjunktivitis
- Tränenfluss
- Glaukom
- Lähmung der Augenmuskeln

Aurum ist neben Leber-, Herz- und Augenerkrankungen auch ein wichtiges Mittel bei **rheumatischen** Erkrankungen, insbesondere solchen, die mit großen Schmerzen sowie Schwellungen und ausgeprägten Verdickungen einhergehen, mit Verschlimmerung der Symptome nachts.

Es besteht eine innere Beziehung zu Luesinum und Mercurius, die ja auch diese deutliche Verschlimmerung nachts haben.

Aurum zeigt im Arzneimittelbild Vergrößerungen, Verdickungen und ein Pulsieren der Venen, eine **Fülle des venösen Systems** und auch eine heftige Fülle des **arteriellen Systems** mit Rötung, Schwellung und Polyglobie.

Leber und Drüsen sind verhärtet, Parotitis, Anschwellung des lymphatischen Systems im abdominalen Bereich und **Verhärtung** von Hoden, Uterus, z. T. mit zystischem Charakter.

- schwere Melancholie – alles dunkel
- intensive Schmerzen, die zum Wahnsinn treiben, ... als ob Luft auf sie geblasen wird
- starke Kopfschmerzen, Haarausfall, Glatze
- sehr viele Augenstörungen, wie z. B.: kataraktische Symptome, infiltrative Symptome

- gesamte Störung des Sehapparates
- sieht auf dem linken Auge „oben hell – unten dunkel"
- Entzündung von Iris und Retina
- Hyperthyreose, Exophthalmus
- Karies, Osteoporose, Mastoiditis, Knochennekrosen

In unserer heutigen Zeit verüben sehr viele Aurum-Patienten **Selbstmord** mit dem Auto. Das sind nach unserer Meinung solche Unfälle, wo die Polizei ratlos ist und keiner weiß, wie so etwas bei freier Strecke, ohne Regen oder Glatteis etc. passieren konnte. Typisch für den Aurum-Patienten ist hierbei, dass er durch einen gut geplanten Unfall seine Familie absichert, indem z. B. die Lebensversicherung ausgezahlt wird und weiterer Ärger mit der Polizei, Versicherung für die „Seinen" minimiert werden und auch sein Ansehen nicht demontiert wird.

Typische Aurum-Musik finden wir z. B. bei J. S. BACH in „The Brandenburg Concerts", die gleichsam eine souveräne, strukturierte, vitale Gelassenheit zum Ausdruck bringt.

Bei R. MORRISON (6) finden wir u. a. Folgendes:

„Gemüt

- *ernster, erfolgreicher, einschüchternder Patient mit melancholischer Ausstrahlung*
- *schwere Depressionen, Selbstmordneigung*
- *erleichtert durch den Gedanken an Selbstmord*
- *Selbstmordimpulse durch Herabspringen aus einer Höhe*
- *Selbstmordneigung infolge Schmerzen*
- *Beschwerden durch Kummer oder enttäuschte Liebe*
- *Beschwerden nach geschäftlichen Rückschlägen und Demütigung*
- *Wutausbrüche*
- *Besserung durch Musik (Tarantula), große Liebe zur Musik*
- *spirituelle Neigung und Verlangen nach Gebet oder Meditation*
- *Furcht zu versagen*

Allgemeinsymptome

- *wird hauptsächlich als Arznei für das syphilitische Miasma erachtet*
- *allgemeine Besserung am Abend (Medorrhinum)*
- *Verschlimmerung der Schmerzen während der Nacht*

Kopf

- *bohrende Kopfschmerzen im inneren rechten Augenwinkel*
- *die Schmerzen sind so stark, dass der Patient die Möglichkeit von Selbstmord andeutet*
- *Verstopfung der Nase und hochgradige Sinusitis*

Extremitäten

- *Knochenschmerzen, schlimmer in der Nacht*

Schlaf

- *Stöhnen im Schlaf, heult im Schlaf auf*

Vergleiche:

Natrium sulfuricum: Depressionen; Selbstmordgedanken, ernsthafte Geschäftsleute, starke Wirkung von Kummer und Musik

Natrium muriaticum: Depressionen und Selbstmordgedanken, enttäuschte Liebe, Liebe zur Musik, Herzklopfen, Kopfschmerzen

Mercurius, Platinum, Ignatia, Nux vomica, Psorinum"

Wie wir homöopathischen Ärzte wissen, zeigen viele **Polychreste,** wie z. B. Ignatia, Natrium muriaticum, Lycopodium, Silicea, Pulsatilla, einen **Mangel an Selbstvertrauen,** wobei die einzelnen großen Mittel hierbei eine individuelle, für sie jeweils typische Ausgestaltung haben. So zeigen z. B.:

Ignatia:	wechselhafte Stimmungen äußerste Reizbarkeit und große Überempfindlichkeit akuten Kummer
Natrium muriaticum:	ist sich seines Wertes bewusst wird verkannt, lieblos behandelt leidet unter Liebesentzug und zieht sich, zum eigenen Schutz, zurück tiefer, chronischer Kummer (Groll)
Lycopodium:	will seinen Mangel nicht wahrhaben geht in die Offensive, wird überheblich sucht Fehler und Schuld bei anderen, um von seinen eigenen Fehlern abzulenken
Silicea:	weiß über seinen Mangel will diesen Mangel aber kompensieren extrem bescheiden sehr arbeitsam
Pulsatilla:	mild, tränenreich, trostsuchend sehr anlehnungsbedürftig wechselhaft will an die frische Luft kalte Extremitäten
Aurum:	wütend, heftig, laut

In Abb. 2 lassen sich eine ganze Reihe von Aurum-Persönlichkeitszügen in ihrer positiven und negativen Ambivalenz gegenüberstellen.

Im Zentrum steht Aurum metallicum in der Polarität zwischen **Kraft an Intellekt** und **Mangel an Emotionalität** mit der **zentralen Wahnvorstellung** / Einbildung, **seine Pflicht versäumt zu haben.**

Diese Einbildung kann so stark und übermächtig werden, dass sie zum Suizid führt. Aus der Abbildung ist die Ausweglosigkeit der Aurum-Persönlichkeit erkennbar, die dann am Ende zum **Suizid** führt.

Wir kennen in der Homöopathie eine ganze Reihe sogenannter Suizidmittel bzw. Arzneimittelbilder und Zustände, die eine Neigung zum Selbstmord haben. So finden wir im Synthetischen Repertorium (9):

Arsen (2), Phosphor (2), beide sind Mittel, die den Suizid nicht nur ankündigen, sondern auch durchführen. Arsen beispielsweise durch den Strang, Phosphor wie die berühmte Phosphor-Protagonistin in der Weltliteratur, Anna Karenina von Tolstoj, indem sie sich vor den Zug wirft. Auch Nux vomica (2) ist hier angegeben, wobei dieser sich aus einem plötzlichen Impuls heraus aus der Höhe stürzt und hierin auch Aurum (2) ähnelt.

Als weiteres Suizidmittel gilt auch Staphysagria, das in der Rubrik „Erschießen" sogar dreiwertig angegeben ist. Selbstmord durch Ertrinken finden wir beispielsweise

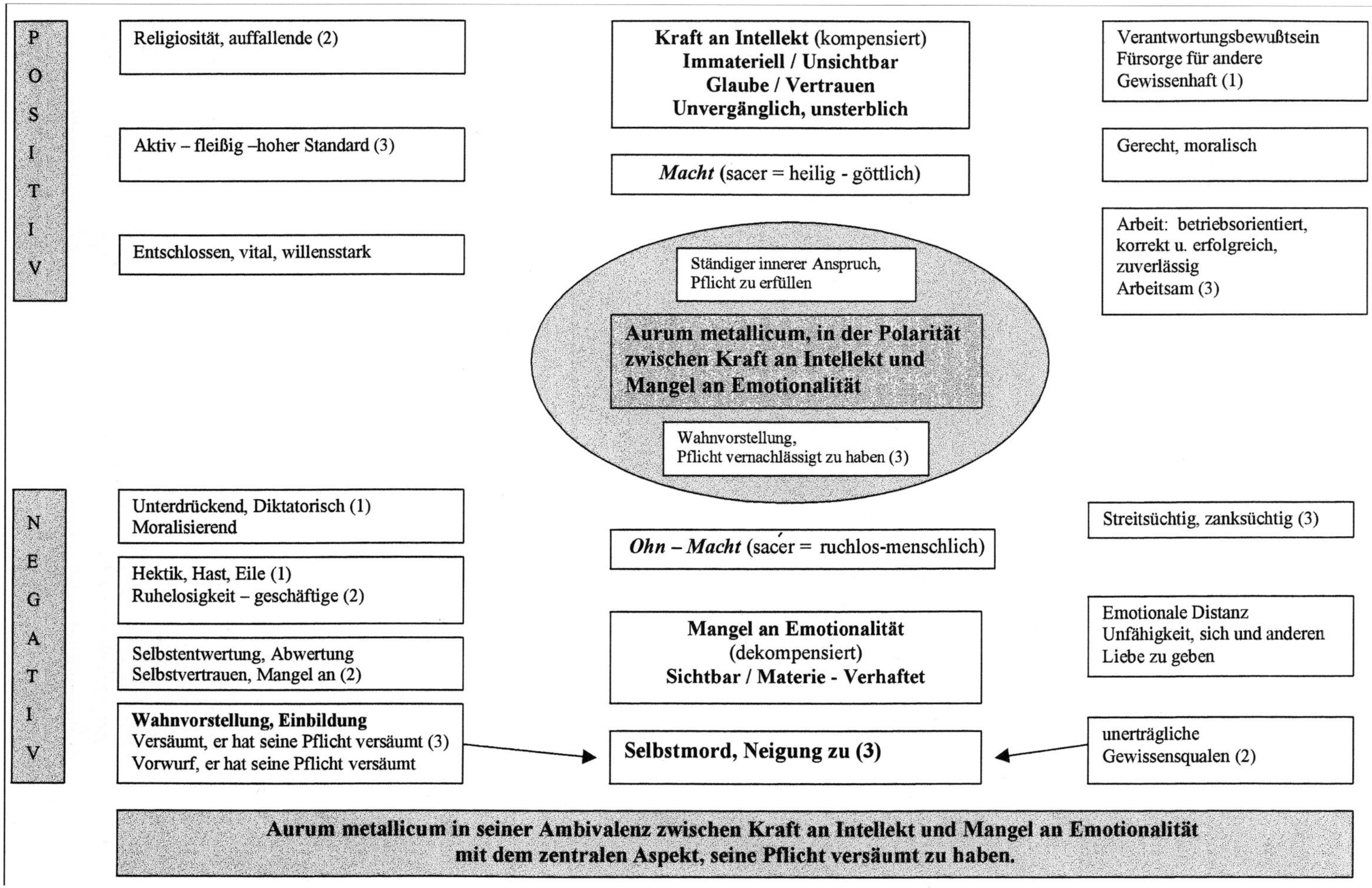

Abb. 2: Grafische Darstellung von Aurum metallicum in seiner Ambivalenz.

bei Belladonna und Hyoscyamus, Helleborus, Lachesis, Pulsatilla und Rhus toxicodendron, alle sind in dieser Rubrik zweiwertig, auch Aurum metallicum steht unter den zweiwertigen Mitteln.

Als dreiwertige Mittel in der Rubrik „Neigung zum Selbstmord" finden wir Psorinum, der sich infolge eines Gemisches aus Schwäche und mangelndem Selbstbewusstsein umbringt, sowie Natrium sulfuricum, der sich in einem heftigen Affekt, z. T. als Folge von schweren körperlichen Erkrankungen und Schmerzen, aus einem plötzlichen, heftigen Impuls heraus z. B. erschießt. Aurum ist in dieser Rubrik auch dreiwertig angegeben.

Aurum hat eine hohe Moral. Er weiß, wie jede Situation in seinem Leben sein muss. Er ist nicht bereit zu diskutieren. Er ist diszipliniert sich selbst und anderen gegenüber.

Er ist sehr empfindlich gegen Kälte am ganzen Körper, was auf einen Mangel an Lebenswärme zurückzuführen ist.

Er macht Wallfahrten, um Buße zu tun, damit er akzeptiert wird und erlöst werden kann. Um Tröstung zu erhalten, wendet er sich gerne der Religion zu.

J. T. KENT (4) resümiert zum Abschluss seines Kapitels Aurum in den „Lectures on Materia medica":

„We see in Aurum this entire perversion of all the loves of mankind, and finally their entire destruction."

Aurum in Kunst und Literatur

Wir hatten im Arzneimittelbild von Aurum schon von dem Sturz aus der hohen Vollkommenheit in die irdische Unvollkommenheit gesprochen. Dieser Sturz wird sehr gut transparent durch eine Geschichte aus dem Alten Testament (1).

„Der selbstgemachte Gott" und „der Tanz um das goldene Kalb"

Die Israeliten unten im Lager hatten lange auf Moses Rückkehr gewartet. Als er immer noch nicht kam, lagen sie alle bei Aaron zusammen und forderten: „Mach uns einen Gott, der uns schützt und führt! Niemand weiß, was aus diesem Mose geworden ist, der uns aus Ägypten hierher gebracht hat."

Aaron sagte zu ihnen: „Nehmt euren Frauen, Söhnen und Töchtern die goldenen Ringe ab, die sie an den Ohren tragen und bringt sie her." Alle nahmen ihre goldenen Ohrringe ab und brachten sie zu Aaron. Er schmolz sie ein, goß das Gold in eine Form und machte daraus ein Stierbild. Da riefen alle: „Hier ist dein Gott, Israel, der dich aus Ägypten geführt hat!"

Aaron errichtete vor dem goldenen Stierbild einen Altar und ließ im Lager bekanntmachen: „Morgen feiern wir dem Herrn zu Ehren ein Fest!" Früh am nächsten Morgen brachten die Israeliten Tiere, die als Brandopfer dargebracht oder für das Opfermahl geschlachtet wurden. Sie setzten sich zum Essen und Trinken nieder, und danach begannen sie einen wilden Tanz.

Da sagte der Herr zu Mose: „Steig schnell hinunter! Dein Volk, das du aus Ägypten hierher geführt hast, läuft ins Verderben. Sie sind sehr schnell von dem Weg abgewichen, den ich ihnen mit meinen Geboten gewiesen habe: ein gegossenes Kalb haben sie sich gemacht, sie haben es angebetet und ihm Opfer dargebracht und gerufen: „Hier ist dein Gott, Israel, der dich aus Ägypten geführt hat."

(2. Buch Mose/Exodus, Kapitel 32)

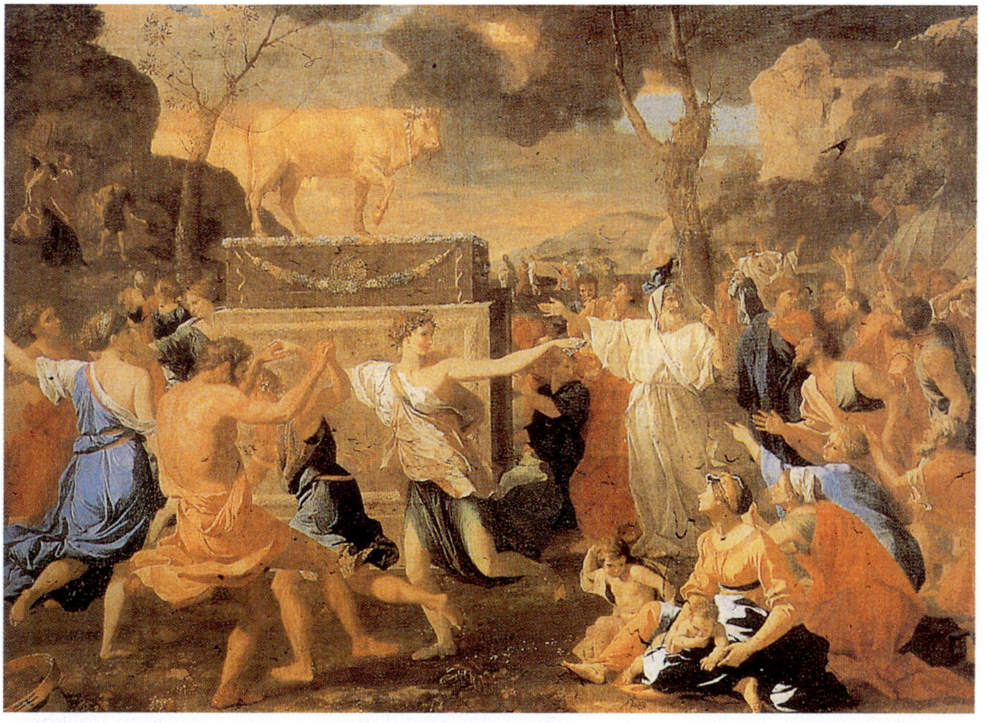

Abb. 3: N. Poussin: „Der Tanz um das goldene Kalb", National Gallary, London.

Was sagt diese Geschichte: Moses ist abwesend, er ist auf dem heiligen Berg, ist bei seinem Gott und nicht mehr bei seinem Volk. Dieses ist allein gelassen und vertraut nicht mehr der Idee des alten monotheistischen, allmächtigen, sorgenden und strafenden Gottes, sondern stellt sich aus dem eigenen Reichtum einen Ersatzgott her, den es singend und tanzend verehrt.

Wie Moses, der sich in stetiger Pflichterfüllung um alles und alle sorgt, mit seinen Gesetzestafeln vom heiligen Berg herabsteigt und sieht, was unten im Tal sein Volk ohne ihn treibt – es tanzt um das goldene Kalb, es lässt es sich gut ergehen, verehrt andere Götter, verlacht die alten traditionellen Werte –, empfindet das alles der Aurum-Patient sehr tief und es schmerzt ihn bis zum Tode.

König Midas

Von dem römischen Dichter OVID (7) wird uns eine andere für Aurum typische Geschichte erzählt: Midas, ein phrygischer König, hatte Bacchus einen Gefallen getan. Bacchus gewährte ihm einen Wunsch. Daraufhin wünschte sich Midas: „Effice quid-quid corpore contigero, fulvum vertatur in aurum!" (Mache, dass alles, was mit dem Leib ich berührt, in rotes Gold sich verwandelt.) Der nun folgende Handlungsablauf lässt sich ohne größeren Zwang in drei Teile gliedern: im ersten Teil geht der glückliche König Midas durch die Landschaft und probt seine Fähigkeit:

„Glücklich geht, seines Übels froh, der phrygische König;
dies berührend und das erprobt er die Wirkung der Gabe.
Kaum noch traut er sich selbst; er bricht von der niedrigen Eiche
hier einen grünenden Zweig: der Zweig ward golden,
er hebt vom Boden auf einen Stein: der Stein auch glänzte von Gold,
dort rührt eine Scholle er an: durch die Wunderkraft der Berührung
ward sie zum Barren. Er pflückt die trockenen Ähren des Kornes:
golden die Ernte! Er hält einen Apfel vom Baume: du glaubst, ihn
hätten die Töchter des Abends geschenkt. Wenn die Finger den hohen
Pfosten er angelegt, dann sah man die Pfosten erstrahlen.
Als er die Hände in lauterem Naß sich gewaschen, da konnte
Danaen täuschen das Naß, wie es ihm von den Händen herabrann.
Kaum mehr weiß er selbst, was er sonst noch hoffe, und sieht
schon alles in Gold.“
(16 Liber XI, 106-119)

Midas kann es in dieser ersten Phase also kaum fassen, dass alles, was er berührt, zu Gold wird – der Zweig, der aufgehobene Stein, die berührte Scholle, die trockenen Ähren des Kornes, der Apfel vom Baume, der zur Stütze reichende Pfahl, schließlich sogar das Wasser, in dem er sich die Hände wäscht, und so beschreibt es der lateinische Dichter so schön: „Seines Übels froh“.

Doch bald schon muss er die nachteiligen Folgen seiner Begierlichkeit erfahren, als ihm nämlich Diener einen Tisch, angehäuft mit Speisen, bringen:

„Da setzen die Diener dem Frohen den Tisch vor, hoch mit Speisen
gehäuft, nicht arm an gerösteten Broten.
Da nun: sei es, er hatte berührt mit der Rechten der Ceres Gaben,
– siehe! Die Gaben der Ceres verhärteten, oder wollte mit gierigem Zahn
er die Speisen zerkleinern, – es schloß sich rötliches Erz um die Speisen,
sobald sein Zahn sie berührte; hatte mit reinem Naß er den Geber der Gabe
gemischt, dann konntest du flüssiges Gold durch den Rachen rinnen ihm sehen.“
(16 Liber XI, 120-126)

Da nichts vom Wunsche bzw. Fluche des Goldes ausgenommen bleibt, ergibt sich für Midas ein folgenschweres Leiden: Die Speisen und Geschenke der Ceres verhärten, gerinnen, das metallische Gold drückt, belastet, und das offensichtlich nicht nur beim Daraufbeißen, sondern auch beim Trinken, wo wir es als flüssiges Gold durch den Rachen rinnen sehen.

So muss Midas erkennen, dass er **arm und reich zugleich** ist, und beginnt, sein Begehren, seinen unüberlegten und in der Materie verhafteten Wunsch zu hassen:

„Da erkennt er bestürzt das Unheil; reich und elend
möchte er die Schätze nun fliehn und haßt, was er eben
gewünscht hat.“
(16 Liber XI, 127-128)

Und Ovid fährt fort:

„Keinerlei Fülle stillt ihm den Hunger, die Kehle verbrennt ihm
dörrender Durst, ihn quält, wie verdient, das Gold, das begehrte.“
(16 Liber XI, 129-130)

Im dritten Teil ist die Einsicht gereift und Midas bittet um Vergebung und Errettung aus dem glänzenden Unheil und seiner Verhaftung im Materiellen. Der König wendet sich demütig an die Götter und diese vergeben Bacchus. Bacchus wird erhört und erlöst, indem ihn die Götter auffordern:

„'Daß du verhaftet nicht bleibst dem Gold, das du töricht gewünscht hast,'
spricht er, 'geh zu dem Strom, der dem großen Sardes benachbart.
Bergwärts diesem entlang, den gleitenden Wogen entgegen,
nimm deinen Weg, bis hinauf du kommst zu dem Ursprung des Flusses.
Tauche dann dort in den schäumenden Quell, wo am stärksten er austritt,
Haupt zugleich und Leib und spüle zugleich deinen Fehl ab.'"

„Carpe viam", d. h. sich auf den Weg zu machen, sich von dem Materiellen zu lösen, sich vom glänzenden Unheil zu befreien.

In diesem Zusammenhang finden wir den wunderschönen Satz bei OVID, der auch für unser aller Herzen geschrieben scheint, insbesondere aber für unsere Aurum-Patienten: *„Subde caput corpusque simul, simul elue crimen."* In der Übersetzung heißt dieser Satz wörtlich: *„Beuge Kopf und Körper zugleich und zugleich wasch ab dein Verbrechen."* Zu ergänzen wäre, dass das Verbrechen darin besteht, dass man sich ausgeschlossen und dem Materiellen verschrieben hat, und die Lösung, die Vergebung dadurch erreicht wird, dass man sich vom Materiellen löst und demütig wird.

Ca. 2000 Jahre später wird den besitzgierigen, materiell verhafteten „weißen Eindringlingen" von einem Indianerhäuptling in Amerika Folgendes Vergleichbares entgegengehalten:

„Erst wenn
der letzte Baum gerodet
der letzte Fluß vergiftet
der letzte Fisch gefangen
werdet Ihr feststellen,
daß man Geld
nicht essen kann."
(Weissagung der Cree)

Heute noch machen sich gierige Sucher, Schürfer und Goldwäscher auf, um aus „fulvum vertatur in aurum" zu finden. Und die modernen Nachfolger des phrygischen Königs Midas halten es nicht anders. Was dadurch angerichtet wird, zeigt u. a. eine aktuelle Zeitungsnotiz vom Februar 1999 in der FAZ (2):

„Minamata-Krankheit am Amazonas – Geht die Quecksilberverschmutzung auf Goldminen zurück?"

„London, 4. Februar (dpa). Im Amazonasgebiet sind offenbar zahlreiche Personen an einer extremen Form von Quecksilbervergiftung erkrankt, der Minamata-Krankheit. Die Patienten nahmen die giftige organische Verbindung Methyl-Quecksilber über ihr Hauptnahrungsmittel, den Fisch, auf. Das schreibt das britische Fachmagazin 'New Scientist' in der Ausgabe vom kommenden Samstag. Die Minamata-Krankheit führt zu Schäden am Nervensystem, zu Zitteranfällen sowie Muskelschwund und kann tödlich enden. Bei Kindern kann es Missbildungen geben. Woher das verhängnisvolle Quecksilber stammt, ist noch umstritten. Bislang ist die Krankheit nur aus der japanischen Stadt Minamata bekannt, die in den fünfziger Jahren heimgesucht wurde. Etwa 1500 Bewohner erlitten schwere Schädigungen des Nervensystems, als sie Fische aus einer Bucht aßen, die mit Quecksilber verschmutzt war.

Unter fünfzig Personen am Amazonas, die eine hohe Konzentration an Methyl-Quecksilber im Körper aufwiesen, fanden japanische Forscher drei mit charakteristischen Symptomen der Minamata-Krankheit. Nach Angaben der Zeitschrift befürchten die Fachleute, dass es noch wesentlich mehr Opfer unter den Bewohnern in der Amazonasregion gibt. Das Quecksilber könne aus Goldminen stammen, wo es zur Aufreinigung genutzt wird, berichtet der japanische Forscher MASZUMI HARADA von der Universität Kumamoto im 'New Scientist'. Etwa 250 Tonnen des Schwermetalls gelangten auf diese Weise im Jahr in die Gewässer des Amazonasgebietes. Eine kanadische Forschergruppe um DONNA MERGLER von der Universität Quebec in Montreal führt das Gift dagegen auf die Zerstörung des Regenwaldes zurück. Das Abholzen führe dazu, dass natürlich vorkommendes Quecksilber verstärkt aus den Böden ausgewaschen werde. Bakterien im Flusssediment des Amazonas wandeln den Angaben zufolge das Quecksilber in die hochgiftige Methylform um.“

Hoffen wir, dass diese Nachfolger von Midas, und hoffen wir auch, dass dieser innere phrygische König in uns seinen unüberlegten und in der Materie verhafteten Wunsch noch korrigieren kann.

Der von den alten Griechen hoch geschätzte Nationaldichter PINDAR (PINDAROS, 518-446 v. Chr.) (5) schrieb zu Gold Folgendes:

„Gold ist ein Kind des Zeus;
weder Motten noch Rost verzehren es;
aber der Geist des Menschen wird
von diesem kostbarsten Stoff verzehrt.“

Διὸς παῖς ὁ χρυσός·
κεῖνον οὐ σὴς οὐδὲ κὶς δάπτει,
βροτεᾶν φρένα κράτιστον φρενῶν

Etwa 500 Jahre später heißt es in der ge-lösten / er-lösten Form bei Matthäus im 6. Kapitel, Vers 20 (1):

„Sammelt euch aber Schätze im Himmel,
wo sie weder Motten noch Rost fressen
und wo die Diebe nicht einbrechen und stehlen.“

Lassen Sie uns alle mehr das innere Gold suchen und waschen.

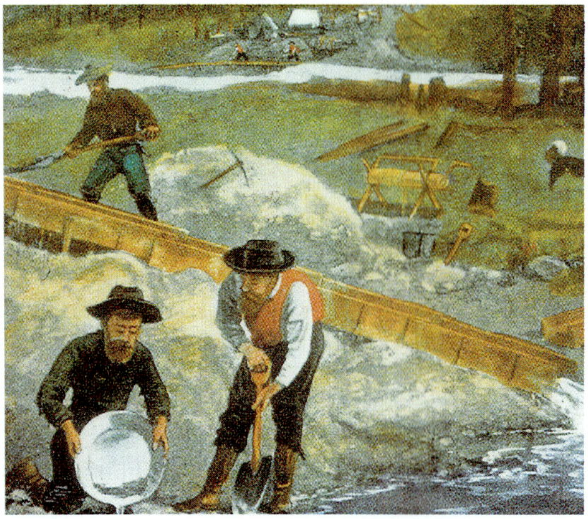

Abb. 4: Goldwaschen am Ufer des Klondike. Kolorierter Stich um die Jahrhundertwende, Archiv F. Ertl, Wien.

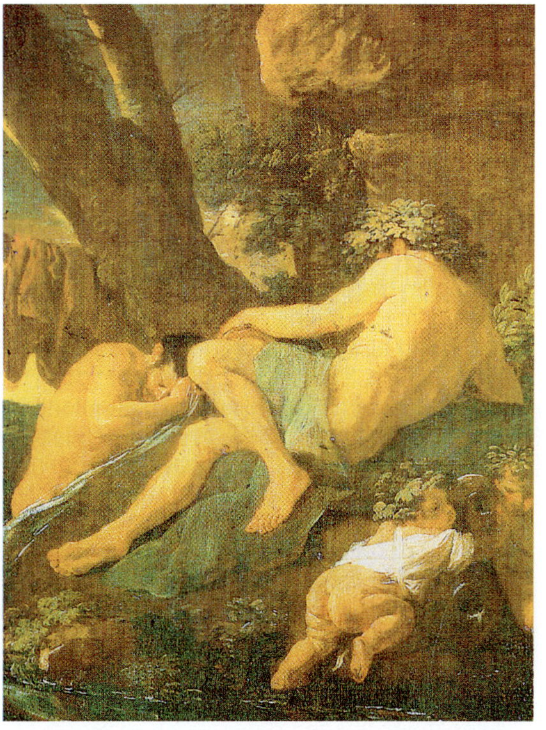

Abb. 5: N. Poussin: „Die Reinigung des Midas im Paktolos", Metropolitan Museum, New York.

Kasuistik: Aurum und Suizid

Den Verfassern ist ein erfolgreicher **praktischer Arzt** aus der Lüneburger Heide bekannt, der sehr beliebt war. Er war ein treuer, sorgender Ehemann, stolzer Vater eines einzigen Sohnes. Aus der Vorgeschichte ist noch bekannt, dass seine erste Frau – sie soll schöner als jede Schauspielerin gewesen sein – rasch an einem Mammakarzinom verstarb, nachdem ihr gemeinsames Kind durch eine nicht richtig diagnostizierte und behandelte Pneumonie umkam. Der praktische Arzt hatte seinen kleinen Sohn selbst behandelt und nicht dem inständigen Drängen seiner schönen, klugen Frau – bezüglich Klinikeinweisung – nachgegeben und ihr einziges Kind verstarb an der nicht behandelten Pneumonie.

Jahre später heiratete er erneut und aus dieser zufriedenen Ehe ging ein gesunder Sohn hervor. Die Landarztpraxis lief überaus gut und der Doktor war allseits beliebt.

Nach dem frühen Tod seines Jagdfreundes verfiel er zunehmend in eine schwere endogene Depression. Leitsymptom bzw. / und eigentümliches Symptom: Er färbte alle Jagdtrophäen seines Freundes schwarz.

Dieser erfolgreiche und fleißige Arzt kam leider nicht in die Behandlung eines erfahrenen Homöopathen oder Psychiaters, sondern wurde in eine psychiatrische Uniklinik eingewiesen. Medikamentös und therapeutisch wurde ihm zunächst nicht die eigentliche Depression genommen, sondern nur die körperliche und geistige Aktivität medikamentös (u. a. Saroten) heraufgesetzt (bei bestehender schwerer Depression), so dass er in einem unbeobachteten Augenblick in der Lage war, sich mit seinem Gürtel im Zimmer zu erhängen.

Kasuistik: Aurum und Apoplex, Herzinfarkt, Tinnitus und Depressionen

Vater von 4 Kindern, Bankdirektor, Zustand nach Apoplexie im 62. Lebensjahr, zwei Herzinfarkte mit 74 und 76 Jahren, kommt jetzt zu uns in die Sprechstunde wegen Angina-pectoris-Anfalls, Tinnitus und ausgeprägter Depressionen.

Der Patient begrüßt mit festem Handdruck, schaut direkt in die Augen und gibt sich beherrscht und würdevoll. Wörtlich: „Wie war doch ihr Name?" Seine Kleidung ist ausgesucht, korrekt und konservativ.

Seine nächsten Angehörigen beschreiben ihn als zuverlässig, korrekt, überaus fleißig, jedoch auch absolut wütend und z. T. voll mit inneren Aggressionen. Für ihn hat Pflichterfüllung im Beruf und dann in der Familie absolute Priorität.

In seinem Beruf fühlt er sich überfordert, ungeliebt, verhält sich trotzdem sehr korrekt, gerecht und absolut konsequent. Er äußert im **Spontanbericht** (wörtlich): „... alle sind gegen mich ..., aber Pflichterfüllung ist doch meine Aufgabe ... ."

Der ältere Herr lebt in einer permanenten inneren Auseinandersetzung und hat keine Möglichkeit zu entspannen. In Extremsituationen hat er keine Kontrolle über sich. Seine Ehefrau, die ihm all die Jahre verwöhnend dient, äußert innerlich verzweifelt (wörtlich): „Ich kann tun, was ich will, er fühlt sich immer ungeliebt ... Ich kann ihm nichts recht machen!"

Wenn er von der Arbeit nach Hause kommt, muss immer alles so sein, wie er es wünscht. Pünktliches Essen – Lüften – Hinlegen auf der Couch im Wohnzimmer. Er verlangt dabei absolutes Einhalten dieses Rituals und vor allem Ruhe von seinen Familienangehörigen. Auf die Frage, warum er nicht im Schlafzimmer ruhe, antwortet er schroff: „Kommt überhaupt nicht in Frage." Danach Zeitung lesen – und dann wieder die Arbeit in der Bank. So geht es jeden Tag.

Alles muss absolut regelmäßig, exakt und pünktlich sein: Ein Tyrann und Herrscher bei der Arbeit und in der Familie, dabei, wie oben schon gesagt, absolut korrekt, gerecht und verlässlich.

Der Patient bekommt 3 Kügelchen Aurum C 200 (Firma Gudjons), was ihn sichtlich entspannt und ihm gut tut. Über Ohrgeräusche wird nicht mehr geklagt, auch die Depressionen hellen sich auf. Diese Gabe wird dann in größeren Intervallen von 3 bis 6 Monaten und in geringeren Potenzen (Aurum C 30) wiederholt.

Literatur

1. Evangelische Kirche in Deutschland (Hrsg.): Die Bibel nach der Übersetzung Martin Luthers mit dem Bibeltext in der revidierten Fassung von 1984, Deutsche Bibelgesellschaft, Stuttgart, 2. Auflage 1994.
2. Frankfurter Allg. Zeitung: Minamata-Krankheit am Amazonas. Ausgabe vom 5.2.1999.
3. Hahnemann, S.: Die chronischen Krankheiten. Karl F. Haug Verlag, Heidelberg, 1979.
4. Kent, J. T.: Lectures on Materia Medica. B. Jain Publisher PVT.LTD, 1995.
5. Mahler, H.: Pindarus – Pindari Carmina Cum Fragmentis, Pars II, Fragmenta, Indices, BSB, Fragment 222, S. 152. B. G. Teubner Verlagsgesellschaft, Leipzig, 1989.
6. Morrison, R.: Handbuch der homöopathischen Leitsymptome und Bestätigungssymptome. Kai Kröger Verlag für homöopathische Literatur, Groß Wittensee, 1997.
7. Publius Ovidius Naso: Metamorphosen. Artemis und Winkler Verlag, München, 1992.
8. Sankaran, R.: The Spirit of Homoeopathy. Eigenverlag, Bombay, 1991.
9. Synthetisches Repertorium: Veröffentlicht von Dr. med. Horst Barthel, Wilhelmsfeld. Gemüts- und Allgemeinsymptome der Homöopathischen Materia medica. Karl F. Haug Verlag, Heidelberg, 1987.

8. KAPITEL

Mercurius: Nicht fixierbar, erethisch und dissipierend

Etymologie

Mercurius solubilis, Hydrargyrum oxydulatum nigrum Hahnemanni (Quecksilber), ist eines der homöopathischen Arzneimittel, das zu Recht den Götternamen aus der griechischen bzw. römischen Mythologie trägt und mit dem Götterboten, Geleiter und Spender des Guten **Hermes (lat. Mercur)** in Zusammenhang steht. Hermes zählt zu den olympischen Göttern: Seine Mutter war die Göttin oder Nymphe **Maia** und der Vater **Zeus** selber, der ihn mit ihr in einer tiefbeschatteten Höhle eines arkadischen Gebirges bei Nacht und Nebel unter strengster Geheimhaltung zeugte, wo er dann auch geboren wurde. Seine Mutter Maia selbst stammte von Atlas ab und war eine der Pleiaden. Ihre Mutter, also Hermes Großmutter, war Aithra, genannt die „Helle".

Schon bei HOMER wird uns Hermes mehrmals vorgestellt, meist in der Gestalt eines jungen, freundlichen, aber sehr bestimmt auftretenden, **„schimmernden"** Gottes, so das schöne Beiwort von HOMER: „Einmal tritt Hermes als **Warner** und **Helfer** auf, als er Odysseus vor der gefährlichen Zauberin Kirke bewahrt, die seine Gefährten in Schweine verwandelt hat. Hermes warnt nicht nur, er unterbreitet Odysseus eine Gegenstrategie und stattet ihn darüber hinaus mit einem Antidot – einem Gegenmittel – gegen den Zauber der Kirke aus, nämlich mit dem geheimnisvollen Kraut Moly" (10).

„Als ich beim Gang durch die heiligen Gründe dann wirklich daran war,
Kirkes, der Meistrin in Giften, gewaltiges Haus zu erreichen,
Kam mir Hermes entgegen gewandelt, der Gott mit dem Goldstab,
Grad als zum Hause ich schritt; einem Manne in frühesten Jahren
Glich er im ersten Bartschmuck, gerade im reizendsten Alter;
Drückte mir kräftig die Hand und sprach und sagte bedeutsam:
'Unglücksmann, was gehst du denn wieder allein im Gefelse?
Kennst das Gelände doch nicht! Die Gefährten im Hause der Kirke,
Eingepfercht wie Schweine in festen Kofen – hier sind sie.
Kommst du, sie hier zu erlösen? dann kehrst du nimmer nach Hause,
Bleiben wirst auch du vielmehr, wo die andern geblieben.
Aber komm! ich will dich erlösen und helfen im Unheil.
Hier dieses Gift, das hilft! Das nimm und gehe in Kirkes
Haus! Es sichert dein Haupt vor der Stunde des Unheils. Alles
Will ich dir sagen, die Pläne und Tücken der Kirke. Sie macht dir
Erst ein Gemisch: eine Speise; die hat sie mit Giften verdorben.
Freilich verzaubern kann sie dich nicht; dem wirkt ja entgegen
Tüchtiges Mittel, das ich dir nun gebe. Im einzelnen sag ich:
Kirke nimmt einen Stecken beträchtlicher Länge und schlägt dich.
Dann ist es Zeit, das scharfe Schwert von dem Schenkel zu ziehen,
Los auf die Kirke zu gehen, als hättest du Lust sie zu morden.
Schrecken wird in sie fahren, sie wird auf ihr Lager dich laden.

Dann aber sag du, du wollest das Lager der Göttin erst dann nicht
Weigern, wenn die Gefährten erlöst und du selber versorgt seist.
Fordre, sie müsse den großen Eid dir der Seligen schwören,
Nicht auf anderes Leid und Unheil wolle sie sinnen,
Nicht, wenn du waffenlos liegst, zum schlappen Schelm dich erniedern.'
Also sagte der Schimmernde, zog aus dem Boden ein Giftkraut,
Gab es und zeigte mir auch, wie es war und wie es gewachsen.
Schwarz war die Wurzel, weiß wie Milch war die Blüte, die Götter
Nennen es Moly. Es ist sehr schwierig für sterbliche Menschen
Danach zu graben; die Götter freilich vermögen ja alles."
(Od. X, 275-306)

Zum anderen tritt Hermes als **Götterbote** in Erscheinung, indem er der schönen Nymphe Kalypso den Beschluss der Götter mitteilt, Odysseus sofort - sie hält ihn auf ihrer einsamen Insel über Jahre fest -- nach Hause zu schicken. Odysseus wird festgehalten und muss Liebesdienste leisten, im wahrsten Sinne des Wortes: der Nymphe mit Liebe dienen.

Kalypso ist außerordentlich einsam, wünscht sich dringend einen Ehemann und will deshalb von Odysseus auch sexuell nicht lassen, obwohl dieser täglich aus Sehnsucht nach der Heimat weint.

„Heimkehr! war seine Klage; die Nymphe war ihm zuwider.
Freilich nachts, da schlief er bei ihr in geräumiger Grotte,
Wollte es nicht und zwang sich zu ihr, die gerne es wollte."
(Od. V, 153-155)

Hermes erscheint und bringt sehr bestimmt und klar Kalypso dazu, den Beschluss der Götter unmittelbar und sofort zu erfüllen: Odysseus umgehend loszulassen.

Ein drittes Mal wird uns Hermes in der Odyssee als **Seelengeleiter** vorgestellt – als Psychopompos – wie er die Seelen der eben von Odysseus erschlagenen Freier in die Unterwelt geleitet (s. u.).

„Hermes von der Kyllene holte der freienden Männer
Seelen, indem er sie rief; er trug in der Hand seinen schönen,
Goldenen Stab, womit er die Augen von Menschen bezaubert,
Wo er es will, und andere wieder erweckt, wenn sie schlafen;
Setzte sie so in Bewegung: ein schwirrendes, ganzes Gefolge.
Wie wenn Fledermäuse im Eck einer göttlichen Grotte
Schwirren und flattern, so oft sich nur eine der Kette am Felsen
Loslöst, daß sie herabfällt – hängen doch alle zusammen –
Grad so schwirrten sie drängend heran und folgten dem Führer
Hermes, dem Retter, entlang den Pfaden im dämmrigen Düster;
Gingen vorbei an Okeanos' Strömung, am Felsen Leukas,
Gingen vorbei an Helios' Toren, am Ort, wo die Träume
Wohnen, und kamen dann schnell an ihr Ziel, zu Asphodeloswiese.
Diese ist Raum und Behausung der Seelen, der Masken der Müden."
(Od. XXIV, 1-10)

Noch ein viertes Mal wird uns Hermes bei HOMER nähergebracht, in einer pikanten, amourösen Situation, in der sich Hermes voller Selbstironie und gutmütigem Lachen über sich selbst zeigt. Auch auf diese kleine Liebesgeschichte sei im Folgenden kurz eingegangen:

Aphrodite (lat. Venus), die Göttin der Liebe und Schönheit, hat mit Ares (lat. Mars), dem Gott des Krieges und archetypischen Krieger, ein Verhältnis. Dagegen ist ja nichts zu sagen, zumal aus dieser Vereinigung der Gegensätze, des Weichen = Aphrodite und des Harten = Ares, eine gemeinsame Tochter entspringt, die auch nur einen einzigen Namen tragen darf: **Harmonia.** Leider ist Aphrodite schon verheiratet, und leider nicht mit Ares, sondern mit dem lahmen Gott der Schmiede, mit **Hephaistos (lat. Vulcanus).** Er ist anscheinend der einzige Gott, der im Olymp einer regelmäßigen Arbeit nachgeht. Eben dieser Ehemann von Aphrodite, Hephaistos, findet dann die beiden Liebenden gemeinsam in seinem Bett. Eil- und kunstfertig schmiedet er ein feines Netz und die Liebenden verstricken sich darin, dann ruft er die Götter des Olymps zusammen und die lachen darüber, wobei es bei HOMER wörtlich heißt (10):

„Lachen, es war nicht zu löschen, entstand bei den seligen Göttern."
(Od. VIII, 343)

Und hören wir weiter, dass es nicht nur ein schadenfrohes, hämisches Lachen ist, sondern auch ein ehrliches, gutmütiges, indem er seinem Bruder, dem Sonnengott Apollon, freimütig zugibt, dass auch er gerne Aphrodite hätte und wenn er noch stärker in Fesseln läge und noch mehr ausgelacht würde als Ares: „Ja. Ich schliefe gar gern bei der goldenen Aphrodite."

„Apollon
Freilich, der Sohn des Zeus, der sagte zu Hermes besonders:
'Hermes, Sohn des Zeus, Geleitmann, Spender von Gütern,
Möchtest du wohl im Bett bei der goldenen Aphrodite
Schlafen, gezwängt und gedrängt von unzerreißbaren Fesseln?'
Ihm erwiderte da der Geleitmann, der Schimmernde: 'Wärs doch!
Wärs doch, Herrscher Apollon, Schütze ins Weite! Und sollten
Dreimal so viele, zahllose Fesseln rundum mich umschnüren,
Sähet auch ihr dabei zu, ihr Götter und Göttinen alle:
Ja! Ich schliefe gar gern bei der goldenen Aphrodite.'
Also sprach er und Lachen entstand bei den ewigen Göttern."
(Od. VIII, 334-342)

Hermes wird in dieser Situation von seinem Halbbruder Apollon, dem gutaussehenden Sonnengott, Gesetzgeber, Bogenschützen und Schutzpatron der bildenden Künste angesprochen und ein wenig provoziert, wobei Hermes **humorvoll** und **souverän** reagiert.

Alle diese vier eben geschilderten Begebenheiten sind von HOMER so klar und eindrucksvoll und schön beschrieben oder besser gesagt besungen (da die Verse ja mit musikalischer Untermalung vorgetragen wurden), dass sich der Leser kaum dieser Schönheit entziehen kann.

Fassen wir einmal im Positiven zusammen, wie Hermes charakterisiert wird:

- **Schimmernder**
- **Warner und Helfer**
- **Götterbote**
- **Seelengeleiter**
- **Spender des Guten**
- **Schützer der Herden**
- **humorvoll, souverän**
- **aber auch Erfinder und schlauer Helfer**

Zum anderen im Negativen:

- **Späher**
- **Geschäftsgott, Gott der Kaufleute**
- **Truggott**
- **verschlagen, listig**

Lassen Sie uns im Folgenden auf die **negativen Eigenschaften** von Hermes eingehen. So finden wir in einer anonymen Dichtung oder besser gesagt einem Hymnos im Stile HOMERS von unbekannten Meistern, das um 530 v. Chr. entstanden ist, also sehr viel später verfasst wurde als die Odyssee, zu Hermes Folgendes (11):

„'Da', so sagt der Hymnus, 'gebar sie (Maia) den Sohn, den verschlagenen, listigen Schmeichler, ihn, den Rinderdieb, den Räuber,
den Lenker der Träume, Hermes,
den nächtigen Späher und Pfortenhüter ...'"
(Vers 13 ff.)

„Maia, des Atlas Tochter, bestieg Zeus' heiliges Lager, und sie gebar ihm den Hermes, den rühmlichen Boten der Götter."
(Vers 938 ff.)

KARL KERÉNYI, der die Göttergeschichten der griechischen Mythologie sehr dicht, aber auch sprachlich sehr schön aus der Ferne in Locarno (italienische Schweiz) gleichsam neu komponiert hat, stellte das in den 50er Jahren wie folgt dar (13):

„Maia, die schamhafte Nymphe, kam niemals in die Versammlung der seligen Götter. Sie wohnte in einer tiefbeschatteten Höhle; da trieb Zeus das Liebesspiel mit ihr, in undurchdringlicher Nacht, während Hera schlief. Niemand wußte davon, weder Gott noch Mensch. Der Wunsch des Zeus fand seine Erfüllung. Es kam der zehnte Monat der Nymphe, er brachte es zum Licht, offenbar wurde das Geschehene: sie gebar einen Sohn von großer Schlauheit, einen listigen Schmeichler, einen Räuber und Rinderwegtreiber, einen Traumgeleiter und nächtlichen Späher,..."

Und weiter wird in diesem Hymnus berichtet:

„Hermes wurde am Morgen geboren,
mittags spielte er die Lyra
und abends stahl er die Rinder des weitschießenden Apollon."

J. PINSENT, ein bekannter englischsprachiger Griechenland-Kenner und Buchautor, bezeichnet Hermes als einen **„precocious trickster"** und übersetzt die griechischen Verszeilen des Hymnus wie folgt (17):

„born at dawn
at midday played the lyre,
At evening he stole the oxen of far-
shooting Apollo".

Weiter heißt es dann bei KARL KERÉNYI (s. o.):

„Kaum hervorgesprungen aus dem unsterblichen Leib der Mutter, blieb er nicht lange in der heiligen Wiege, sondern erhob sich und schritt über die Schwelle der hohen Grotte, auf der Suche nach den Rindern des Apollon. Er fand eine Schildkröte und gewann sich daraus unschätzbaren Nutzen. Hermes war es, der als erster aus ihrem Schild ein tönendes Instrument schuf ... nahm er die Schildkröte in die Grotte, da schnitt er sie auf; schnell war sein Wort, und seine Tat wie der Gedanke. Er befes-

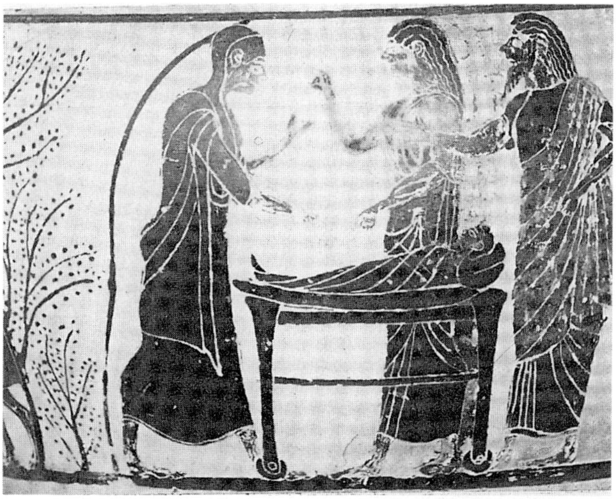

Abb. 1: Hermes in Windeln. Frühattische Vase, 6. Jahrhundert v. Chr., Louvre Museum, Paris.

tigte zwei Schilfrohre im Schild und eine Verbindung oben und alles andere, ... spannte darauf die sieben Saiten aus Schafsdarm ... Schön sang der Gott aus dem Stegreif, ... Die Leier legte er in die heilige Wiege; ihn gelüstete es nach Fleisch ... schnitt fünfzig Kühe ab von der Herde. Rückwärts trieb er sie auf dem sandigen Boden, so daß ihre hinteren Hufe vorne waren und die vorderen hinten. Sich selbst machte er unausdenkbare Sohlen aus Tamarisken- und Myrtenzweige und band sie sich unter die Füße. Er hatte ja Eile, und der Weg war noch lang ... So trieb er die Kühe schnell durch Berge und Täler und ... Wiesen. Die dunkle Nacht, seine Helferin, die Göttliche, ... Er aber suchte Holz zusammen und unternahm das Feueranzünden. Aus Lorbeer machte er Feuerzeug, das sich gut in der Hand drehte. Die Wärme entfachte sich zum Brand. Hermes war der erste, der Feuer angezündet hat. Er nährte es mit dürrem Holz in einer Grube. Hoch loderte die Flamme, und weit verbreitete sich die Hitze ... zog Hermes zwei Kühe aus dem Gehöft zum Feuer, ... tötete beide ... Er schnitt Fleisch und Fett aus und briet das ganze auf hölzernen Spießen ... Daraufolgte die genaue Zwölfteilung des Fleisches für die zwölf olympischen Götter, auch für Hermes selbst ... Zum göttlichen Berg Kyllene kam er frühmorgens, niemand begegnete ihm auf dem langen Wege, weder Gott noch Mensch, kein Hund bellte ihn an. Der Sohn des Zeus, der schnelle Hermes, schlüpfte durch das Schlüsselloch in das Gemach der Grotte, wie herbstlicher Hauch, wie Nebel. Geraden Weges schritt er mit leichtem Fuß durch die Höhle in den reichen, innersten Tempel, ohne Schall der Tritte. Schnell legte sich Hermes in die Wiege, die Windeln zog er um die Schultern und spielte wie ein kleines Kind mit dem Laken um die Lenden. So lag er, die Leier unter dem linken Arm."

Auf Abb. 1 erkennt man das kleine Kind Hermes, das in Windeln auf einer Art Wiege mit Rädern liegt. Apollon steht vor ihm und klagt den kleinen Hermes in Gegenwart seiner Eltern – der Mutter Maia und des Vaters Zeus – an, dass er seine Rinder gestohlen habe. Die Rinder sieht man auf eben dieser Abbildung von einem Olivenbaum abgetrennt und verdeckt (auf diesem Ausschnitt nicht sichtbar). Vater Zeus, Mutter Maia und der Säugling Hermes stellen eine sehr schöne intime Kleinfamilie dar. Die Handbewegungen von Vater und Mutter schützend über dem Kind, stehen im Widerspruch zu der anklagenden Handbewegung von Apollon.

Dabei lässt sich Hermes schwer **er-fassen** und **fest-machen.** Man denkt sich ihn auch als Zwielicht des Morgens und Abends, in den Stunden, wenn die Dinge nicht deutlich in ihrer Gestalt hervortreten. Er ist auch der Vater des Zwittergeschlechts, der Hermaphroditen, wie schon der Name verrät. Er schlüpft durch das Schlüsselloch wie ein „herbstlicher Nebelhauch“ (Vers 147), er ist ein „Lenker der Träume“ (Vers 14).

Er ist, um es nochmals zu sagen, schwer erfassbar und ergreifbar. Er **ent-gleitet** und **ent-schwindet,** die Ebenen wechselnd, der ideale Bote bei den Göttern, den Menschen und in der Unterwelt. Er wird somit dann auch als **Trismegistos** (τρισμέγιστος), d. h. als Dreifachgroßer, beschrieben, weil Hermes in allen drei Bereichen als Mächtiger zu Hause ist:

- Im Himmel sitzt er bei den Göttern und hat hier eine wichtige Stimme im Kreise seiner Mitgötter.
- Auf Erden hilft er den Menschen im Bereich der Künste, des Handels und Verkehrs und wird von ihnen verehrt.
- In der Unterwelt ist er tätig, indem er die verstorbenen Seelen zum Hades hinabführt und ihnen die Angst vor dem Überschreiten des Unterweltflusses (Styx) und dem Höllenhund (Cerberus) nimmt.

So nennt man ihn dann auch den **Psychopompos** (φῦχωπομπος), d. h. den Seelengeleiter, da er die Seelen der Verstorbenen geleitet.

Diese Aufgabe des Hermes wird bei HOMER im 24. Gesang der Odyssee wie folgt sehr schön beschrieben (s. o.):

Aber die Griechen wären nicht die Griechen, wenn ihre Helden und auch ihre Götter nur positive Eigenschaften hätten, sondern gemäß **der Ambivalenz des Lebendigen** steht in der Nähe des Lichtes der Schatten. Deshalb noch einige weitere negative Eigenschaften von Hermes:

So wird er in dem oben erwähnten Hymnus als **Schutzpatron der Kaufleute und Diebe** bezeichnet.

„Als Ehrenamt doch Zeus, die Dinge zu tauschen unter den Menschen.“
(Vers 516)

Dabei sind Stehlen und Plündern keine Fremdworte für ihn, wobei er ganz gerne auch für andere stiehlt und die Dinge zum Teil wieder zurückgibt oder durch sein Stehlen andere Menschen, wie z. B. seine Mutter, „groß und mächtig“ machen will.

KARL KERÉNYI meint hierzu Folgendes (s. o.):

„Schlau antwortete ihr Hermes: 'Warum diese Worte, Mutter, wie zu einem kleinen Kinde, das zwar noch nicht viel Böses versteht, aber leicht erschrickt und sich fürchtet, wenn die Mutter es ausschilt! Was mich betrifft, wähl' ich die Meisterschaft, die die beste ist, um mich und dich zu versorgen für alle Zeiten. Wir wollen doch nicht allein unter den Göttern ohne Gaben und Gebete bleiben, wie du es wünschtest. Es ist doch besser, in aller Ewigkeit mit den Unsterblichen zu schäkern, in unerschöpflichen Reichtümern, als hier in dieser dämmrigen Höhle zu hocken! Die gleiche heilige Ehrung will ich erlangen, die Apollon besitzt. Gibt sie mir der Vater nicht willig, so werd' ich den Wagemut aufbringen – fähig bin ich dazu! – ein Führer der Diebe zu werden. Spürt mir der Sohn der Leto nach, so kann ihm noch Größeres begegnen; ich gehe nach Pytho und breche in sein Haus ein. Genug Dreifüße und Becken, Gold und funkelndes Eisen und viele Gewänder werd' ich dort zu plündern haben! Sehen wirst du es, wenn du Lust hast!'“

Diesem Dieb kann man demnach so recht nicht böse sein. Nicht seine Mutter Maia, auch nicht sein Vater Zeus:

„Zeus aber lachte schallend heraus
beim Anblick des Kindes
das voll übler Gedanken
so trefflich und findig daherlog
wegen der Kühe."

Und auch nicht der Geschädigte selbst, sein Bruder Apollon.

„Da brach auch der Vater in gewaltiges Lachen aus, ermahnte die Brüder zur Eintracht, befahl Hermes, den Bruder dorthin zu geleiten, wo er die Kühe verborgen, und gab mit einem Wink des Hauptes das Zeichen, dem auch Hermes gehorchen mußte, wie alle Götter und Menschen.

Hermes trieb die Kühe wieder zum Licht empor, ...

Noch ein Zauberstück vollbrachte Hermes: er ließ die Weidenzweige, mit denen Apollon ihn und die Kühe zu binden suchte, Wurzel fassen im Boden und über die Kühe wachsen, so daß sie sich nicht von der Stelle bewegen konnten. Dann aber beschwichtigte er den Bruder mit dem Klang der Leier. Apollon lachte auf vor Freude. Der wunderbare Ton durchdrang sein Herz, und süße Sehnsucht ergriff ihn, als er mit der Seele zuhörte. Der Sohn der Maia stand da, zu seiner Linken, ohne Furcht, spielend auf der Leier und singend mit lieblicher Stimme, zu Ehren der unsterblichen Götter der dunklen Erde, wie sie alle entstanden und wie ein jeder seinen Anteil erhalten.

Apollons Sehnsucht nach der Leier ward unbezwingbar. Nun fand er, das Instrument sei die fünfzig Kühe wohl wert, und bewunderte den Bruder ob der Erfindung. Er lobte die Leier, bei deren Klang sich dreierlei einstellt: Frohsinn, Liebe und süßer Schlaf. Auch er sei, Apollon, ein ständiger Begleiter der olympischen Musen, doch bisher nur bei Flötenklang. Von nun an sei der Ruhm des Hermes und seiner Mutter unter den Göttern sicher, und er selbst verspreche gern alles, um nur die Leier zu bekommen. Der schlaue Hermes zeigte sich gnädig. Er schenkte ihm die Leier und erhielt dafür zuerst Apollons Hirtenstab und seine Hirtenwürde. Er mußte freilich dem Bruder schwören, daß er ihm die Leier und den Bogen nicht stehle. Darauf schenkte ihm Apollon noch einen goldenen, mit drei Blättern geschmückten Stab, der Reichtum spendet.

Nur die Gabe der höheren Weissagung durfte Apollon dem Bruder nicht überlassen, war doch ihm allein das Wissen um die Ratschlüsse des Zeus anvertraut.

So hat Apollon den Sohn der Maia liebgewonnen, dem Zeus zudem noch den Verkehr mit Unsterblichen und Sterblichen schenkte, das Amt des Götterboten. Nützliches leistet er auch den Menschen, doch nicht viel; denn nach seiner Willkür leitet Hermes sie irre in die dunkle Nacht."

Wie auch Apollon – Gott der prophetischen Weissagung, Künste und des Bogenschießens – unterhielt Hermes zahlreiche **Liebesabenteuer,** mit menschlichen und auch mit göttlichen Frauen. So hatte er beispielsweise mit Aphrodite, der Göttin der Liebe und des Liebreizes, zwei Kinder: den **Hermaphroditos** und die phallische Gottheit **Priapos.** Somit ist er auch im sexuellen Bereich gleitend, schimmernd, die Ebenen wechselnd: Vater des Zwittergeschlechts, der Hermaphrodite.

Hermes ist auch der beliebte Vater des ewig verliebten Hirten-Gottes **Pan,** der auch Musiker war.

In den bildenden Künsten wird Hermes mal als bärtiger, mal als junger Mann mit geflügelter Kappe und geflügelten Schuhen dargestellt. Seine Attribute sind das Kerykeion

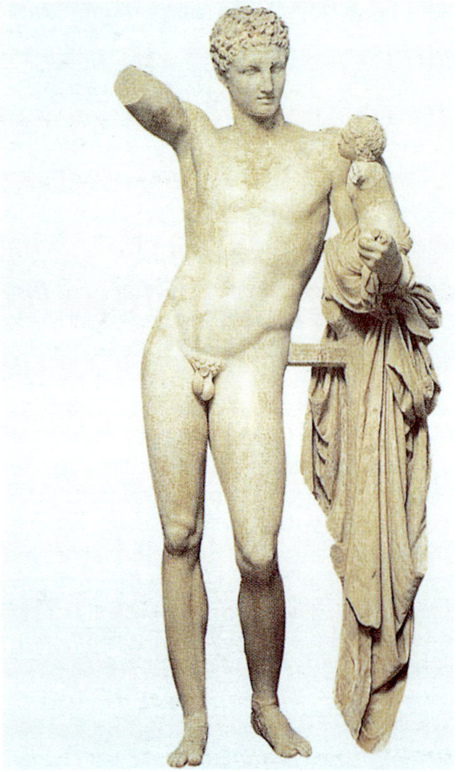

Abb. 2: Hermes mit dem Kind Dionysos. Praxiteles, 4. Jhd. v. Chr., Hera-Tempel, Olympia.

(ein von zwei Schlangen gekrönter Heroldstab, mit dem er Menschen einschläfern, aber auch erwecken kann), ein Reisehut und zwei Flügelschuhe.

Lassen Sie uns die griechische Mythologie dieses Kapitels mit einem Zitat von W. OTTO (15) abschließen:

> *„Da haben wir den Meister der Geschicklichkeiten, den Führer der Herdentiere, den Freund und Buhlen der Nymphen und Chariten, den Geist der Nacht, des Schlafes und der Träume. Nichts drückt das Heitere und zugleich Nächtlich-Geheimnisvolle, Zauberhafte und Zärtliche besser aus, als der magisch süße Klang der Saiten oder der Flöte."*

Abb. 2 zeigt uns in einzigartiger Weise Hermes, wie er sich dem kleinen Kind Dionysos, das er auf dem linken Arm trägt, zuwendet. Alles an dieser Marmorskulptur ist jung, schön und bewegt, wobei Hermes dem kleinen Dionysos ein Bündel Weintrauben spielerisch hinhält (das nicht mehr vorhanden ist). Diese Abbildung wurde im Heratempel von Olympia gefertigt und zeigt, wie wir oben beschrieben haben, den jugendlichen bartlosen Hermes.

Mercur – Hermes in der neueren Literatur

Hermes hat über Jahrtausende hinweg die Menschen fasziniert und interessiert, und so wundert es uns auch nicht, dass dieser Gott auch zu unserer Zeit in der Literatur Erwähnung findet. So hat der ehemalige Geschichtslehrer und preisgekrönte Literat STEN NADOLNY (14) (Kultbuch: „Die Entdeckung der Langsamkeit") ein sehr schönes Buch geschrieben mit dem Titel „Ein Gott der Frechheit", wo auch hier wieder all die von uns dargestellten Hermes-Charakteristika **Götterbote, Geleiter, Spender des Guten, Schützer der Herden – schlafspendend, Schimmernder, Erfinder und schlauer Helfer, Späher, Geschäftsgott, Gott der Kaufleute, Truggott** sehr humorvoll und frech zum Ausdruck kommen. Lassen wir also einige dieser Textstellen über den schimmernden Gott auf uns wirken:

„Die alte Rätselkraft des Stabs machte ihn für Menschen unsichtbar, ließ ihn mühelos durch jedes geschlossene Fenster einfliegen, jede Tür durchschreiten, ohne sie zu öffnen. Außerdem hatte er nun, wenn er in Ohren hinein- oder aus ihnen heraussprang, keine Sorge mehr mit auffälliger Nacktheit, denn Hut, Sandalen und Stab verkleinerten sich wie er und konnten mit ins fremde Gehirn. Nur den Sack mit Kleidung und Gestohlenem mußte er solange irgendwo ablegen.

In einem Konzertsaal hockte er auf der Orgel, baumelte mit den geflügelten Füßen und lauschte einem Musikstück, in dem ab und zu wunderbar mörderischer Krach herrschte, aber wohlgebaut und langsam. Ein ruhiger alter Mann schlug den Takt mit einem Stab und verhinderte jedes Durcheinander. Am liebsten sah Hermes den Streichern zu, weil sie alle Bewegungen gemeinsam machten. Wenn sie drankamen, sah es aus, als fahre der Wind in eine Wiese, alle Stengel zitterten im Gleichtakt. Er betrachtete auch gern Menschen, wenn sie der Musik nur zuhörten: sie waren dann entschieden schöner. Als die Sinfonie zu Ende war und der Alte den Stab sinken ließ, hob Hermes den seinen und ließ das gesamte Publikum für eine Minute einschlafen. Die Musiker blickten unsicher drein, weil sie den Lärm des Händeklatschens vermißten; nur der Dirigent sah zur Orgel hinauf, erkannte Hermes von Stab zu Stab und schmunzelte. Kein Zweifel, daß auch er ein Gott war – nicht gut zu Fuß zwar, aber bestimmt nicht Hephäst, der Schmied. Und auch in seinem Stab wohnten Rätselkräfte, andere."

„Autogeräusche. Ein Polizeiwagen schaukelte über das Gelände und tastete mit einem Suchscheinwerfer nach dunklen Gestalten. Aber die Writer waren darauf gefaßt gewesen, packten in Ruhe die Dosen weg und verschwanden durch längst vorbereitete Zaunlöcher in die Nacht wie Geister. Da die Polizisten nicht wußten, wo im Zaun die Löcher waren, verloren sie Zeit, außerdem liefen sie nicht so schnell und leise wie die Rebellen. Hermes freute sich daran und beschloß, seinen Namen auf den jetzt unbewachten Polizeiwagen zu sprühen. Er holte die Dosen und versuchte es. Man brauchte, um mit kurzem Sprühabstand die schmalen Begrenzungsstriche der Buchstaben zu zeichnen, eine ruhige Hand. Außerdem hatte er gesehen, dass die Writer die Kurven nicht nur mit dem Arm, sondern mit dem ganzen Körper mitvollzogen, es war, als tanzten sie einen langsamen Sprüh-Tanz. Etwas spät fiel Hermes ein, daß es hier keinen Zweck hatte, seinen Namen auf griechisch zu schreiben. Aber als Bild gelang ihm alles gut, die Farben leuchteten herrlich und deckten das Wort 'Polizei' völlig zu. Inzwischen waren die Beamten atemlos und ärgerlich zurückgekommen, entdeckten die Bescherung und wußten zunächst nicht, ob sie schimpfen oder lachen sollten. Sie taten beides, bis sie jäh verstummten: sie merkten, daß an dem Bild von unsichtbarer Hand immer noch weitergemalt wurde – auch die Sprühdose war nicht sichtbar, wenn Hermes sie hielt, sogar der Farbstrahl nicht. Das Bild vervollkommnete sich immer mehr. Her-

mes hörte minutenlang nur Sätze wie: 'Ja, wia gibt's denn des, des gibt's doch überhapts ned! Ja gibt's so eppas überhapts ?!' Keiner versuchte nach ihm zu greifen oder etwas zwischen ihn und den Wagen zu halten – sie waren zu sehr mit ihren Nerven beschäftigt. Er arbeitete weiter, bis er fertig war, trat ein paar Schritte zurück und betrachtete sein Kunstwerk mit Wohlgefallen. Dann erhob er sich in die Lüfte und warf von oben die Dosen, die somit sichtbar wurden, neben den Wagen. Jetzt packte die Polizisten gewaltiger Zorn, sie schrien und rannten ums Auto, einer schoß sogar in die Luft.

Hermes flog nach Osten, wo die rosenfingrige Eos den Morgen ankündigte."

Chemie

Mercurius ist das einzige flüssige Element des periodischen Systems. Es bildet mit Zink und Kadmium eine chemische Gruppe.

Chemisches Zeichen: **Hg,** von Hydrargyrum. Atomgewicht 200,61. Ein- und zweiwertig.

Vorkommen

Das Quecksilber kommt selten gediegen vor als Jungfern-Quecksilber in Form kleiner Tröpfchen im Gestein. Unter den Quecksilbererzen ist das wichtigste der Zinnober, HgS, der sich bei Idria in Krain, Almaden in Spanien und in einigen Gegenden Kärntens, Ungarns, Italiens, der Steiermark, in Südrussland und in Kalifornien findet. In geringerer Menge kommt es als Quecksilberhornerz, eine Chlorverbindung, Hg_2Cl_2, vor.

Darstellung

Die zinnoberhaltigen Erze werden bei Luftzutritt geröstet, wobei der Schwefel als Schwefeldioxyd entweicht und das Quecksilber überdestilliert. Es wird in Vorlagen wieder verdichtet. Zur Reinigung wird es durch Leder gepresst und im Vakuum destilliert. Ganz reines Quecksilber erhält man durch Erhitzen von reinem Zinnober mit Eisenfeilspänen:

$$HgS + Fe = Hg + FeS.$$

Eigenschaften

Das Quecksilber ist ein glänzendes, bei gewöhnlicher Temperatur flüssiges Metall. Da es bei Zimmertemperatur verdampft, ist wegen der Giftigkeit der Quecksilberdämpfe verschüttetes Quecksilber sofort zu entfernen. Es erstarrt bei -40 °C.

Das käufliche Quecksilber ist meist mit kleinen Mengen fremder Metalle legiert. Diese Legierungen, welche beim Quecksilber Amalgame heißen, bilden ein dünnes Häutchen auf der Oberfläche des Metalls. Bei gewöhnlicher Temperatur verändert es sich nicht an der Luft; erhitzt man es aber bis zur Siedetemperatur, die bei 760 mm Druck bei 360 °C liegt, dann überzieht es sich mit einer roten Schicht von Quecksilberoxid, HgO, das bei höherer Temperatur wieder in Hg und O zerfällt.

Quecksilber ist unlöslich in Salz und kalter Schwefelsäure; in Salpetersäure löst es sich leicht auf. Es dient zum Füllen von Thermometern, Barometern und als Sperrflüssigkeit in der Gasanalyse. Verbreitete Anwendung finden auch seine Legierungen (Amalgame).

Quecksilberdampf, der durch den elektrischen Lichtbogen zum starken Leuchten gebracht wird, ist reich an violetten und ultravioletten Strahlen. Derartige Lampen sind als künstliche Höhensonne und für photochemische Reaktionen im Gebrauch.

Das Quecksilber bildet zwei Reihen von Verbindungen: die Quecksilber-1- oder Mercuro-(Hydrargyro-)Verbindungen und die Quecksilber-2- oder Mercuri-(Hydrargyri-)Verbindungen. Die Verbindungen unterscheiden sich zum Teil schon durch ihre Farbe sowie ihre Löslichkeit in Wasser, so:

- Quecksilber-1-Oxid ist schwarz, Quecksilber-2-Oxid ist gelb oder gelbrot.
- Quecksilber-1-Chlorid und Quecksilber-2-Chlorid sind zwar beide weiße Pulver, das erstere ist jedoch in Wasser unlöslich, während sich das zweite in 15 Teilen Wasser löst.
- Quecksilber-1-Jodid ist gelbgrün, Quecksilber-2-Jodid ist scharlachrot.

Arzneimittelbild

Viele homöopathische Ärzte glauben nicht, dass man Hydrargyrum Mercurius (Quecksilber) mit einem bestimmten Arzneimittelbild und / oder Persönlichkeitsporträt in Verbindung bringen kann. So meint der bekannte deutsche homöopathische Arzt W. Gawlik (6) Folgendes:

„Dieses so elitäre, faszinierende, dynamische und trotzdem so unbekannte und hermetische Arzneimittel in ein Persönlichkeitsportrait zu fassen, ist unmöglich, zumal Mercurius keine feste Grenze hat und ohne Anfang und Ende ist. Es ist flüssiges Silber (Hydrargyrum), fällt auseinander, fließt in Bruchteilen von Sekunden wieder eng zusammen und läßt sich nicht mehr teilen. Ein Persönlichkeitsportrait läßt sich jedoch nur darstellen, wenn man auch seine Grenzen fassen kann."

Für dieses schwer fassbare, alles durchdringende, alles durchforschende Verhalten findet W. Gawlik (6) folgende schöne Beobachtung aus der experimentellen Chemie:

„Quecksilber, das in einem Ledersäckchen aufgehängt wird, durchdringt das Leder in weniger als zwei Stunden und kann in flüssiger Form in einem Gefäß aufgefangen werden."

Vielleicht liegt gerade – unter besonderer Berücksichtigung der Etymologie und der Darstellungen bei Homer – in diesem eilig-ruhelosen, nicht fixierten, nicht fassbaren, durchdringenden, vielleicht auch zwielichtigen Verhalten ein **umschriebenes Arzneimittelbild** vor, dass dann doch gerade in seiner **nicht fixierten, nicht fixierbaren, erethisch dissipierenden Essenz** begriffen werden kann.

Ziehen wir nach all dem Gesagten unser „Synthetisches Repertorium" zu Rate, so finden wir eine ganze Reihe von seelischen, geistigen und körperlichen Symptomen, die für das homöopathisch zubereitete Mercurius solubilis charakteristisch sind (1):

AMOROUS
VERLIEBT
Merc. (2)
SR I, Sp. 25

DECEITFUL, sly
TRÜGERISCH, hinterlistig
Merc. (1)
SR I, Sp. 200

FRAUDULENT
BETRÜGERISCH
Merc. (1)
SR I, Sp. 200

DREAMS, business
TRÄUME, Geschäfte
Merc. (1)
SR III, Sp. 263

DREAMS, dead bodies
TRÄUME, Leichen
Merc. (1)
SR III, Sp. 276

DREAMS, robbers
TRÄUME, Räuber
Merc. (2)
SR III, Sp. 343

DISOBEDIENCE
UNGEHORSAM
Merc. (3)
SR I, Sp. 413

DUTY, no sense of duty
PFLICHTEN, kein Pflichtgefühl
Merc. (1)
SR I, Sp. 430

INDIFFERENCE, duties, to
GLEICHGÜLTIGKEIT, Pflichten, gegen seine
Merc. (1)
SR I, Sp. 614

REPRIMANDS, to all
VERWEIS, gegenüber jedem
Merc. (2)
SR I, Sp. 621

LIAR
LÜGNER
Merc. (1)
SR I, Sp. 706

MORAL feeling, want of
MORALISCHEM Empfinden, Mangel an
criminal, disposition to become a;
Verbrecher zu werden, Neigung;
ohne Gewissensbisse
Merc. (1)
SR I, Sp. 763/764

PRECOCITY
FRÜHREIFE
Merc. (1)
SR I, Sp. 800

QUARRELSOME, scolding
STREITSÜCHTIG, zanksüchtig
Merc. (2)
SR I, Sp. 806

RESTLESSNESS, children, in
RUHELOSIGKEIT, Kindern, bei
Merc. (3)
SR I, Sp. 846

DRIVING about
UMHERTREIBENDE
Merc. (1)
SR I, Sp. 849

SPEECH, hasty
SPRECHEN, hastiges
Merc. (3)
SR I, Sp. 939

SPIT, faces of people, in
SPUCKEN, Gesicht, den Leuten ins
Merc. (1)
SR I, Sp. 947

ERECTIONS, children, in
EREKTIONEN, Kindern, bei
Merc. (2)
SR III, Sp. 388

HANDLES GENITALS
FASST DIE GENITALIEN AN
Merc. (2)
SR III, Sp. 412

Zum Schluss der Symptomauflistung zu Mercurius noch ein schönes Prüfsymptom von **S. HAHNEMANN** selber, der in der Reinen Arzneimittellehre Folgendes zu Mercurius-Symptom 1257 schreibt (9):

„Ein fast unwiderstehlicher Trieb, in die Entfernung zu reisen."

FARRINGTON (5) führt in seiner Vorlesung zur klinischen Arzneimittellehre – gehalten am HAHNEMANN Medical College in Philadelphia – zur (Grob-)Toxikologie von Mercur Folgendes aus:

Anmerkung: Da die wenigsten Ärzte – weder Allopathen noch Homöopathen – heute in der Lage sind, derart gut klinisch zu beobachten, wird FARRINGTON länger zitiert:

„Als Symptome von Mercur-Vergiftung können folgende aufgestellt werden: Nach Einwirkung des Giftes hat der Kranke einen mehr unangenehmen Geruch beim Atmen, nämlich eine krankhafte Art von Geruch, die schwer zu beschreiben, aber leicht zu behalten ist. Es wird auch über eine Art von metallischem Geschmack geklagt. Das sind sehr frühe Symptome und zeigen sich, lange bevor die wohlbekannten charakteristischen Erscheinungen des Mittels auftreten. Der Kranke fühlt sich matt und leidet häufig am Magen. Er erbricht die Speisen ohne augenfällige Ursache. Das Gesicht wird bleich mit dunklen Ringen um die Augen, die Lippen livid und dunkelblau. Er klagt über Hitze, hauptsächlich in der Stirn und an der Nasenwurzel. Er kann nicht die Bettwärme ertragen. Sobald er im Bett warm wird, so kehren seine Schmerzen und Leiden wieder. Dann fängt der Mund an zu schmerzen. Die Schleimhaut wird gedunsen, geschwollen und unnatürlich rot. Die Speicheldrüsen fangen an, schneller zu sezernieren, und der Mund ist angefüllt mit Speichel, der jedoch normal ist in seiner Zusammensetzung. In weiter vorgeschrittenen Fällen entartet der Speichel; es ist nicht mehr die reine Sekretion; denn die Drüsen sind überreizt. Der Atem wird mehr und

mehr stinkend, das Zahnfleisch schwillt und ist empfindlich gegen Berührung, und die Zähne werden lose. Eine dunkelrote Linie zeigt sich zuweilen am Zahnfleisch schwammig und gelblichweiß, ulceriert und sondert stinkende Materie ab. Die Zunge schwillt und nimmt leicht den Abdruck der Zähne an. Die Drüsen werden dann hineingezogen, und Sie finden mehr oder weniger Anschwellung der Parotis und der Cervicaldrüsen. Könnten Sie in diesem Stadium in den Mund sehen, so würden Sie die Öffnung des Ductus Stenonianus rot und entzündet finden und in manchen Fällen sogar ulceriert. Auch andere Drüsen werden affiziert. Das Pankreas wird durch Mercur angegriffen. Auch die Leber nimmt Anteil an der Vergiftung. (Sie haben wahrscheinlich erfahren, dass die Leber durch Mercur affiziert werden soll, und daß allopathische Ärzte gewohnt waren, blaue Pillen oder Calomel in fast jedem Anfall von „Leberleiden" zu geben. Ganz neuerdings haben verschiedene ausgezeichnete Ärzte der alten Schule erklärt, daß Mercur nicht die Gallenabsonderung vermehrt und er nicht nützlich sei für eine torpide Leber. Das mag sein, aber es ist gewiß, daß Mercur die Leber in der einen oder anderen Weise affiziert. Er hat Katarrh des Duodenum hervorgerufen, und dieser Katarrh dehnt sich den Gallengang entlang bis zur Leber hin aus. Das ist eine Form von Krankheit, die häufig Gelbsucht hervorruft und noch dazu eine Form, bei der Mercur hilfreich ist. Er hat auch hervorgebracht und geheilt Hepatitis, hauptsächlich wenn ein oder mehrere Abszesse in der Leber sich gebildet haben.) Individuelle Empfänglichkeit variiert oder ändert diese Symptome beträchtlich. Sie werden finden, daß es schwieriger ist, Kinder, als Erwachsene zu Salivation zu bringen. Manche Personen bekommen durch sehr kleine Gaben Speichelfluß, während es schwer fällt, andere dazu zu bringen. (Die Skrofulösen werden sehr schwer durch Mercur affiziert, wie Sie alle wissen.)

Die späteren Symptome von Quecksilbervergiftung sind folgende: das Blut wird verschlechtert. Sein Albumin und Fibrin wird affiziert. Sie werden vermindert, und Sie finden an ihrer Stelle eine gewisse fettige Substanz, deren Zusammensetzung ich nicht genau kenne. Infolgedessen – sein sehr hervorragendes Symptom – schwindet der Körper hin und magert ab. Der Kranke leidet an Fieber, das hektischer Art ist. Das Periost wird affiziert, und Sie haben dann eine charakteristische Gruppe von Mercurialschmerzen, Knochenschmerzen, schlimmer bei Witterungswechsel, ebenso in der Bettwärme, Frösteln bei und nach dem Stuhl. Die Haut bekommt bräunliche Farbe; Geschwüre bilden sich hauptsächlich an den Beinen; sie sind hartnäckig und wollen nicht heilen. Der Kranke wird gepeinigt von Schlaflosigkeit und Blutwallungen nachts. Er ist heiß und kann nicht schlafen; er kommt schnell in Schweiß, der ihm aber keine Linderung bringt. Das ganze System leidet auch und Sie haben hier zwei Reihen von Symptomen. Zuerst wird der Kranke ängstlich und unruhig und kann sich nicht ruhig verhalten, er ändert seine Lage, bewegt sich von einer Stelle zur anderen; er scheint große Herzensangst zu haben, von einer Stelle zur andern; Präcordialangst, hauptsächlich nachts. Dann, in der andern Reihe von Symptomen finden sich Rucke der Glieder, die dem Kranken das Ansehen geben, als wäre er von einer Art Veitstanz befallen. Oder Sie bemerken, was noch häufiger ist, Zittern der Hände; dieses Zittern entzieht sich ganz der Kontrolle des Kranken und breitet sich gradweise über den ganzen Körper aus, gibt Ihnen das Bild der Paralysis agitans oder Schüttellähmung. Schließlich wird der Kranke gelähmt, kann seine Glieder nicht bewegen; sein Verstand ist hin, und er gibt ein vollständiges Bild von Imbecillität. Er macht allerlei verkehrte Dinge. Er sitzt in der Ecke mit einem idiotischen Ausdruck des Gesichts, spielt mit Stroh; er ist vergeßlich, kann nicht die gewöhnlichen Dinge behalten. Er wird ekelhaft schmutzig und ißt seine eigenen Exkremente; er ist in der Tat ein vollkommener Idiot."

Hierzu meint **J. H. Clarke** lakonisch (4):

„Homoepathy has filled out this picture in full detail, and turned this deadly blundering to curative account."

D. h. also, dass sicherlich die Erfahrungen grob-toxikologisch richtig sind. Wir aber – als homöopathische Ärzte – beobachten in unseren Arzneimittelprüfungen feiner und **erfassen die Medikamentenwirkung in ihren Geistes-, Körper- und Gemütssymptomen** tiefer und vollständiger.

„In full detail … and fine detail."

„And herein lies one of the grand characteristics of the remedy: as the thermometer is sensitive to changes either to hot or cold, so is the Merc. Patient. Other remedies are predominantly one or the other: Merc. is both – < by heat and < by cold. This is keynote No. 1. No. 2 is '< at night.' This is a strong point of correspondence with syphilis. Especially is this noticeable in the bone pains. No. 3 is: Profuse sweat accompanying nearly all complaints and which does not relieve; it may even aggravate. Guided chiefly by these two indications: 'Profuse sweat with no relief' and '< at night', I have cured many cases of rheumatic fever with Merc. viv. 12, without any other remedy. Keynote No. 4 is: The mercurial odour. The mercurial patient is offensive; breath excessively fetid; sweat offensive, mawkish, sweetish. Keynote No. 5 is tremor. This symptom is so pronounced and universal that it renders Merc. the best general remedy in paralysis agitans. There is tremor of head, of hands, of tongue. Tremors commencing in the fingers. It is the tremor of weakness and paralysis; and as described by B. Cooper it may attack the heart and cause sudden death on the smallest effort. Short of this there is great tendency to fainting; extreme exhaustion after a stool. The tremors may become jerkings and even convulsions. Extreme restlessness. The mind is as weak and tremulous as the body; everything is done hastily. Hurried and rapid talking. On the other hand: slow in answering questions; loss of memory; of will power. Embarassment. Absent-minded. Imbecility. Time seems to pass slowly. Desire to flee. Homesick. Suicidal. Murderous. Merc. is Hahnemann's typical antisyphilitic remedy, as Sul. is the typical antipsoric, and Thuja the typical antisycotic."

Der Altmeister der französischen homöopathischen Schule, **Gilbert Charette,** wies darauf hin, wie sehr sich die Toxikologie bzw. das Arzneimittelbild von Mercurius und die klinische Symptomatologie einer Syphilis ähneln.

Mercurius war in früheren Zeiten über Jahrhunderte hinweg das Arzneimittel zur internen und externen Behandlung der Syphilis (s. Kapitel Luesinum, Bd. III).

Sehr schön und übersichtlich beschreibt **Charette** die akute und chronische peroral erfolgte Quecksilbervergiftung (3):

„Mundsymptome. Abundante Speichelabsonderung, bisweilen bis zu mehreren Litern. Übler, stinkender Mundgeruch, Zahnfleisch geschwollen und geschwürig. Lockerung (und Ausfallen) der Zähne. Die Zunge ist geschwollen, weißlich belegt; sie kann geschwürig sein; der Abdruck der Zähne markiert sich tief in ihr. Die Entzündung befällt bisweilen den Pharynx und die Mandeln, die Pseudomembranen und Geschwüre aufweisen. Die Submaxillardrüsen sind geschwollen; manchmal tritt auch eitrige Parotitis auf.

Gastralgie. Unmittelbar nach Absorption des Giftes klagen die Kranken über heftigen Magenschmerz; fast gleichzeitig tritt galliges, lauchgrünes, blutiges Erbrechen auf. Nur in einem Fall (von Taylor; von Tardieu später zitiert) wird eine Magenperforation infolge Sublimatvergiftung angegeben.

Auf die Magenentzündung folgen sehr rasch die Anzeichen **einer außerordentlich heftigen Enteritis.** Der Leib wird ballonartig aufgetrieben und ohne erkennbaren Grund sehr schmerzhaft; der Schmerz wird durch Druck, besonders rechts, vergrößert. Im Anfang sind die Stühle gallig, schleimig, werden dann serös, wässrig und verhältnismäßig spärlich. Aber bald stellt sich eine regelrechte Mercur-Dysenterie ein: etwa 20 bis 30 blutige Stühle, die kleine Fetzen der Darmschleimhaut enthalten; es besteht ein Tenesmus, der an den Tenesmus der Dysenterie erinnert. Das Maximum der Darmschädigung – im wesentlichen ulzerativer Art – erfährt der Dickdarm.

Die **Leber** ist vergrößert und weist parenchymatös-hepatitische Partien mit körniger Zellatrophie auf.

Die **Nieren** werden bei akuter Quecksilbervergiftung immer angegriffen. Der Urin wird spärlich und kann gänzlich fehlen; er ist stark eiweißhaltig und enthält bisweilen bis zu mehrere Gramm Albumin. Die mikroskopische Untersuchung weist Zylinder aller Formen auf, besonders zahlreich Epithelzylinder als Folge einer tiefgehenden Schädigung des Organes. Die Obduktion ergibt die Zeichen einer akuten Nephritis parenchymatosa oder einer toxischen Nephritis.

Die chronischen beruflichen Quecksilbervergiftungen haben noch weitere sehr wichtige Symptome ergeben.

Zuerst seien die **psychischen Störungen** erwähnt, die bei Beginn der chronischen Intoxikation vor dem Erscheinen aller anderen Symptome auftreten. Die Kranken zeigen nach KUSSMAULS Beobachtungen eine gesteigerte intellektuelle Aktivität, sie sind außerdem sehr beeindruckbar, werden leicht heftig, lachen und weinen ohne Grund; sie können nicht arbeiten, wenn ihnen jemand zusieht. Im späteren Stadium lässt die Intelligenz langsam nach, wobei besonders das Gedächtnis betroffen ist; die Kranken sind unfähig zu logischem Denken. Allmählich verfallen sie geistig bis zur Demenz. Nach TARDIEU können sie nicht allein stehen, sich nicht selber anziehen oder ohne Hilfe essen; ihre Sprechweise wird zum unverständlichen Stottern; sie vegetieren stumpfsinnig in ihrer Wohnung, wie kleine Kinder, an ihren Stuhl neben dem Ofen gefesselt.

Zittern ist bei der chronischen Vergiftung sehr häufig. Zuerst befällt es Lippen und Zunge in Form gering schwankenden Bebens, von CHARCOT als 'vibrierendes Zittern' bezeichnet. Später werden die Vorderarme – oft nur auf einer Seite – befallen, in Gestalt von regelmäßigen, raschen Wechselstößen. In den schweren Fällen tritt das Zittern auch an den Beinen auf und befällt schließlich den ganzen Körper. Ebenso wie das Zittern bei multipler Sklerose wird das mercurielle Zittern durch bewusst-willkürliche Bewegungen und durch psychische Erregungen verschlimmert. In der Ruhe lässt das Zittern beträchtlich nach und kann im Schlafe sogar völlig verschwinden.

Das Zittern ist oft begleitet von **Lähmungen.** Es handelt sich um unvollständige, mitunter auf bestimmte Muskelgruppen beschränkte, schlaffe Lähmungen; die galvanische wie faradische Erregbarkeit bleiben erhalten. Nie tritt Muskelatrophie auf.

Hauterkrankungen sind bei der chronischen Vergiftung häufiger als bei der akuten. Sie sind besonders vielgestaltig: papulös, squamös, bullös, vesikulös, auch urtikariell, masern- und scharlachartig. Ein Prüfer wies nach HELBIG auf der Eichel 'rundliche, rohem Fleisch ähnliche Ulzerationen' auf. Nach DIETERICH ist Periostitis keine seltene Folge längeren Quecksilbergebrauches. GRAVES behauptet, (mercurielle) Periostitis könne auch bei Menschen vorkommen, die keine Syphilis gehabt, aber viel Quecksilber resorbiert haben."

Man sieht, wie vielseitig und vielschichtig und mit welchen wechselnden Erscheinungsbildern Hermes, also unser Mercurius solubilis, auftritt.

Hierzu meint der homöopathische Arzt und Gynäkologe F. GRAF (7) Folgendes:

„Mercurius solubilis ist das Metall, mit dem bis zum 20. Jahrhundert die Syphilis behandelt wurde. Quecksilber löst Vergiftungsbilder aus, die in frappierender Weise den Krankheitsentwicklungen einer Syphilis ähneln. Eine durchgemachte Syphilis ist heute eher selten und wird antibiotisch rasch beendet. Quecksilberbelastungen selbst sind dagegen heute eher häufiger und können die Eierstöcke und ihre Funktion bis hin zur Sterilität beeinträchtigen.

So kann heutzutage eine Empfindlichkeit für Mercur auf toxischem oder allergischem Wege erworben werden; so z. B. über die industriellen Abwässer, über Belastungen in der Nahrung (Fisch), über Impfungen (Konservierungsstoff) und über das Amalgam der eigenen Zahnfüllungen. Symptome im Mundraum (Zahnfleischbluten, Speichelfluß, übler Mundgeruch) und anderer Schleimhäute (Darm, Magen, Scheide), die allgemein schlechte und gequälte Verfassung (infektanfällig, müde, 'nichts bessert sich so richtig') und die 'dünne' Haut, das 'Nichts-mehr-ertragen-Können', lassen an Mercur denken. Selbstverständlich sollte sämtliches Amalgam aus dem Mundraum entfernt und durch Keramik oder Edelmetall ersetzt werden (keine Kunststoffe!) – aber niemals während einer Schwangerschaft oder der Stillzeit."

Anmerkung: Es sei darauf hingewiesen, dass die Verfasser davon ausgehen, dass die Unterschiede zwischen Mercurius solubilis (ein Gemisch, das von S. HAHNEMANN primär entdeckt wurde) zu Mercurius vivus (das reine Quecksilber), doch größer sind, als in der Literatur beschrieben. Sie haben den Eindruck, dass bei schweren Erkrankungen, insbesondere bei Unruhezuständen und Verhaltensstörungen, das „reine Quecksilber", also Mercurius vivus, besser wirkt.

Es ist nicht verwunderlich, dass sich auch den Verfassern dieses Artikels Hydrargyrum Mercurius mehrfach entzogen hat.

Termine wurden an- und abgesagt, Bücher verschwanden, tauchten auf und mussten – da die Frist in der Unibibliothek abgelaufen war – wieder zurückgegeben werden, sogar das Manuskript verschwand und einer unserer Freunde meinte lachend:

„Hermes dissipiert, Mercurius verschwindet."

Er hatte damit wohl Recht.

Schließlich ließ sich Mercurius doch nach zahlreichen Anläufen und zeitlichen Verzögerungen im Schreibcomputer unter Zuhilfenahme einer jungen, klugen und netten Studentin einfangen, um dann erneut zu entgleiten, da sie unterdessen heiratete und ein Kind bekam. Dann völlig unvermutet – via Luftpost, par avion – gelangte das fast vollständige Manuskript auf den Schreibtisch der Verfasser in Italien. Wobei jedoch das Literaturverzeichnis verloren gegangen ist, das die Verfasser im Folgenden für die Leser nochmals zusammengestellt haben und hoffen, dass im Verlag nicht noch irgendwelche Dissipierungen eintreten.

Zusammengefasst lässt sich sagen, dass es sich bei Mercurius um eine vielgestaltige, schimmernde, z. T. schwer fassbare Form handelt, die in vielerlei Gestalt und Symptomatik auftritt.

So wie der Götterbote und Geleiter Hermes z. T. zwar als Lügner und Betrüger auftritt, niemals jedoch als grimmiger oder schrecklicher Gott, sondern eher höflich, leutselig und freundlich, wie es einem Herold-Geleiter zukommt, so ist auch unser Eindruck von unseren Mercurius-Patienten, und obwohl die Jugendlichen vielleicht hinterhältig, betrügerisch und z. T. kriminell sind, erscheinen die äußeren Umgangsformen eher – so wie eben bei Hermes beschrieben – höflich, leutselig und freundlich.

Kasuistik: Mercurius – abdominale Schmerzen

Es handelt sich um eine 43-jährige, androgyn wirkende Patientin, die wegen immer wieder auftretender Schmerzen im Unterbauch, z. T. „wie wund“, zur Vorstellung kommt. Abklärung beim Internisten und Gynäkologen erbrachten keinen Befund. Weiterhin Klagen über dumpfen Kopfschmerz, trockene Zunge und zum Teil Geschmacksverlust. Der obere linke Schneidezahn sei locker, was ihr große Sorgen bereite. Die Stimmung sei eher depressiv, sie sei ungeduldig mit den Kindern, fühle sich minderwertig. In diesem Zusammenhang schaut mich die Patientin an und fragt mich, ob das alles mit den Wechseljahren und / oder einer stattgehabten Schilddrüsen-OP zusammenhänge **(Spontanbericht).**

Weiterhin berichtet die Patientin im **gelenkten Bericht,** dass sie nachts stark schwitze und dabei keine Erleichterung finde und dass es ihr bei nasskaltem Wetter eher schlechter gehe. Auf meine direkte Frage, ob sich der Bauch kalt anfühle, antwortet sie verblüfft: „Ja, woher wissen Sie denn das?“

Im Sinne eines **Spontanberichtes** bringt die Patientin noch Folgendes schriftlich mit (wörtliche Übernahme):

„Seit langem habe ich Schmerzen im Unterbauch – sie fühlen sich an, wie wenn der Darm entzündet sei, ziehen bis in den Rücken. Ich habe Kopfschmerzen, der Kopf fühlt sich an wie gedämpft und ich fühle mich ziemlich niedergeschlagen. Der Gynäkologe konnte nichts feststellen. Beim Internisten waren die Werte in Ordnung, auch eine Stuhlprobe ergab keinen Befund. Auffällig ist, dass mein linker Schneidezahn immer wackelt. Wenn ich die Beschwerden habe, wackelt er mehr. Mit diesem Zahn habe ich schon seit über 20 Jahren Probleme. Vor 2 Jahren hatte ich mehrere Wurzelbehandlungen.

Wenn ich die oben geschilderten Beschwerden habe, bin ich auch ziemlich ungeduldig gegenüber anderen, insbesondere gegenüber den Kindern. Sie gehen mir dann schnell auf die Nerven.“

Im Repertorium nach **KENT** (12) finden wir:

Mind confidence, want of self u. a.:	S. 13	Mercurius (1)
Mind impatience, u. a.:	S. 53	Mercurius (1)
Head dull pain u. a.:	S. 185	Mercurius (2)
Mouth discoloration, yellow u. a.:	S. 402	Mercurius (3)
Mouth dryness u. a.:	S. 403	Mercurius (3)
Mouth taste wanting, loss of taste u. a.:	S. 427	Mercurius (2)
Teeth looseness of, u. a.:	S. 432	Mercurius (3)
Abdomen pain hypochondria	S. 564	Mercurius (3)
Generalities perspiration gives no relief	S. 1391	Mercurius (3)

Bei **PHATAK** (16) finden wir noch: External abdomen cold to touch.

Nach einer Gabe von Mercurius solubilis LM 6 und LM 12 jeweils 3 Kügelchen (Firma Staufen) rasches Sistieren der oben genannten Symptomatik. 6 bis 8 Wochen später kam die Patientin nochmals, sie bekam Mercurius solubilis LM 30, daraufhin ist sie bis heute beschwerdefrei.

Literatur

1. BARTHEL, H., W. KLUNKER: Synthetisches Repertorium. 4., verb. Aufl., Karl F. Haug Verlag, Heidelberg, 1992.
2. BOLEN, S.-J.: Götter in jedem Mann. 2. Auflage, Sphinx Verlag, 1994.
3. CHARETTE, G.: Homöopathische Arzneimittellehre für die Praxis. Hippokrates Verlag, Stuttgart, 1958.
4. CLARKE, J. H.: Dictionary of Practical Materia Medica. (4. Edition), London, 1900
5. FARRINGTON, E. A.: Klinische Arzneimittellehre. Verlag Dr. Willmar Schwabe, Leipzig, 1913.
6. GAWLIK, W.: Arzneimittelbild und Persönlichkeitsportrait. Hippokrates Verlag, Stuttgart, 1990.
7. GRAF, F.: Ganzheitliches Wohlbefinden. Homöopathie für Frauen. Herder Verlag, 1995.
8. HADULLA, M., J. WACHSMUTH: Homöopathische Archetypen bei HOMER. Karl F. Haug Verlag, Heidelberg, 1996.
9. HAHNEMANN, S.: Reine Arzneimittellehre. 5. Nachdruck, Karl F. Haug Verlag, Heidelberg, 1991.
10. HOMER: Odyssee. Übertragung von ANTON WEIHER. Artemis Verlag, München, Zürich (Sammlung Tusculum), 1990.
11. „Hymne an Hermes“: Homerische Hymnen an Hermes, Bd. IV, Griechisch-Deutsch. Ernst Heimeran Verlag, München, 1961.
12. KENT, J. T.: Repertory of the Homeopathic Materia Medica. Sixth American Edition. Reprint Edition 1989. B. Jain Publishers Prt. Ltd., New Delhi.
13. KERÉNYI, K.: Die Mythologie der Griechen. Rhein-Verlag, Zürich, 1951.
14. NADOLNY, S.: Ein Gott der Frechheit. Roman Piper, München, Zürich, 1994.
15. OTTO, W. F.: Die Götter Griechenlands – Das Bild des Göttlichen im Spiegel des griechischen Geistes. Frankfurt, 1987.
16. PHATAK, S. R.: Materia Medica of Homeopathic Medicines. Indian Books, Bombay, 1977.
17. PINSENT, J.: Greek Mythologie. Newnes Books, 1992.

Vitae

MICHAEL M. HADULLA, Dr. med., geboren 1949. Eltern Flüchtlinge aus Oberschlesien. Besuch des altsprachlichen Gymnasiums in Gießen. Medizin- und Psychologiestudium in Heidelberg. Dissertation in der Psychosomatischen Klinik Heidelberg (Prof. BRÄUTIGAM). Facharztausbildung an der Universitäts-Kinderklinik Heidelberg. Zusatzausbildung Psychotherapie. Arzt für Homöopathie. Zahlreiche Veröffentlichungen auf den Gebieten Akupunktur, Neurologie, Psychosomatik, Ökopädiatrie und Homöopathie, u. a. Buchveröffentlichung: „Psychologische Aspekte der Krebserkrankung“ (Vanderhoeck & Ruprecht), „Homöopathische Archetypen bei Homer“ (Haug Verlag). Dozententätigkeit an der Universität Heidelberg. Leitung des „Arbeitskreises Homöopathie“ in Freudenstadt des Zentralverbandes für Naturheilverfahren. Selbständige Tätigkeit als Arzt für Homöopathie in Heidelberg.

OLAF RICHTER, Dr. med., geboren 1948. Studium der Medizin in Frankfurt a. M. und Freiburg i. Brsg. Eigenständige ärztliche Tätigkeit in der Neuropädiatrie an der Universität Freiburg. Seit 1977 Facharzt für Kinder- und Jugendheilkunde, Sportmedizin, Homöopathie. Schwerpunkte in Neuropädiatrie und Psychotherapie, Umweltmedizin und Naturheilkunde. Homöopathie seit 1988. Zahlreiche Publikationen im Bereich der Ökopädiatrie und Homöopathie. Lehrbeauftragter für Homöopathie an der Universität Heidelberg. Leitung des „Arbeitskreises Homöopathie“ in Freudenstadt des Zentralverbandes für Naturheilverfahren.

SABINE SCHIKORA, Heilpraktikerin, geboren 1964. Ausbildung zur Industriekauffrau. Danach verantwortungsvolle leitende Tätigkeiten im Groß- und Einzelhandel. Ausbildung in klassischer Homöopathie bis 1994. Ausgebildete Fußreflexzonentherapeutin bei HANNE MARQUARDT. Zahlreiche Publikationen auf dem Gebiet der Homöopathie. Seit 1997 Mitarbeit im „Arbeitskreis Homöopathie“ in Freudenstadt. Eigene Praxis in Bad Nauheim.

PASCOE
NATURMEDIZIN

Wir danken der Firma Pascoe für die großzügige Unterstützung des Bildmaterials, ohne die das Buch in dieser Form nicht möglich gewesen wäre.

STAUFEN-PHARMA
GÖPPINGEN

Auch möchten wir uns bei der Firma Staufen bedanken, die wesentlich dazu beigetragen hat, dass unser Buch in dieser Optik erscheinen kann.

Hinweis: Die homöopathische Reiseapotheke Richter / Hadulla ist ab Herbst bei der Firma Staufen erhältlich.